新文京開發出版股份有限公司

NEW WCDP 新世紀．新視野．新文京—精選教科書．考試用書．專業參考書

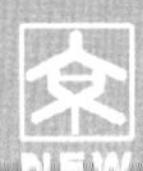

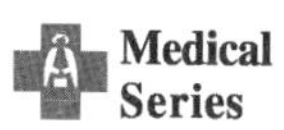

Medical Series

全方位護理
應考e寶典

書中QR碼
下載試題

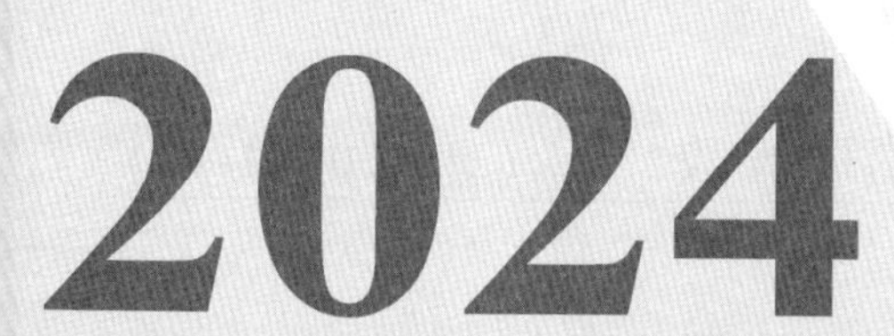

2024

必勝秘笈 考前衝刺

護理行政

林素戎◎編著

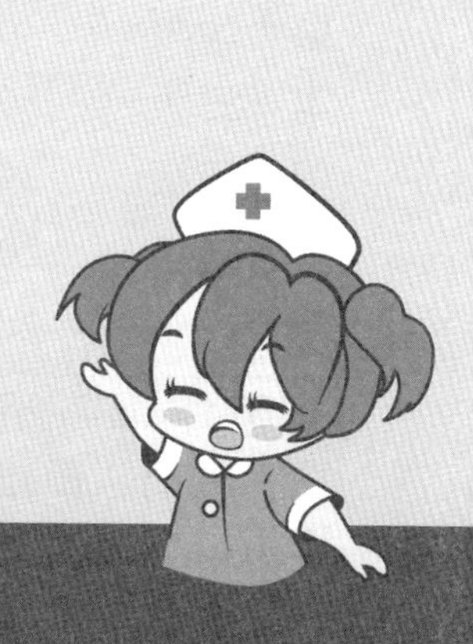

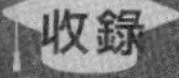

收錄 護理師國考試題｜助產師國考試題

★ 護理、助產相關科系升學及執照考試專用

國家圖書館出版品預行編目資料

全方位護理應考e寶典：護理行政／林素戎編著.－第十六版.－新北市：新文京開發出版股份有限公司，2024.08

面；　公分

ISBN 978-626-392-040-8（平裝）

1. CST: 護理行政管理

419.65　　113010915

全方位護理應考 e 寶典－護理行政　（書號：B262e16）

編 著 者	林素戎
出 版 者	新文京開發出版股份有限公司
地　　址	新北市中和區中山路二段 362 號 9 樓
電　　話	(02) 2244-8188（代表號）
F A X	(02) 2244-8189
郵　　撥	1958730-2
第十二版	2020 年 3 月 15 日
第十三版	2021 年 4 月 1 日
第十四版	2022 年 9 月 1 日
第十五版	2023 年 9 月 1 日
第十六版	2024 年 8 月 20 日

建議售價：260 元

法律顧問：蕭雄淋律師

ISBN　978-626-392-040-8

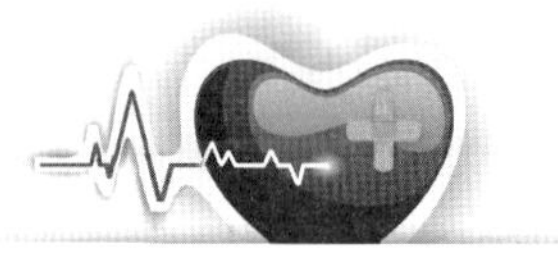

完勝國考三步驟

按照下面三個步驟練習，《全方位護理應考e寶典》就能幫你在考前完整複習，戰勝國考！挑戰國考最高分！

✔ **Step 1　了解重點**

詳讀「重點彙整」**黑體字國考重點**，學會重要概念。❤標示點出命題比例，考前先知得分區。

✔ **Step 2　訓練答題技巧**

讓專家為你解析考題，藉由「題庫練習」歷屆考題，複習考試重點，找到自己的弱點。

✔ **Step 3　模擬試題**

考前的實戰練習，讓你應考更得心應手。

覺得練習不足嗎？《全方位護理應考e寶典》還**收錄歷屆考題QR code**，不管是「升學、考照、期中期末考」，《全方位護理應考e寶典》永遠能幫你在最短時間內，做好最佳的準備！

考選部於2022年啓動國家考試數位轉型發展及推動計畫，將國家考試擴大為電腦化測驗，以順應數位化趨勢。有關國家考試測驗式試題採行電腦化測驗及各項應考注意事項請至考選部應考人專區查詢。

應考人專區 QR code 

❤ 新文京編輯部祝你金榜題名 ❤

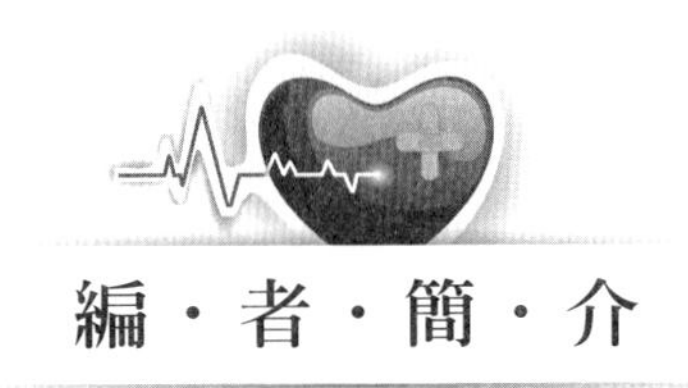

編・者・簡・介

| 林素戎 |

學歷　澳洲新南威爾斯大學醫務管理碩士

　　　澳洲新南威爾斯大學醫療教育碩士

　　　元智大學管理學院組織管理博士

現職　德育護理健康學院護理系專任助理教授

CONTENTS 目錄

CHAPTER 04

CHAPTER 05

掃描QR code

或至reurl.cc/8vnRgM下載題庫

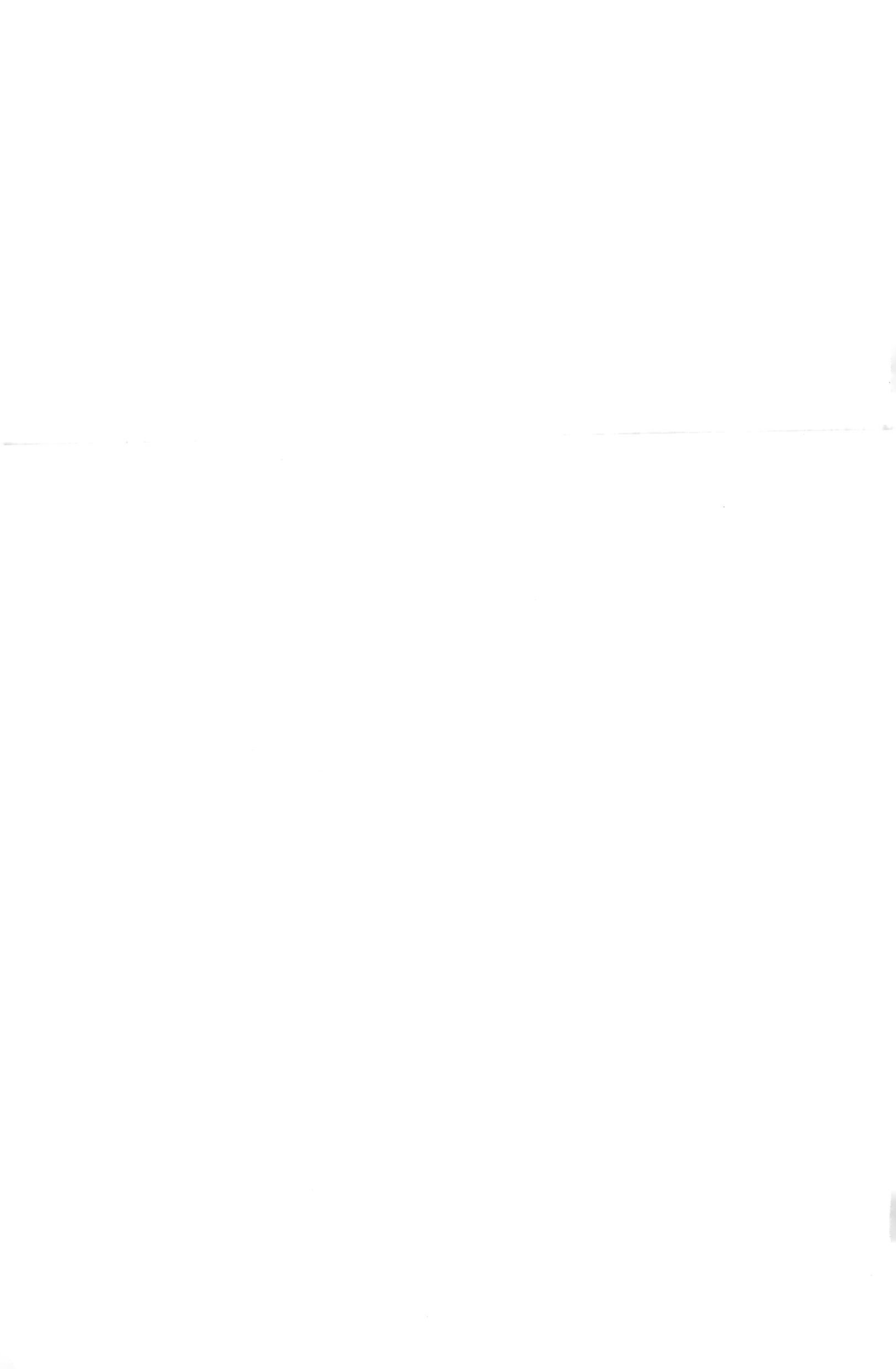

緒　論

CHAPTER 01

出題率：♥♡♡

- 行政與管理
  - 行　政
  - 管　理
  - 行政與管理的區別
- 護理管理理論
  - 傳統理論時期
  - 理論修正時期
  - 新進發展理論時期
  - 護理理念的發展
- 護理專業形象
- 護理倫理與法律
  - 護理倫理的定義
  - 護理倫理理論
  - 護理倫理原則
  - 護理倫理規則
  - 中華民國護理倫理規範與法律責任
  - 護理執業與行政責任
- 護理專業團體
  - 國際護理協會
  - 台灣護理學會
  - 國際護理榮譽學會
  - 中華民國護理師護士公會全國聯合會
- 護理行政管理的未來趨勢

Nursing Administration

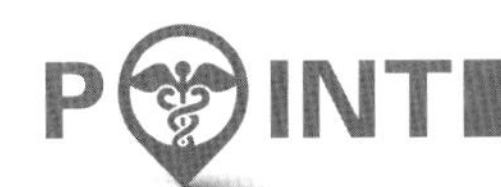

重｜點｜彙｜整

1-1 行政與管理

行政與管理都是在處理「眾人之事」。此兩者常是並行不悖，且有許多雷同之處。

一、行政(Administration)

(一) 行政的意義

1. 行政：是政策的規劃與執行的結果，是指較高層次的決策。行政具有決策性及有創意的方法和知識，其步驟是經過科學及有系統的分析和研究，以達到護理應有的品質。
2. 懷特(White, L. D.)對行政的闡釋：行政是為實現某一種權力而設立機關並宣布其政策，及所採取的一切動作；行政亦是為了完成某種目的，對某些人所做的指揮、協調與控制。
3. **顧立克**(Luther Gulick)認為行政可用「POSDCoRB」來說明，如表 1-1。
4. 張金鑑則指出描述行政的「18M」，詳見表 1-2。

表 1-1 顧立克對行政之闡釋

包含	代表意思	內容
P	planning（規劃）	為達成組織目標所擬訂之工作大綱及執行方法
O	organizing（組織）	建立組織結構，將任務及權責做適當的歸類與協調，以達成組織的目標
S	staffing（人員管理）	招募、甄選、派任、訓練、薪資、福利等人事作業

表 1-1 顧立克對行政之闡釋（續）

包含	代表意思	內容
D	directing（指揮）	權責的訂定，指揮系統的確立，能應用領導的技能管理部屬
Co	coordinating（協調）	組織中橫與直的聯繫、溝通、協調
R	reporting（報告）	定期報告業務進展、分析、研究、評估等活動
B	budgeting（預算）	預算編列、經費運用、會計及審計

表 1-2 張金鑑的行政 18M

包含	內容
目標(aim)	機關或組織應先確定其目標
計畫(program)	根據組織目標制定完整而周密之計畫
人員(men)	依工作計畫選拔適任人員，適才適用，訂定等級、薪資、升遷及獎懲等制度
金錢(money)	籌措經費及控制預算以執行計畫
物材(materials)	執行工作所需之設備、工具、材料及物品等
組織(machinery)	將人、事、財、物等作合理的安排及分配，使能有效率的完成任務
方法(method)	於執行工作時，必須思考採用何種方法最為有效，以避免造成人力、財力和物力上的浪費
指揮(command)	給予工作人員適當的指揮與領導，使其有遵循的方向
激勵(motivation)	激發人性的自尊心與榮譽感，使工作人員能自動自發的力求精進並完成任務
溝通(communication)	組織內成員之間必須構成一個心理團結的精神力量，而溝通可促進工作人員的團結
士氣(morale)	工作人員的服務精神對於工作的推展及完成有莫大的影響，所以要培養人員的責任心

表 1-2 張金鑑的行政 18M（續）

包含	內容
協調(harmony)	人員及各單位的工作與活動需為一整體，所以彼此間要密切合作，行動一致
時間(time)	成功的行政要能及時採取行動，抓住最佳時機
空間(room)	行政要能因地制宜，適應各種環境變遷，不可一成不變
改進(improvement)	行政要能日新月異、精益求精，否則變成落伍，欠缺效率
統整觀念(sum)	隨時將觀念加以統整
環境適應(adjustment)	因應環境的改變，需主動適應環境
組織發展(development)	組織需持續發展

(二) 護理行政的意義

護理行政是將行政的原理應用於護理的工作上，亦即如何辦理好護理的業務及領導護理人員的方法與知識。

1. **道格拉斯**(Douglass)認為，護理行政即是一種周詳而又完整的管理學識，包含了目標的設立、**政策與方案的擬訂**、**護理準則的制定**，並且**應用權利與影響力**，使工作人員達成目標。
2. 哈克貝(Huckabay)認為，護理行政包含了目標設定、護理管理的過程、環境的因素及適應變遷的能力、財力、物力的預算及評估。
3. 亞歷山大(Alexander)將護理行政當作一種有系統的護理行動，但一定要配合指引(guiding)、指揮(directing)、控制(controlling)的功能，促使組織內護理工作人員朝向共同的目標努力。
4. 費堯(Henri Fayol)指出：行政是指規劃(planning)、組織(organizing)、指揮(command)、協調(coordination)與控制(controlling)。

二、管理(Management)

(一) 管理的意義

管理是實際的行動，是一種程序。護理人員運用管理過程提供良好的服務品質。

1. Robbins (1995)認為：管理是指一種透過他人有效完成活動的過程，包括規劃、組織、領導及控制。
2. 李麗傳(2001)認為：管理乃是「在合適的時候做合適的事。」
3. Griffin (1999)認為：管理是規劃、決策、組織、領導與控制，並藉以操控組織資源（包含人力、財務、設備及資訊等四類），使其更具效率與效益，以達成組織目標的一系列活動。
4. 公共政策學派認為：管理是指「經由規劃、組織、領導、人員管理、控制的程序，促使組織有效的運用資源，達成其既定的目標。」

(二) 護理管理的意義

護理管理即是在護理行政者的規劃、組織、領導和控制下，善加運用人力、物力和財力等資源，以提供病患及家屬最有效的照護。

1. Gillies (1994)認為護理管理過程應包括：**規劃、組織、人員管理、領導**及**控制**（表 1-3）。

表 1-3 Gillies 的護理管理過程

護理管理過程	說明
收集資料	由不同的來源收集相關資訊
規劃 (planning)	對未來即將完成的任務，進行行動的分析，先行思考和徵詢可以採取的方案，然後經過成本的分析與預期效益之比較，選擇最佳方案。例如：因單位離職率約50%，護理長向所有護理人員說明單位要降低離職率之改善目標與執行策略，此即為管理過程中的規劃

表 1-3 Gillies 的護理管理過程（續）

護理管理過程	說明
組織 (organizing)	管理者依據所選擇之方案進行工作分工，依所**分配的工作進行職位及職責的劃分**。組織的作用是建立單位的內部結構，使護理人員職責間能達適當的分工與合作，且能有效的完成各項任務
人員管理 (staffing)	有了明確的職位、職級、職責和職務之劃分後，需選擇適當的護理人員去做適當的工作，人員管理需考慮適才適所，使能發揮所長
領導 (directing)	應用溝通協調的技能，進行有效的管理，並激勵護理人員，使願意為組織的目標而努力
控制 (controlling)	在執行過程中讓實際與理想縮短距離的功能就是控制。護理管理者採用績效考核、獎懲、品質管理等使目標達成

2. Gillies(1994)應用**系統理論**於護理行政中，而提出護理管理過程包括六大步驟，同時強調**管理過程必須經由輸入及輸出等步驟**，可說是一個完善的**護理管理系統**（圖 1-1）。

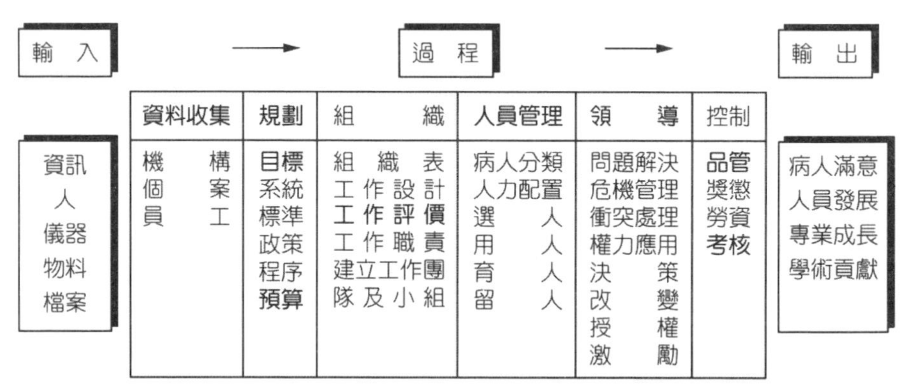

圖 1-1 護理管理系統

(三) 病室管理

病室管理是管理病房內有關的人、事與物之行政業務，**目的是提供給病人良好的照顧與服務品質**。病室管理在護理行政的範疇中是最基層的工作。

(四) 護理領導

護理領導是領導者運用人際關係帶領部屬的藝術，護理領導者的創造力和影響力可改變護理人員的行為，在員工共同的意願下有效地達到護理部的目標，給予病人高品質的護理。

三、行政與管理的區別

行政與管理的區別，主要可以範圍層級、取向、執行與內容等四個面向來比較，詳見表 1-4。

表 1-4 行政與管理比較

區別	行政	管理
範圍層級	範圍較廣，層級較高，具有通盤籌劃性	範圍較小，層級較低，所涉及的皆為實現政策、執行計畫的具體方法與技術
取　向	行政是公務的推行，是目的取向的(ends-oriented)，具有通盤籌劃性。要統籌全局，顧及各部分，且具有自由裁量權的行使	管理是事務的處理，是手段取向的(means-oriented)，常指執行政策的具體技術、方法、程序等活動
執　行	行政是工作人員以集體合作的努力達成機關任務的活動	管理乃是在行政工作過程中所使用的各種制度與方法，管理的直接對象包括人、事、物、財、時間、空間的約束、控制、處理與運用
內　容	行政偏重於決定組織、決定政策、決定目標	管理則偏重於使用組織、完成政策、達成目標

1-2 護理管理理論

一、傳統理論時期

第一時期是傳統理論時期（古典時期）(1887~1930)，強調工作效率，視員工為附屬，重視「事」而忽略「人」。此時期包含三個理論：科學管理理論、管理程序理論和官僚組織理論。

(一) 科學管理理論

科學管理理論是由泰勒(Frederick Taylor, 1856~1915)所提倡，故其被譽為「科學管理之父」。

◆ **理論重點**

1. 透過科學方法，**運用時間與動作之研究，以最有效率之方法完成工作**，以提高生產效率，**注重員工的工作績效**。
2. 員工的每一工作步驟，應發展一套科學標準方法，以代替原有的經驗法則，例如**護理技術的標準化即是此觀念應用於護理業務上**。
3. **達到預定目標可領到較高的薪資**，未達成目標則扣減薪資，以激勵員工完成任務；**但會因此忽略組織中社會滿足的重要性**。
4. 管理者應當運用科學的方法致力於工作設計、員工的甄選與訓練；**工作人員需要經過挑選，再經過專業訓練才可勝任工作，且工作評鑑法是根據知識與方法**。

綜觀上述，泰勒所倡導的科學方法、標準化作業、專業主義和管理控制，受到管理者前所未有的重視。但其理論所展現的現代工業社會的機械化與疏離的特質，為此理論的缺點之一。

◆ 護理應用

1. 推行**護理技術的標準化**，以提高病人的服務品質及滿意度。
2. 過於強調病人生理的照顧而忽略其心理的需要。
3. 視病人為機器，護理目標是如何將「機器」修好，降低病人的死亡率。

(二) 管理程序理論

管理程序理論是由費堯(Henri Fayol, 1841~1925) 所提倡，故被稱為「管理程序學派之父」。

◆ 理論重點

1. 認為管理由五種要素所組成：規劃(planning)、組織(organizing)、指揮(command)、協調(coordination)及控制(controlling)。
2. 提出 14 項管理原則—此為規範性(normative)原則，適用於靜態的社會環境（詳見表 1-5）。

表 1-5 費堯的 14 項管理原則

原則	說明
專業分工原則	工作應加以細分，藉由專精以提高效率
權責相等原則	權責必須相當，不可有權無責，也不可有責無權
紀律原則	企業的經營發展，必須維持相當的紀律，不僅是表面，而是對一項工作的正確態度
目標一致原則	組織政策應統一，使組織行動一致，以達共同之組織目標
指揮統一原則	每位員工僅隸屬於一位直屬主管之監督與指揮
團體利益優先於個人利益原則	個人目標不可妨礙整體目標，應犧牲小我之利益成就整體之最大利益

表 1-5 費堯的 14 項管理原則（續）

原則	說明
獎酬合理原則	工作人員之獎酬應根據公平原則，使個人及組織均感滿意
集權原則	權力的集中與分散，應視企業的個別情況及工作的性質而定，並沒有好壞之分
層級節制原則	組織中由最高層到最低層，所經歷的管理層級數
秩序原則／職位原則	組織體內的任何事物及人員皆應有其適當的位置或地位，不可混亂，物有定位，人有定職
公平原則	公平與合理須瀰漫於整個組織內
人事安定原則／職位安定原則	應給予員工一個穩定的任期，員工調動不可過於頻繁，使其能夠適應而後發揮工作能力
積極創新原則	各階層人員應具有主動創新的精神，方能產生活動與熱誠
團隊原則	強調成員間的合作關係

綜觀上述，費堯所倡導的理論著重於管理制度的靜態面，而忽略了管理制度的動態面，如員工的行為動機、行為模式和互動影響，亦是管理上不可忽視的重要因素。

◆ 護理應用

對**護理部組織架構及政策影響深遠**，可運用於多方面，如制定護理部的目標及政策、護理部之組織架構、護理人員的工作職責及工作細則、員工的升遷和獎懲制度、大小夜班費用支付標準、休假輪班制度和護理品質評鑑標準等。

(三) 官僚組織理論

又稱為「層級結構模式」，由韋伯(Max Weber, 1864~1920)所提倡的「理想型組織(ideal type of organization)」，他被尊稱為「組織理論之父」或「古典組織學之父」。

◆ 理論重點

1. 韋伯**強調層級與規章**，認為複雜的機構若**可以官僚**(bureaucracy)**或是科層式**(hierarchy)**來組織，將是理想的組織型態結構，此乃是建立於法定權威的基礎之上**。
2. 官僚組織的特性見表 1-6。

表 1-6 官僚組織特性

特性	說明
階層體系	上級有命令權，下級有服從的義務，**不談私人關係**
專業分工	依專業做**合理的分工，每個人只擔任一項職位，詳細規定職責及工作範圍**
法治為本	員工需要予以規範，一切業務**依照法令規章行之**
考核嚴謹	**嚴格的獎懲制度**
甄選晉升公平化	**公開考選用人，晉升按照規定**依其年資和工作表現

綜觀上述可得知此組織過於僵化，較難適應環境的快速變遷。

◆ 護理應用

此理論概念廣泛應用於護理行政中，包括護理部組織架構形成、職責及工作範圍的訂定、甄選及晉升、護理法規、護理常規、病人入院通知、手術治療同意書和護理人員的考核制度等。

二、修正理論時期

第二時期為**修正理論時期（新古典時期）**(1931~1960)，此時期是行為科學學派的主要發展期；理論中提及員工人性需求的顧慮，漸漸將管理重點由「機械」轉為**「人」，強調人性化管理**，主張管理者應該要讓同仁感受到被尊重與重視，才會有意願改變其行為，努力達成組織的目標，要相信人是有潛能與創造力，都希望能自我實現，提升自己的知識與技能。

此學派包括三個主要理論：馬斯洛(Maslow)的需要層級理論、**梅歐**(Mayo)等人的霍桑實驗(Hawthorne studies)以及麥克葛羅格(McGregor)的 X 理論和 Y 理論。

(一) 需要層級理論(Needs of Hierarchy Theory)

由馬斯洛(Abraham H. Maslow, 1908~1970)提出的需要層級理論，他被尊稱為「人本心理學之父」。

◆ 理論重點

1. **1954 年提出需要層級理論**，包含五種基本需要：
   (1) **生理**的需要(physiological needs)：如薪資、工作環境。
   (2) **安全感**的需要(safety needs)：如工作保障、安全感。例如**SARS 流行期間，醫院病房將成立 SARS 專責隔離病房，欲鼓勵病房護理人員願意照顧 SARS 病人，此時宜最先考量其安全感的需要。**
   (3) **愛與歸屬**的需要(needs for love and belonging)：如與同事間有和諧的人際關係。
   (4) **自尊**的需要(needs for esteem)：如獨立自主、主管賞識。
   (5) **自我實現**的需要(needs for self-actualization)：如工作中的成就感、晉升、發展機會。

2. 工作機構必須設法滿足員工的這些需要，才能使其發揮最高的工作效率。
3. 需要層次由低而高，循序漸進。

◆ **護理應用**

1. 將病人視為「人」，強調照護個案的生理及心理問題。
2. 護理的口號：強調「給予心理支持」，所以精神護理照護漸受到重視。
3. 護理行政者**重視激勵及自我實現對員工工作效率提升的重要性**。
4. 著重於對「人」的研究，**強調人性化管理**，建立完善的人事制度。

(二) 霍桑實驗(Hawthorne Studies)

梅歐(Elton Mayo)、羅斯里士伯克(Fritz G. Roethlisberger)和懷海德(T.N. Whitehead)在 1927 年進行的霍桑實驗上，有重要的發現。

◆ **理論重點**

1. 工人不只追求金錢與物質的收入，還包括感情、安全感、尊重與歸屬感等心理和社會的需求，當需要被滿足才會成為「有效率的工作人員」。
2. **非正式組織有其私下的行為規範，並直接影響工人的工作效率**。因此，管理者提高員工的滿意度，不只需重視正式組織的作用，也應注重非正式組織的影響力。
3. 組織是一社會系統，由個人、正式和非正式組織、群際關係所組成。

4. 參與及情緒發洩：此實驗顯示，抱怨可以減少員工不滿的情緒，進而提高工作士氣。意即當組織與個人維持動態平衡時，則員工士氣高昂可促進生產力。
5. 組織中的「社會平衡(social balance)」可使員工在遭受外來的逆境時，仍能繼續合作。

◆ **護理應用**

1. 研究群體中的領導、**人際關係**、溝通與合作，**強調人性化管理**。
2. 注重生產力、監督及士氣間的關係。

(三) X 理論和 Y 理論

麥克葛羅格(Douglas M. McGregor, 1906~1964)是**人際關係管理學派**中的代表，**強調人性化管理**。於 1960 年提出企業中對人性的二種不同的看法：一是來自於對傳統管理哲學的 X 理論(theory X)，另一是屬於現代管理哲學的 Y 理論(theory Y)。

◆ **X理論之理論重點**

1. 稱為悲觀主義，**如同荀子「人性本惡」（性惡論）的主張。屬專制主義的領導型態。**
2. 認為**人天生厭惡工作，並常設法逃避工作**；必須**使用威脅利誘方式**，藉由外來的控制、懲罰才能驅使員工努力工作，達成目標。例如**護理長公告「凡病房會議遲到者，將扣除當月績效」**，即屬 X 理論。
3. 認為金錢與物質是人最重要的慾望，人的工作態度是消極與被動的。
4. **一般人樂於為人所督導，躲避責任**，不具野心，追求安全感。

◆ Y理論之理論重點

1. 稱為**樂觀主義**，如同孟子「人性本善」（性善論）的主張。**強調以人為中心的領導型態**。
2. **員工天生喜歡工作**，也期望從工作當中找到樂趣及心理上的滿足。
3. **人皆有志氣，會自我控制與自我引導**。例如**取消護理人員上下班打卡的制度**，即屬 Y 理論。
4. **視工作績效為一種自我鼓勵、自我滿足和自我實現**。
5. **在適當的情況下，人皆會勇於尋求和接受責任**。
6. **人皆有未被充分使用的尚未開發之潛力**。
7. **人皆有運用想像力、創造力與機智去解決組織問題的能力**。

◆ 護理應用

1. 因才適用：選派合適的護理人員做其能勝任的工作。
2. 員工激勵：護理管理強調明賞多於懲罰，依個別差異給予不同的方法獎勵。

三、新近時期

新近時期（現代時期或系統理論時期）（1961~迄今）有三個主要理論的發展，包括系統理論學派、權變理論和 Z 理論，其他尚有 L 理論。

(一) 系統理論學派(System Theory)

◆ 理論重點

1. **將組織視為一開放性的系統，構成組織各個部門稱為次級系統**。將外界的物質，如人力、財力、物力與資訊作為輸入，轉變為產品作為輸出，因此**企業主管應隨時注意外界環境的變化以尋求生存與發展**。

2. 開放性的系統包含輸入、轉換、輸出及回饋等四種成分（如表 1-7 和圖 1-2）；若**輸出量提高，輸入量不變，即可提高生產力。**

表 1-7 開放性系統的成分

成分	舉例
輸入活動	包括原料、**資金**和**生產工具的輸入**（如**總務**、**採購**、**儀器設備**）；以及勞力的輸入（如人事、**護理人員技能**）
轉換活動	是將輸入的物和人作質的轉換，如**在職教育**、幹部訓練、**護理人員的成長和發展**
輸出活動	是判斷組織成功或失敗的重要依據，如決策執行後的效應、**研究結果**
回饋活動	是社會環境對組織輸出活動的一種反應，可用來控制或評價組織

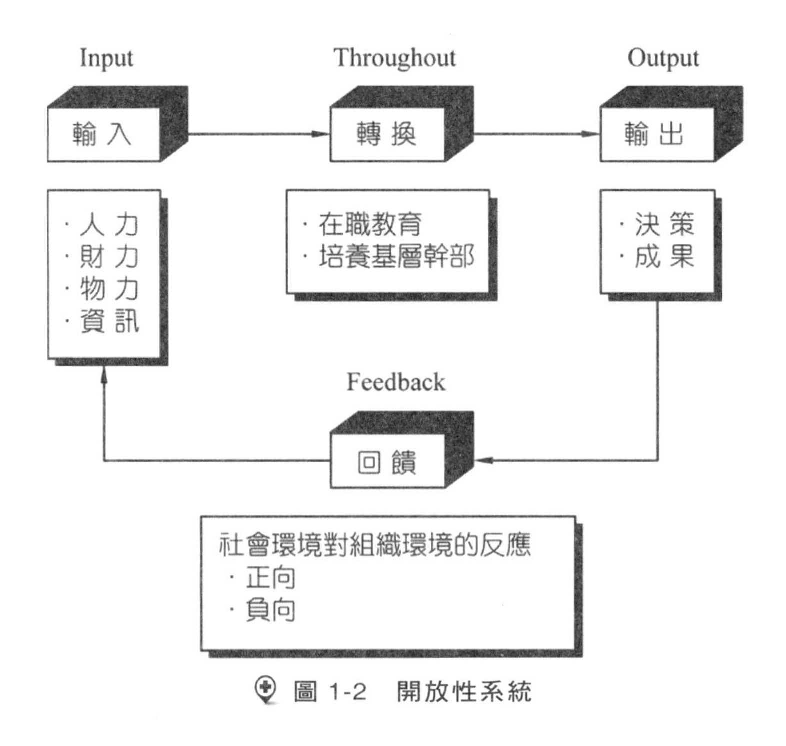

圖 1-2 開放性系統

3. 保持一**動態平衡**。

4. **開放系統應是不斷地成長、發展與調適**，以因應日趨複雜多變的環境。

◆ **護理應用**

1. 應用在護理工作的行政程序：規劃、組織、指導、控制，例如組織內的人員組成、層級結構、職務權責的分界、病人分類、人力規劃、排班等。

2. 視醫療組織為一開放系統，包含許多次系統：目標、價值觀、科技、物理的環境、觀念的環境和行政的程序。

3. 以系統分析一位病人的護理活動，如表 1-8。

表 1-8 運用系統分析護理活動

輸入	轉換	輸出
1. **收集病史** 2. 病人生理與心理的評估 3. 運用學理資料	1. 確立護理診斷 2. 訂定護理計畫及目標 3. 執行醫囑 4. **執行護理計畫** 5. 給予病人及其家屬衛教 6. 協助病人及其家屬調適及適應生活	1. **減少病人的疼痛與不適** 2. 提升士氣 3. 減少症狀的出現 4. **避免合併症** 5. 增強病人自我充實感與自信心 6. 提升病患滿意度

(二) 權變理論(Contingency Theory)

或稱為情勢管理(situational management)，是 1980 年代由摩斯(John J. Morse)與洛斯奇(Jay W. Lorsch)提出的超越 Y 理論的一種新的基本假設，即是把工作、組織和人三者之間做最佳的配合，稱為權變理論。此理論強調沒有一種管理模式可以對各種情境做最佳的管理，每個組織的**內在要素和外在環境**條件都各不相同，因而在管理活動中不存在適用於任何情景的原則和方法，**管理者應針對組織的情勢及不同的人與事予以不同的管理方式**。**外在環境是由社會、文化、經濟和政治等因素**，對正式組織系統產生影響，一般不是直接的。內在要素是正式組織系統，包括組織結構、決策、交流和控制過程。

◆ 理論重點

1. 人們懷著多種不同的需要和動機加入工作的組織中，但最主要的需要乃是實現其勝任感(sense of competence)。
2. 勝任感人人都有，它可被不同的人用不同的方法來滿足。
3. 當工作性質和組織型態能適當配合時，即會有勝任感的產生，工作能勝任愉快。
4. 當一個目標達成時，勝任感可以被激勵起來，新的目標就又產生。
5. 決定情境的因素包括：
   (1) 管理者與部屬間關係的好壞。
   (2) 任務結構的有無。
   (3) 管理者職位權力的強弱。
   (4) 部屬的成熟度。

◆ 護理應用

1. **管理方式依當時的情勢及不同的人與事而採用不同的方式**。例如緊急情況時，採統一指揮和命令式管理；一般之例行工作，通常採用授權的方式。
2. 護理人力足夠時，為增加護理服務品質以及護理人員工作的挑戰性，採用全責護理之方式要優於功能性護理。

3. **護理人員短缺時，為維持單位正常運作，可實施「部分工時聘任制度」，例如增聘照顧服務員。**

(三) Z 理論

此為日本企業管理博士大內先生(Ouchi)在 1981 年發表的理論，且在同年亦出版了《Z 理論》一書。

◆ **理論重點**

1. 為**參與式的決策：員工充分參與的方式，較易達成組織目標。**
2. 集體價值觀：員工價值觀的一致性。
3. 人際關係的運用：主管與員工為一整體的長久關係。
4. 主管應具備關心、信心、親密與直覺的特質，且信心、親密與敏感是創造品質與生產力的重要因素。

◆ **護理應用**

1. **全面品質管理**(total quality management, TQM)。
2. 護理**品管圈**(quality circle, QC)，如**病房業務**。

(四) L 理論

1. **主張人都有自己的想法，只要將工作交給員工去執行即可，不需任何規範。**
2. 認為員工是 leader 類型，可自我管理，故採放任式管理。

四、護理理念的發展

由貝維斯(Bevi)所提出。詳見表 1-9。

表 1-9 護理理念發展

特點／分期	苦行僧主義	浪漫主義	實用主義	具人文色彩的存在主義
年代	1850 年	1890 年	1940 年	1980 年
特色	自我否定，犧牲奉獻。**燃燒自己，照亮別人**	1. 護理人員被美化了，南丁格爾女士成了手持明燈的白衣天使 2. **效忠醫師**，聽命權威	以**傷殘疾病治療**為重點	1. 強調**人的完整性、自主性、獨特性、尊重病人的權益** 2. 提供病患整體性、個別性和連續性的護理
對護理的影響	強調護理人員精神心靈發展	護理課程的設計，完全依醫學模式	1. **功能性護理**和**成組護理**產生 2. 1960 年開始「以病人為中心護理」和「整體性護理」理念的發展	1. **全責護理**產生 2. 護理人員能獨立思考，發揮護理的獨特功能 3. 護理人員是病人的代言人 4. 護理教育旨在培養護生的思考力、判斷力及解決問題能力

1-3 護理專業形象

護理人員若想要護理專業受到重視，必須提升護理專業形象，並鼓勵護理人員參與健康相關政策之擬訂，以提升護理人員之社會地位及維護專業權益。護理專業形象塑造包括 16 項方法，詳見表 1-10。

表 1-10 護理專業形象塑造方法

1. **行銷護理專業形象**	10. 推展護理研究之風氣
2. 多元化學習	11. 增進對社會的使命感
3. 推動人性化管理	12. 以中華民國護理倫理規範為行為方針
4. 以行動關心醫護行政議題	13. 推動標竿學習
5. 提升護理凝聚力	14. 加強全面顧客服務概念
6. 成就自己，做一個優秀的護理人員	15. 建立良好的專業性人際關係
7. 建立專家形象	16. 具備護理服務之基本禮儀
8. 提升護理專業文化素養	17. 更正被扭曲的專業形象
9. 提升護理教育水準，鼓勵護理師進修，培養專業能力	

1-4 護理倫理與法律

一、護理倫理的定義

護理倫理源自於**生物醫學倫理**(biomedical ethics)。護理倫理是指在執行護理業務時所遵循的道德原則，護理既是一種專業，專業就應制定倫理原則及規則，以作為專業人員在執行工作時遵守的行為指導準則。國際護理協會(International Council of Nurses, ICN)指出護理人員的基本責任，包括：**促進健康**、**預防疾病**、**恢復健康**以及**減輕痛苦**。

二、護理倫理理論

護理倫理理論有二：道義論和功利論，兩者皆以善為中心思想，而其不同點在於**道義論**是以行為本身的正當性來衡量，**功利論**乃是以行為的結果作判斷。以安樂死為例，道義論者反對安樂死；功利論者則是贊成安樂死。

(一) 道義論(Deontology)

最有名的道義論是由康德(Immanuel Kant, 1724-1804)所提出，他強調善良意志，認為有道德的行為是應盡的義務，此理論強調行為的價值決定於行為本身的動機，動機是善意的、好的，即是對的；反之則錯。康德主張任何一個道德規則皆要符合下列三個條件：

1. 道德的規則要有普遍的適用性。
2. 道德的規則尊重人的價值。
3. 人們出於自願，而非受到限制。

(二) 功利論

邊沁(Bentham)和密爾(Mill)為主張功利論(utilitarianism)的代表人物，他們主張能夠給予最大多數人最大的效益或福祉的行為即是對的。功利論認為**行為的價值在於其目的和結果**，所以，結果是判斷行為是否道德的主要依據。

三、護理倫理原則(Ethical Principles)

倫理原則可提供醫護人員於面對倫理決策時有所依循，以達成意見及做法的一致性，進而提升護理品質。倫理原則包括四種：**自主原則、不傷害原則、行善原則和公平原則**。

(一) 自主原則(The Principle of Autonomy)

自主原則即是尊重病人自己做決定的原則；包括病人權利、職責及隱私權。現今臺灣之醫療群體皆極為尊重病人之自主性，病人可以完全參與本身的健康照顧活動，並決定治療之方向。

然而病人的自主原則有一重要的前提：即是病人要意識清楚才能行使自主權，故須評估病人的精神狀態，病人必須要具有行為能力及判斷力。法定代理人之優先順序為配偶、法定代理人、監護人、法定撫養義務範圍內之近親。在臨床上，不適用自主原則的病人詳見表 1-11。

表 1-11 臨床上不適用自主原則的病人

1. 嬰幼兒 2. 昏迷者 3. 精神病人 4. 嚴重智能不足者 5. 藥癮者 6. 失去理性之自殺者	7. 民法第 13 條規定：「未滿 7 歲之未成年人或民法第 14 條規定之精神障礙或其他心智缺陷，屬無行為能力者」 8. 民法第 75 條前段及第 76 條規定：「無行為能力人之意思表示無效，應由其法定代理人代為或代受意思表示」

病人行使自主原則會衍生出兩種結果：

1. 知情同意(informed consent)：即是病人在接受醫療之前，醫師向病人說明所有相關資料，包括施行的原因、目的、過程、成功率、併發症和危險性，**病人獲得充分了解後並簽署同意書**。
2. 知情拒絕(informed reject)：病人於了解情況後有權拒絕接受治療。法律上認為人的身體有不受侵犯之自由，我國對病人權利主張中，皆提及病人有拒絕接受治療的權利。於臨床上醫護人員基於保護自身的權益，如病人於了解狀況後拒絕接受某種的治療照護，得請病人簽署拒絕治療同意書。

(二) 不傷害原則(The Principle of Nonmaleficence)

不傷害原則是醫護人員首要的倫理原則，所謂不傷害即是**保護病人及避免病人受到醫療上之傷害，包括身體、心理和精神的傷害**，例如：使用床欄，避免病人跌下。南丁格爾女士誓約亦強調護理專業人員「勿為有損之事，勿取服或故用有害之藥」。但是，不傷害原則並不是一個絕對的原則，於臨床上對病人做的侵入性檢查或治療，皆會對病人造成不等程度的傷害，此乃無法避免之事。

不傷害原則是一種「**權衡利害**」的原則，即醫護人員要做傷害與利益分析(detriment-benefit analysis)，**評估病人所獲得的利益是否會遠大於對他的傷害，如答案是肯定的，則此醫療處置在道德倫理上被認為是正當可行的**。

◆ 複式影響原則(The Principle of Double Effect)

複式影響原則的考慮也是基於不傷害原則。所謂複式影響原則是給予病人的醫療處置會同時帶給病人好和壞的影響，但對於會造成壞的影響並非是故意為之，完全是為了正當行動所產生的附帶影響。複式影響原則必須符合下列條件：

1. 行動的本身必須是善意的。
2. 行動的人僅希望都是好的影響，如會造成壞的影響也並非是故意的。
3. 好的影響要多過壞的影響。
4. 不可以用壞的影響當做是取得好的影響的手段。

(三) 行善原則(The Principle of Beneficence)

行善原則或稱「施益原則」，乃是對病人直接或間接的做善事，對病人仁慈、善良和做有利的事，使其獲得最大的好處。佛蘭克納(Frankena, 1973)強調行善原則包含以下四個規則，其優先順序為：**不應施加傷害 → 應除去傷害 → 應預防遭受傷害 → 應做善事**。

行善可分為二種，一為積極的行善，促進個案的健康及增進福祉；二為消極的行善，主要是減少或預防個案受傷害。南丁格爾女士誓約中亦指出護理人員的行善原則－「務謀病者之福利」。

(四) 公平原則(The Principle of Justice)

公平原則基本上乃是對於需求相衝突時，提供合乎倫理道德的解決方法，以達到對於社會各種資源、利益或負擔能有公平合理的分配及處置。現今醫學界所採用的公平原則考慮下列三點：

1. 平等(equality)：將所有資源公平的分配。
2. 先來先助(first come, first helped)：先到者優先接受服務，例如：**排隊掛號看病**。
3. 急、重症者優先(urgency is first)：依病人的病況緊急和嚴重程度，來決定優先處理順序。

表 1-12 醫學界之稀有醫療資源分配學說

學者	學說
沙庭(Shatin)的社會價值說	於 1967 年提出，以接受者對於社會的價值做為判斷之標準，此學說強調資源的使用要達最高之效率
查爾雷斯(Childress, 1970)的隨機挑選說	主張以「抽籤」或「先來先助」之方式來決定誰可以獲得稀少資源，此學說強調資源使用應達到公平性，此倫理基礎乃是建立於機會平等(equal opportunity)及信任(trust)的原則
雷斯卻(Rescher, 1966)的準則篩選說	主張以訂立準則當作篩選之方式，來決定誰可以獲得稀少資源

四、護理倫理規則

由護理倫理原則衍生出三個護理倫理規則，規則是指應該做到的行動，包括誠實規則、保密規則和守信規則。

1. 誠實規則(rule of veracity)：誠實是對人的尊敬及守信的表現。但如醫師給予病人安慰劑(placebo)，此乃「仁慈的哄騙」(benevolent deception)，並非不誠實之作為。
2. 保密規則(rule of confidentiality and privacy)：保守病人的祕密及隱私是醫護人員的義務，護理人員法第 27 及 28 條規定，護理人員對於因業務而知悉或持有他人祕密，非依法、或經當事人或其法定代理人之書面同意者，不得洩漏，但如受有關機關詢問時，需據實陳述；如有些情況是法規上規定必須向有關機關報告的，例如：法定傳染病、兒童虐待、槍傷等；**電子病歷**的使用可能易被篡改、駭客竊取資料，**造成病人的資料安全性與隱私性的問題**。
3. 守信規則(rule of fidelity)：守信即是對病人遵守承諾，此可促進護病關係，答應病人之事，若因故無法達成時，一定要向病人解釋清楚，以免病人抱怨及降低對護理人員的信賴感。

五、中華民國護理倫理規範與法律責任

(一) 護理倫理規範

1. 中華民國護理倫理規範中強調護理人員應擔負：**促進健康、預防疾病、重建健康和減輕疼痛等四項基本責任**。
2. 此規範所涵蓋的範圍有：護理人員與服務對象；護理人員與專業服務；護理人員與社會互動；護理人員與工作團隊；護理人員與專業成長。

中華民國護理倫理規範

(二) 護理相關法規

◆ 護理人員法

於 1991 年 5 月 17 日總統公布施行。重要條文如下：

1. 第 10 條：**護理人員非加入所在地護理人員公會，不得執業**。
2. 第 11 條：護理人員停業或歇業時，應自事實發生之日起 **30 日內**，報請原發執業執照機關備查。
   (1) 前項停業之期間，以一年為限；逾一年者，應辦理歇業。
   (2) 護理人員變更執業處所或復業者，準用關於執業之規定。
   (3) 護理人員死亡者，由原發執業執照機關註銷其執業執照。
3. 第 13 條：護理人員執業，其登記執業之處所，**以一處為限**。
4. 第 24 條：**護理人員之業務**如下：
   (1) 健康問題之護理評估。
   (2) 預防保健之護理措施。
   (3) 護理指導及諮詢。
   (4) 醫療輔助行為。
   （前項第四款**醫療輔助行為應在醫師之指示下行之**。）

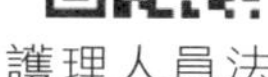
護理人員法

5. 第 25 條：護理人員執行業務時，應製作記錄。
   醫療法規定：醫療機構之病歷，應指定適當場所及人員保管，並至少**保存七年**。但未成年者之病歷，至少應保存至其成年後七年；人體試驗之病歷，應永久保存。
6. 第 29 條：護理機構有下列情形之一者，**處新臺幣二萬元以上十萬元以下罰鍰**；其情節重大者，並得廢止其開業執照：
   (1) **僱用未具護理人員資格者執行護理業務**。
   (2) 從事有傷風化或危害人體健康等不正當業務。

(3) 超收費用經查屬實，而未依限將超收部分退還。

(4) 受停業處分而不停業。

7. 第 30-1 條：**護理人員將證照租借予不具護理人員資格者使用，廢止其護理人員證書**；租借予前述以外之人使用者，處新臺幣二萬元以上十萬元以下罰鍰，得併處一個月以上一年以下之停業處分或廢止其執業執照。

8. 第 37 條：未取得護理人員資格，執行護理人員業務者，**處新臺幣三萬元以上十五萬元以下罰金**。但在護理人員指導下實習之高級護理職業以上學校之學生或畢業生，不在此限。

◆ 護理人員法施行細則

第 9 條：本法第 19 條第一項所定護理機構負責**資深護理人員**之資格條件，應具備從事臨床護理工作年資七年以上，或以護理師資格登記執業從事臨床護理工作年資四年以上。

◆ 醫事人員執業登記及繼續教育辦法

第 13 條：醫事人員執業，應接受下列課程之繼續教育：(1)專業課程；(2)專業品質；(3)專業倫理；(4)專業相關法規。**護理師**和專科護理師**每 6 年應完成繼續教育課程之積分數需達 120 點**。

前項第 2~4 款繼續教育課程之積分數，合計至少 12 點，其中應包括感染管制及性別議題之課程；超過 24 點者，以 24 點計。

護理人員法施行細則

醫事人員執業登記及繼續教育辦法

六、護理執業與行政責任

護理執業的法律責任包括：**刑事責任**、**民事責任**和**行政責任**三種。

(一) 刑事責任

護理人員在執行護理業務時，因故意或過失，侵害刑法對人民所保護的法益，構成犯罪行為，依刑法之規定，必須擔負刑事責任。護理人員因故意或過失而造成病人受傷害的情形，可分類如下：

1. 故意或業務過失致人於死：公訴罪。
2. 故意或業務過失造成輕傷害，或重傷害：皆為告訴乃論罪。
   (1) 過失傷害：
      A. 護理業務之過失，係指護理人員未履行分內的義務，對病人施予適當的照護。
      B. 刑法第 14 條規定：「行為人雖非故意，但按其情節應注意，並能注意，而不注意者，為過失。行為人對於構成犯罪之事實，雖預見其能發生而確信其不發生者，以過失論」。
      C. 過失傷害之處分：致人於輕傷者，處一年以下有期徒刑；致人於重傷者，處三年以下有期徒刑；致人於死者，處五年以下有期徒刑。
   (2) 下列情況不必負過失之責：
      A. **醫護處理並無過失**：例如病人已做過 Penicillin test，在無過敏反應下予以注射 Penicillin，卻發生嚴重過敏反應，經急救後無效，最後死亡。
      B. **業務上的正當行為**：例如護理人員依醫囑給予病人 Morphine 使用，藥物劑量及注射部位均無誤，病人卻因呼吸抑制，急救後無效最後死亡。

C. **無法注意**：產婦於分娩過程中，因羊水栓塞，造成瀰漫性血管內凝血(DIC)，經急救後無效，最後死亡。

(二) 民事責任

主要是侵權行為之損害賠償責任，其範圍包括：

1. 負擔被害人喪失或減少勞動能力或增加生活上需要的費用。
2. 被害人的撫慰金。
3. 被害人死亡者，被害人的父母、子女或配偶可請求喪葬費、扶養費及撫慰金。

(三) 行政責任

護理人員如未依規定執行業務時，應負之行政責任包括有：罰鍰、停業、撤銷執業執照、撤銷開業執照以及吊扣或撤銷護理人員證書。

(四) 護理行政者應負起的法律責任

彭伯(Penbedh)在 1979 年提出護理行政者應負起的法律責任共有 11 項，分述如下：

1. 處理事務公開、公平、公正，且需一視同仁。
2. 與部屬和同仁們建立流暢的溝通管道與良好的人際關係。
3. **維持足夠的人力。**
4. 維護高效率的人員配置。
5. **應不斷地修正法規與細則。**
6. **鼓勵部屬進修與接受在職訓練。**
7. 激勵工作人員的自我成長，並負責人員的績效考核。
8. **每次巡視病房的重點在於發現病人的問題。**

9. 學習認識**可能會有法律糾紛的病人**（如自殺的病人、車禍、有醫療保險的病人等），**可先通知部屬**，保持高度警覺心及保有完整詳盡的記錄。
10. **確實維護安全的工作環境及保護病人的安全。**
11. 負責規劃及提供完整的設備與充足的醫療衛材。

1-5 護理專業團體

一、國際護理協會(International Council of Nurses, ICN)

國際護理協會成立於 1899 年，會址設於瑞士之日內瓦。此協會提出護理人員的基本任務有四：**促進健康**、**預防疾病**、**恢復健康**以及**減輕痛苦**。

二、臺灣護理學會(TWNA)

臺灣護理學會於 1914 年成立於上海，定名為「中華護士會」，在 1961 年時正名為「中華民國護理學會」並於 1922 年加入 ICN；於 2002 年再次更名為「臺灣護理學會」，一直延用至今。TWNA 的成立宗旨為**發展護理專業，促進護理學術研究，提高護理教育水準，增進全民健康及提升本會國際地位**。學會的主要任務在於提供會員護理新知及技能，以提升護理人員之專業精神、專業知能與護理品質：

1. 提升護理人員之專業知能與專業精神。
2. 界定護理專業相關名詞。
3. 訂定各科護理標準。
4. 推動護理倫理教育，發揚護理倫理精神。
5. 辦理護理人員繼續教育之認證。

6. 推動專科護理師之認定制度。
7. 推動護理學術之研究與發展。
8. 促進會員間之學術交流與合作。
9. 探討護理教育與護理業務之問題，提供改進意見，供教育及衛生行政當局參考。
10. 加強與國內外護理及相關組織間之聯繫、交流與合作。
11. 配合政府政策，拓展護理業務，增進全民健康，提高生活品質。
12. 出版各種學術性刊物、書籍及視聽教材。
13. 達成有助於本會宗旨之其他事宜。

三、國際護理榮譽學會

國際護理榮譽學會(Sigma Theta Tau International Honor Society of Nursing)於 1922 年首創於美國印地安那大學。會名"Sigma Theta Tau"源於希臘字的「愛、勇氣、榮譽」。該會於 1985 年發展為國際性的護理專業學術團體，現散布於世界各地共有 431 個分會，為全球第二大之護理組織。**本會會員入會資格為具有護理碩士或以上之學位**，且有良好學術成就及專業領導潛能，並在護理工作上有卓越表現者。主旨為表揚護理人員的傑出表現、鼓勵並促進護理領導人才的發展、促成高度的護理標準、刺激具創造性的工作和強化對護理專業的投注。其任務如下：

1. 推展學術交流。
2. 加強與國際護理界之聯繫。
3. 舉辦各項研討會。
4. 提供護理專業資訊。

四、中華民國護理師護士公會全國聯合會

中華民國護理師護士公會全國聯合會(The National Union of Nurses' Association, R.O.C.)於 1986 年由臺北市、臺灣省、高雄市等三個會員公會發起成立；1989 年 3 月 3 日依法正式成立。其宗旨在聯合全國護理人員，增進護理知能，**共謀護理事業發展，力行社會服務**，維護護理人員權益，提升護理人員地位。主要的任務包括：

1. 參與建立護理執業人員應有的教育標準。
2. 參與建立護理執業人員執業資格考試標準。
3. 建立護理執業標準。
4. 建立護理執業的倫理標準。
5. 參與制定護理執業者的健康與福利措施。
6. 促進與國際護理或其他醫事團體之聯繫合作事項。
7. 參與健康政策的制定及護理相關的立法。
8. 做為護理之聲，使社會大眾了解護理人員的角色與功能。
9. 整合護理界資源，提升護理專業團體的影響力。
10. 塑造護理的共同願景，擬訂具體策略。
11. 護理人員共同權益之維護及增進事項。
12. 護理業務之輔導與革新事項。
13. **護理業務糾紛之調處事項。**
14. 其他依法令規定應辦理之事項。

1-6 護理行政管理的未來趨勢

1. **經營管理企業化**。
2. **管理人性化**。
3. 經濟效益合理化。
4. **文書電腦化**。
5. 資訊傳遞快速化。
6. **人員專業化**。
7. 工作分工分權化。
8. 工作人員成組化。
9. 工作標準化。
10. **研究多角化**。
11. 決定科學化。
12. 護理品質卓越化。
13. 世界觀(globalization)或國際化(internationalization)。
14. 資源共享化(strategic alliance)。

QUESTION 題庫練習

1-1 行政與管理

1. 季麗斯(Gillies)認為，護理管理過程應包括資料收集、規劃、組織、人事管理、領導與何種功能？(A)控制 (B)行政 (C)行銷 (D)經營。 (97專高二)

2. 下列哪一項不屬護理行政之範圍？(A)規劃 (B)預算 (C)身體評估 (D)績效考核。 (99專高一)

   解析 護理行政的對象是護理團體或護理組織內部的人、事、物。

3. 根據季麗斯(Gillies)之護理管理系統，下列何者不包含在輸入(input)的項目內？(A)儀器設備 (B)護理人員技能 (C)研究結果 (D)物料補給。 (100專高一)

   解析 研究成果為輸出。

4. 季麗絲(Gillies)應用系統理論於護理管理過程中，下列何者不是輸出(output)的項目？(A)病人的護理 (B)護理人員的成長 (C)研究成果 (D)人力及設備。 (100專高二)

   解析 人力及設備為輸入。

5. 季麗絲(Gillies)的護理管理系統，下列敘述何者正確？(A)病人滿意度是過程 (B)人員的招募與甄選是輸出 (C)護理師的成長是輸入 (D)績效考核是過程。 (104專高一)

   解析 (A)病人滿意度是輸出；(B)人員的招募與甄選是過程；(C)護理師的成長是輸出。

6. 有關管理學專家道格拉斯(Douglass)提出的管理過程，包括下列哪些項目？(1)確認基層人員需求 (2)進行現況分析 (3)擬定政策與方案 (4)建立護理標準 (5)應用領導與影響力。(A) (1)(2)(3) (B) (2)(3)(4) (C) (3)(4)(5) (D) (1)(4)(5)。 (111專高二)

   解析 道格拉斯認為，護理行政為周詳而完整的管理學識，含括設立目標、擬訂政策與方案、建立護理標準及應用領導與影響力來達到共同目標。

解答： 1.A 2.C 3.C 4.D 5.D 6.C

7. 顧力克(Luther Gulick)以POSDCoRB七個縮寫字說明行政的內涵，請問下列敘述何者正確？(A) R代表Reporting (B) P代表Process (C) O代表Output (D) D代表Development。（113專高一）

解析 (B) P代表Plan；(C) O代表Organ；(D) D代表Directing。

解答： 7.A

1-2 護理管理理論

1. 標準化作業是受到什麼理論的影響？(A)科學管理 (B)行為科學 (C)系統 (D)角色。（102專高二）
2. 某單位護理長貼出一張公告，內容為「凡病房會議遲到者，將扣除當月績效」。此種管理乃應用下列哪一種理論？(A) X理論 (B) Y理論 (C) Z理論 (D)系統理論。（103專高一）

   解析 (A)人天生厭惡工作，須藉由控制、懲罰才能驅使員工努力工作；(B)員工天生喜歡工作，也期望從工作當中找到樂趣及心理上的滿足；(C)重點為參與式的決策、集體價值觀、人際關係的運用、主管應具備關心、信心、親密與直覺的特質；(D)開放性的系統包含輸入、轉換、輸出及回饋等四種成分，需保持一動態平衡。
3. 下列何者不是韋伯(Max Weber)提出理想官僚模式的條件？(A)不談私人關係 (B)升遷按照規定 (C)每個人只擔任一項職位 (D)員工較會自動自發。（103專高二）

   解析 以法治為本，員工需要予以規範，一切業務依照法令規章行之。
4. SARS流行期間，醫院病房將成立SARS專責隔離病房，欲鼓勵該病房護理人員願意照顧SARS病人，依需要層級理論(hierarchy of needs theory)，此時宜最先考慮的需要項目為：(A)生理 (B)安全 (C)愛與歸屬感 (D)自我實現。（103專高二）
5. 「輸入、轉化過程、輸出」是下列哪一個組織理論的特點？(A)系統理論 (B)回饋理論 (C)情境理論 (D)整合理論。（104專高一）
6. 鼓勵員工踴躍參加品管圈活動，比較接近下列哪個理論觀點？(A)系統理論 (B)權變理論 (C) Y理論 (D) Z理論。（104專高一）

解答： 1.A 2.A 3.D 4.B 5.A 6.D

7. 護理師給予新病人環境介紹，此屬馬斯洛(Maslow)需求層級理論中的那一項？(A)生理需求　(B)安全需求　(C)自尊　(D)自我實現。 (104專高二)

8. 進行工作流程持續改善計畫，不包括下列何特性？(A)由工作性質相近的人員組成　(B)是一種持續問題改善的過程　(C)由管理者主導向下推動　(D)是前瞻性、預防性之改善措施。 (105專高一)

9. 麥克葛羅格(McGregor)提出X理論和Y理論，說明他對人性在管理上的基本看法，下列何者不屬於Y理論的看法？(A)天生喜歡工作 (B)在合適情況下，皆會勇於尋求和接受責任　(C)樂於被人所督促，特別嚮往安全感　(D)人都是有潛力的。 (105專高一)

解析 (C)樂於被人所督促，特別嚮往安全感是屬於X理論的看法，稱為悲觀主義，如同荀子「人性本惡」（性惡論）的主張。適用專制主義的領導型態。

10. 主管給予明確的工作規則與程序、嚴格訓練與督考，對於品質改善提案的員工要提供獎勵金，提案越多者獎勵金越多，此論述比較接近下列哪個時期的觀點？(A)古典時期（傳統理論時期） (B)新古典時期（修正理論時期）　(C)新近時期或現代時期（系統理論時期）　(D)後現代理論時期。 (105專高二)

解析 古典時期（傳統理論時期）的管理強調工作效率，較為機械化的管理，重視標準化、規章制度、考核嚴謹及法治為本。

11. 官僚體系亦稱為「科層組織」，下列敘述何者錯誤？(A)較少結構化之組織行為　(B)可存在於各種規模的組織競爭中　(C)比較傾向於集權方式　(D)有非常專業化的作業程序。 (105專高二)

12. 下列有關官僚理論(Bureaucracy)敘述何者錯誤？(A)是古典組織學之父韋伯發展之理論　(B)乃是機構中「合理合法的權威」　(C)是一種惡質的管理模式　(D)強調制度凌駕於人的因素。

解析 官僚理論的特性強調階層體系、專業分工、法治為本、考核嚴謹和甄選晉升公平化。 (106專高一)

解答：　7.B　8.C　9.C　10.A　11.A　12.C

13. 護理長稽核每日上班護理紀錄的完整性，每月不完整次數的第一名要負責清潔同仁們的置物櫃。這是屬於下列哪一種理論？(A)需要層級理論　(B) X理論　(C)目標設定理論　(D)激勵理論。

解析 X理論屬專制主義的領導型態。認為人天生厭惡工作，並常設法逃避工作；必須使用威脅利誘方式，藉由控制、懲罰才能驅使員工努力工作，達成目標。　(106專高一)

14. 現代管理理論中，下列何者運用科學的研究與實驗方法，設計出專業分工原則？(A)泰勒　(B)費堯　(C)韋伯　(D)赫茲伯格。

解析 (C)強調層級與規章官僚組織理論，被稱為組織理論之父；(D)提出二元因素理論，發現影響工作人員滿意度的因素可分為激勵因素和維持因素。　(106專高二)

15. 醫院管理理念中，下列何者不屬於Y理論的觀點？(A)民主方式　(B)鼓勵員工參與　(C)計畫方案有彈性　(D)傾向外在控制的評值。　(106專高二)

解析 (D)屬於X理論的觀點。

16. 員工樂於工作是屬於下列何種理論？(A) J 理論　(B) X 理論　(C) Y 理論　(D) Z 理論。　(107專高一)

解析 (C)強調以人為中心的領導型態，員工天生喜歡工作，視工作績效為一種自我鼓勵、自我滿足和自我實現；(B)屬於專制主義的領導型態，認為人天生厭惡工作，並常設法逃避工作。

17. 護理部主任主張醫院應該要讓同仁感受到被尊重與重視，才會有意願改變其行為，努力達成醫院的目標，要相信人是有潛能與創造力，都希望能自我實現，提升自己的知識與技能，這個主張比較接近下列那個時期的觀點？(A)古典時期（傳統理論時期）(B)新古典時期（修正理論時期）　(C)新近時期或現代時期（系統理論時期）　(D)後現代理論時期。　(107專高一)

解析 (B)強調人性化管理。

解答：　13.B　14.A　15.D　16.C　17.B

18. 韋伯(Weber)提出「官僚體制模式」(bureaucracy model)的組織型態，關於其特徵，下列敘述何者錯誤？(A)採層級制度　(B)依專業分工　(C)依法行事　(D)重視人性化。 （107專高一）

解析 官僚體制模式的組織型態特徵包括階層體系、專業分工、法治為本、考核嚴謹和甄選晉升公平化。

19. 根據系統理論，下列何項不屬輸出(output)部分？(A)疾病史　(B)病患滿意度　(C)疼痛程度減輕　(D)合併症之預防。 （107專高一）

解析 (A)是系統理論的輸入部分。

20. 日本企業管理博士大內先生(Ouchi)在1981年提出Z理論，其理論重點的敘述，下列何者正確？(1)參與式決策 (2)快速升遷 (3)團體價值 (4)專業化歷程 (5)集體責任。(A) (1)(2)(3)　(B) (2)(3)(4)　(C) (2)(4)(5)　(D) (1)(3)(5)。 （108專高一）

解析 Z理論重點：參與式的決策、團體價值觀、主管與員工為長久關係、終身僱用、緩慢的考核與升遷、非專業化的事業歷程、集體責任。

21. 護理人員願意在工作上互相支援、互相扶持，是屬於Maslow需求理論的哪一層級？(A)生理需求　(B)安全感　(C)愛及歸屬　(D)自尊自重。 （108專高一）

22. 對於新古典理論（或稱修正理論），何者最為適切？(A) Mayo發現非正式組織的普遍存在，並且會對正式組織的領導造成影響　(B)霍桑研究(Hawthorne studies)發現組織的規章應做彈性調整才能提升工作效率　(C) Maslow需求層級理論認為只要滿足員工的高層次需求，就可以不用考慮員工的低層次需求　(D) McGregor的Y理論是在強調組織需求應該重於個人需求。 （108專高一）

23. 美國社會心理學家Douglas McGregor將組織員工歸納為兩種，而提出X理論及Y理論，請問有關Y理論的敘述，下列何者正確？(1)人都需要指導 (2)人性本善 (3)人都是不成熟的 (4)人都有工作需求 (5)是一種參與式管理。(A) (1)(2)(3)　(B) (2)(3)(4)　(C) (2)(4)(5)　(D) (1)(3)(5)。 （108專高二）

解答： 18.D　19.A　20.D　21.C　22.A　23.C

24. 有關組織理論的敘述，下列何者最適當？(A)組織是由一群人依循個人專長做事，不需有人監督或領導　(B)近代理論強調藉由設計組織結構以發揮組織效能　(C)新古典理論（或稱修正理論）強調以人性需求進行組織管理　(D)古典理論（或稱傳統理論）強調民主式參與。　（108專高二）

25. 麥克葛羅格(McGregor)提出他對人性在管理上的假設，主張人性是樂觀進取的、樂於工作，能自動自發及自我實現，此為何種理論？(A) X理論　(B) Y理論　(C) Z理論　(D)權變理論。

解析 X理論則是主張悲觀主義，天生厭惡工作，工作態度是消極與被動的，躲避責任，追求安全感。　（109專高一）

26. 某醫院護理師之月薪為38,000元，醫院大小夜班有警衛巡邏，護理師放假時會相約一起出遊。依照上述情況的說明，在馬斯洛需求層級理論中，下列何種需求尚未被提及？(A)自尊　(B)安全感　(C)愛與歸屬感　(D)生理需求。　（109專高一）

解析 (B)安全感：醫院大小夜班有警衛巡邏；(C)愛與歸屬感：護理師放假時會相約一起出遊；(D)生理需求：月薪為38,000元。

27. 護理長利用在職教育強化護理同仁之護理技能，依據Gillies的護理管理過程理論，護理長這個行為是屬於下列何者？(A)輸入　(B)轉化過程　(C)輸出　(D)回饋。　（109專高一）

28. 組織的傳統管理理論與修正管理理論的差異，下列敘述何者正確？(A)傳統管理理論是不講究科學概念的　(B)修正管理理論有受到人類行為思潮的影響　(C)兩者帶動系統理論(system theory)的研究　(D)修正管理理論較不重視績效。　（109專高二）

解析 (A)傳統理論時期是講究科學概念的，強調工作效率，注重科學概念。此時期包含：科學管理理論、管理程序理論和官僚組織理論；(B)理論修正時期是行為科學學派的主要發展期；管理重點強調人性化管理；(C)系統理論強調組織是一開放性系統；(D)修正管理理論是運用人性化管理來提升績效。

解答：　24.C　25.B　26.A　27.B　28.B

29. 針對權變理論(contingency theory)的敘述，下列何者最適當？(A)強調組織的氛圍不會受到領導者的風格影響 (B)強調組織若是處於動盪的環境，就會無法達到目標 (C)強調在調整組織的內部結構時，必須同時考慮組織的外在因素 (D)強調管理者不能針對不同的人事物，使用不同的管理方式。 (109專高二)

解析 (A)強調組織的氛圍是會受到領導者的風格影響；(B)強調組織若是處於動盪的環境，就會運用不同的方式來達到目標；(D)強調管理者能針對不同的人事物，使用不同的管理方式。

30. 某護理師剛從學校畢業進入病房工作，護理長為了幫助她盡速進入狀況，告訴她醫院提供高於市場行情之薪資以吸引護理師加入，為促進同仁間的情誼與互動，每個月固定辦理「快樂聚會」活動，對於表現優異的員工，則透過表揚與加績效點數等方式給予員工肯定。依據Maslow需要層級理論，下列何項需求在本情況中並未提及？(A)生理 (B)安全 (C)愛與所屬感 (D)自尊與尊重。 (109專高二)

解析 (A)生理：告訴她醫院提供高於市場行情之薪資以吸引護理師加入；(C)愛與所屬感：為促進同仁間的情誼與互動，每個月固定辦理「快樂聚會」活動；(D)自尊與尊重：對於表現優異的員工，則透過表揚與加績效點數等方式給予員工肯定。

31. 資訊時代，必須注意環境中有許多影響因素，務必依據情況的變化進行適度調整，才能永續經營。此論述比較接近下列哪個時期的觀點？(A)古典時期（傳統理論時期） (B)新古典時期（修正理論時期） (C)新近時期或現代時期（系統理論時期） (D)後現代理論時期。 (110專高一)

解析 (C)此時期的權變理論即可依據當時情況的變化進行適度調整作法。

解答： 29.C 30.B 31.C

32. 某護理長認為護理人員天性喜歡工作、願意學習且具有潛力，故使用激勵方式引導護理人員發揮才能。請問是採用下列哪一種管理理論？(A)麥克葛雷格(Douglas McGregor)的X理論 (B)麥克葛雷格(Douglas McGregor)的Y理論 (C)大內(William Ouchi)的Z理論 (D)費堯(Henri Fayol)的管理程序理論。 (110專高一)

解析 Y理論之理論重點：人性本善；員工天生喜歡工作，也期望從工作當中找到樂趣及心理上的滿足。

33. 您是一位應用Y理論管理的護理長，觀察到所屬員工都非常積極努力、自動自發、充滿創意，下列管理措施何者最適當？(A)給予金錢獎勵 (B)進行嚴格的監督與管理 (C)依員工特質安排具挑戰性工作 (D)強化員工的安全感。 (110專高二)

解析 (C) Y理論多用鼓勵、稱讚和獎賞來激勵員工的自我成長。

34. 根據系統理論，其運作過程的結果敘述，下列何者正確？(A)輸出量提高，輸入量不變，即可提高生產力 (B)輸出量不變，輸入量提高，即可提高生產力 (C)輸出量降低，輸入量提高，即可提高生產力 (D)輸出量提高，輸入量降低，即可降低生產力。 (110專高二)

35. 護理部主任重視護理作業標準化及適當分工，以使護理師的服務量增加及品質提升，是應用下列何種管理理論？(A)科學管理理論 (B)管理程序學派 (C)層次結構模式理論 (D)行為科學學派。 (111專高一)

36. 強調「團體價值觀與文化、員工參與式決策」，屬於下列何種管理理論？(A)權變理論 (B) Z理論 (C)系統理論 (D)管理者角色理論。 (111專高一)

解答： 32.B 33.C 34.A 35.A 36.B

37. Mayo和Roethlisberger共同主持的霍桑實驗，研究「工作條件改變與員工工作績效之間的關係」，最後所作的研究結論，下列敘述何者正確？(A)工作的物質條件對員工有極大影響力 (B)組織員工經常會對特定事實提出抱怨 (C)非正式團體對員工工作態度具控制力 (D)社會變動是組織無法抗拒的干擾因素。 （111專高二）

解析 (A)影響員工工作績效的因素不只金錢與物質，而是內在心理因素；(B)抱怨可以減少員工不滿的情緒，進而提升工作士氣；(D)組織內的社會變動可使員工遭受逆境時仍繼續合作。

38. 下列哪些管理理論被歸類行為科學學派？(1)史密斯(Smith)的L理論 (2)馬斯洛(Maslow)的需要層次理論 (3)麥克葛羅格(McGregor)的XY理論 (4)摩斯與洛斯奇(Morse and Lorsch)的權變理論。(A) (1)(2) (B) (2)(3) (C) (1)(4) (D) (3)(4)。 （112專高一）

解析 (1)(4)發展於新近發展管理理論時期。

39. 依據單位內部及外部的環境作適度工作調配，帶領團隊達成共同目標，此領導者運用下列何種領導理論？(A)特質理論 (B)情境理論 (C)權變理論 (D)偉人理論。 （112專高一）

40. 護理部指派護理長籌備新病房，其中有關訂定人員的工作說明書及職責，屬於下列何項護理管理過程？(A)規劃 (B)組織 (C)領導 (D)控制。 （112專高二）

41. 護理長舉辦護理師最佳服務票選活動，獲最高票者的名字與相片會張貼於布告欄以資鼓勵。依馬斯洛需要層級理論，此活動最可以滿足下列何種需求？(A)生理 (B)愛與歸屬 (C)安全感 (D)自尊。 （113專高一）

解析 最佳服務票選活動得獎可以提升護理師的成就感，因此屬於自尊層面的需求。

解答： 37.C 38.B 39.C 40.B 41.D

1-3 護理專業形象

1. 某病房護理師工作目標在滿足病人自我照護需求，協助生病的病人重獲正常的健康狀態。這屬哪位護理理論家所提出？(A)紐曼 (B)羅伊 (C)歐倫 (D)羅傑士。 （106專高一）
2. 急診處送來了一位被強暴的少女，引來一些民眾的圍觀，媒體記者也尾隨而到。護理師在處理過程中，下列何者錯誤？(A)提供隱蔽性、保密式的照護 (B)收集病人的言行反應及身體受傷狀況，並詳實記錄 (C)一一回答記者的問題以協助破案 (D)男性醫師給予做檢查時，應由女性護理師陪同在旁。 （106專高一）

   解析 應遵守護理倫理規則中之保密規則。

情況： 某醫院護理部主任氣急敗壞地拿著早報進辦公室，指著一則新聞報導說：「南部某縣市整條檳榔街的檳榔西施有一半竟然都穿著護理師制服。」主任主張要求護理師護士公會利用護師節邀請總統或衛生福利部部長出席勉勵護理師，並廣邀媒體報導之。請依上述情況回答下列3題。

3. 主任上述之建議是屬於下列何種建立護理專業形象之作為？(A)提升護理專業文化素養 (B)鼓勵護理師進修，培養專業能力 (C)行銷護理專業形象 (D)更正被扭曲的專業形象。 （107專高一）
4. 護理界也提出聲明，呼籲檳榔西施勿穿護理師制服，這項建議是屬於下列何種護理專業形象建立之作為？(A)提升護理專業文化素養 (B)鼓勵護理師進修，培養專業能力 (C)行銷護理專業形象 (D)更正被扭曲的專業形象。 （107專高一）
5. 護理師每6年須接受一定時數的繼續教育才可以辦理執照更新，這是屬於下列何種護理專業形象建立之作為？(A)提升護理專業文化素養 (B)鼓勵護理師進修，培養專業能力 (C)行銷護理專業形象 (D)更正被扭曲的專業形象。 （107專高一）

解答： 1.C 2.C 3.C 4.D 5.B

6. 護理師將證照租借給不具護理師資格者使用，處罰方式為：(A)廢止其護理師證書 (B)一萬元以上二萬元以下罰鍰 (C)二萬元以上十萬元以下罰鍰 (D)十萬元以上罰鍰。 (107專高二)

解析 護理人員法第 30-1 條規定。

7. 依據2016年10月衛生福利部公告之「醫事人員執業登記及繼續教育辦法」，下列規定何者正確？(A)每6年應接受150點以上繼續教育課程積分 (B)護理師證書取得5年內首次執業，須於前一年完成至少25點積分課程 (C)護理人員法規定沒有依期限完成換證，罰則是處罰聘僱機構 (D)繼續教育課程積分必須包含專業課程、專業品質、專業倫理及專業相關法規。 (107專高二)

解析 (A)每6年應接受120點以上繼續教育課程積分；(B)護理師證書取得逾5年內首次執業，須於前一年完成至少20點積分（六分之一）課程；(C)護理人員法規定沒有依期限完成換證，罰則是處罰護理人員。

8. 下列何項行為對於護理專業形象會產生不良影響？(A)護理師於非執勤時間對路倒或需要緊急救助民眾提供適當照護服務 (B)護理師積極參與國際護理專業相關活動，以彰顯本國護理專業之價值與成果 (C)護理師將所服務之病人臉部傷口相片放置於個人臉書上 (D)護理師積極參與院內推廣病人安全以及建立安全文化之活動。 (108專高二)

解答： 6.A 7.D 8.C

1-4 護理倫理

1. 醫院將感染性廢棄物交由專業垃圾公司處理，以降低所有人員之感染機率，是屬下列何種倫理考量？(A)自主原則(autonomy) (B)有利原則(beneficence) (C)不傷害原則(nonmaleficence) (D)公正原則(justice)。 (96專高一)

解答： 1.C

2. 病人有無法治癒的疾病，在意識清醒下，決定不使用任何醫療措施來延長生命，以自然的生命過程死亡，以上是符合生命醫學倫理的哪一原則？(A)不傷害原則　(B)公平原則　(C)誠實原則　(D)正義原則。　(97專高一)

3. 病人於手術前填寫手術同意志願書，是屬下列何種倫理原則？(A)行善　(B)自主　(C)不傷害　(D)公平。　(99專高一)

4. 醫院依照掛號順序給病人看診，此種情形符合護理倫理的哪一個基本原則？(A)自主原則　(B)不傷害原則　(C)行善原則　(D)公平原則。　(99專高二)

5. 病人預約掛號為80號，但早上開診時，即要求馬上看病，此違反下列何項倫理原則？(A)自主　(B)行善　(C)不傷害　(D)公平。

解析 醫療資源需公平分配，門診看診應依掛號號序看診。　(100專高二)

6. 有關護理倫理之敘述，下列何者錯誤？(A)照護病人時，應運用護理倫理原則以從事最適當的護理活動　(B)護理師得以拒絕照顧愛滋病病人　(C)倫理原則包括自主原則、不傷害原則、施益原則及公平原則　(D)在知情同意下，執行護理措施而造成病人傷害時仍屬合法道德的作為。　(100專高二)

解析 臺灣護理學會「護理倫理規範內容」：公平的應用資源，不因服務對象的社經地位或個人好惡而有不一致的服務。

7. 執行臨床研究實驗時，告知病患研究目的，並取得其同意，此為符合下列何項倫理原則？(A)自主(autonomy)　(B)行善(beneficence)　(C)正義(justice)　(D)不傷害(non-maleficence)。

解析 執行臨床研究實驗時，告知病患研究目的並取得其同意，是專重病患自己做決定的權利，為自主原則。　(101專高二)

8. 護理人員法施行細則所定的護理機構負責人應具備下列的資格及條件，何者除外？(A)資深護理人員　(B)具備從事臨床護理工作護士7年以上　(C)護理師資格登記執業從事臨床護理工作年資4年以上　(D)具有專科護理師執照。　(101專高二)

解答：　2.A　3.B　4.D　5.D　6.B　7.A　8.D

解析 護理人員法施行細則第11條指出：「護理機構負責資深護理人員之資格條件，應具備從事臨床護理工作年資7年以上，或以護理師資格登記執業從事臨床護理工作年資4年以上」。

9. 病患在接受侵入性檢查前需填寫同意志願書並簽名，此符合下列何項倫理原則？(A)行善原則 (B)不傷害原則 (C)公平原則 (D)自主原則。 (102專高二)

10. 根據護理人員法，護理人員在執行護理業務時下列何項不是獨立性護理措施？(A)健康問題之護理評估 (B)預防保健之護理措施 (C)護理指導及諮詢 (D)醫療輔助行為。 (103專高二)

解析 護理人員法第24條護理人員之業務如下：健康問題之護理評估、預防保健之護理措施、護理指導及諮詢（獨立性護理功能）；醫療輔助行為（非獨立性護理功能）。

11. 內科病房某護理師已懷孕3個月，依據性別工作平等法，下列敘述何者錯誤？(A)雇主於女性受僱者分娩前後，應使其停止工作，給予產假8星期；妊娠3個月以上流產者，應使其停止工作，給予產假4星期 (B)受僱者於其配偶分娩時，雇主應給予陪產假3日；陪產假期間工資照給 (C)受僱者任職滿一年後，於每一子女滿3歲前，得申請育嬰留職停薪，期間至該子女滿三歲止，但不得逾2年 (D)子女未滿一歲須受僱者親自哺乳者，雇主應每日另給哺乳時間一次，每次以10分鐘為限。 (103專高二)

解析 性別工作平等法第18條：子女未滿一歲須受僱者親自哺乳者，除規定之休息時間外，雇主應每日另給哺乳時間二次，每次以30分鐘為度。前項哺乳時間，視為工作時間。

12. 在接受化學治療之前，醫師會考量病人治療之最大利益，此符合下列何項倫理原則？(A)自主原則 (B)行善原則 (C)不傷害原則 (D)公平原則。 (105專高一)

解答： 9.D 10.D 11.BCD 12.B

13. 某醫院產科病房護理長應邀嬰兒奶粉代言，常見她身著護理師制服出現在電視和平面媒體上推薦產品。下列敘述何者正確？(A)不違法，但違背護理專業倫理 (B)觸犯護理人員法，應處以罰鍰 (C)有助護理形象行銷，值得鼓勵 (D)違反消費者保護法，應予檢舉。 (111專高一)

14. 下列何種情形可再發給護理執業執照？(A)曾經販賣毒品，並且經過判刑確定者 (B)執業6年，且完成繼續教育時數120點 (C)經主管機關認定身心狀況不能執業者 (D)因特殊事件，被廢止護理人員證書者。 (111專高一)

15. 護理機構僱用非護理科系畢業人員執行護理業務，依護理人員法第29條規定，下列懲處何者正確？(A)機構負責人須接受輔導教育40小時 (B)新臺幣二萬元以上十萬元以下罰鍰 (C)永久廢止該護理機構之開業執照 (D)吊扣機構負責人護理人員證書二年。

解析 依護理人員法第29條，雇用未具資格者執行護理業務、從事有傷風化或危害人體等不正當業務、超收費用不退還、受停業處分而不停業，以上四項處新臺幣二萬元以上十萬元以下罰鍰；其情節重大者，並得廢止其開業執照。 (111專高二)

解答： 13.A 14.B 15.B

1-5 護理專業團體

1. 我國現有的專業護理組織中，何者要求入會者需具有碩士學位或講師資格或護理長以上職位？(A)護理學會 (B)護理師護士公會 (C)榮譽護理學會 (D)腫瘤護理學會。 (92專高)

2. 下列描述哪一項不屬於臺灣護理學會的工作任務？(A)護理業務糾紛之調處事項 (B)推動各種護理學術之研究與發展 (C)探討護理教育與護理業務之改進意見 (D)加強國內外護理相關組織間之聯繫交流與合作。 (93專高)

解析 (A)為護理師護士公會的任務。

解答： 1.C 2.A

1-6 護理行政管理的未來趨勢

1. 未來護理行政的趨勢，下列何者錯誤？(A)人員專業化 (B)考評專制化 (C)管理企業化 (D)管理人性化。 （96專高一）
2. 未來護理行政的趨勢，下列何者正確？(1)人員專業化 (2)考評專制化 (3)管理企業化 (4)文書處理人工化 (5)研究多元化。(A)(2)(4)(5) (B)(3)(4)(5) (C)(1)(2)(4) (D)(1)(3)(5)。（103專高二）

解答： 1.B 2.D

MEMO

CHAPTER 02

規　劃

出題率：♥♥♥

- 規　劃
  - 規劃的基本概念
  - SWOT 分析法
  - 規劃的步驟
  - 規劃的策略
- 目標管理
  - 目標管理的目的
  - 目標管理四要素
  - 目標書寫時的原則
  - 目標管理的成效
- 決　策
  - 決策的基本概念
  - 決策模式
  - 影響決策的因素
  - 輔助決策的方法
  - 評值決策的標準
  - 決策的策略
  - 決策陷阱與決策者能力
- 時間管理
  - 時間管理的經驗法則－「墨菲定律」
  - 時間浪費的主要因素
  - 時間管理的技巧
  - 時間管理的計畫
  - 時間自我管理的策略
  - 進行成功會議的原則
- 預　算
  - 預算的目的
  - 常見護理部預算編列的項目
  - 預算的內容
  - 預算的形式
- 成本控制
  - 成本的定義
  - 成本控制的意義
  - 成本的種類
  - 護理成本控制的方法
- 損益平衡
  - 損益平衡點
  - 損益平衡分析的意義
  - 損益平衡應用於傳統成本會計
  - 損益平衡的公式

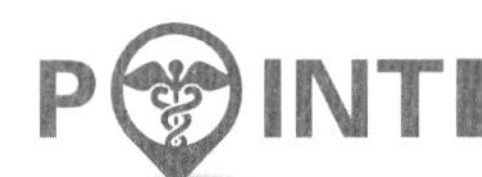

重點彙整

2-1 規劃(Planning)

一、規劃的基本概念

(一) 規劃的意義

規劃是管理功能的第一步，是一種深思熟慮的過程，基於事實和訊息，經過慎重的思考與評估，訂出目標及評估如何達成目標的過程，此乃是達到預定目標的合理途徑，其核心觀念即是「決策」。規劃和計畫(plan)是不同的，**計畫是規劃的結果所產生的行動方針或工作建議等**，良好的計畫是藉由有效的規劃程序而產生的。

(二) 規劃的目的

1. **設立明確目標**：能清楚的提供各階層主管依循的方向，並**提供部屬工作時努力的指標**，使組織成員能重視整個組織的目標。例如：**護理部公告每位 N2 升 N3 之護理人員必須每年寫一篇個案報告**。
2. **降低不確定的程度**：管理者能夠有系統的評估外界的改變；意即能明確的指出組織未來經營的方向與發展，減少環境變化所造成的衝擊以增加危機處理能力。
3. **增加效率及效果**：先經過妥善評估與審慎思考完成的計畫，能**減少執行時重複和多餘的行動**，並可有效運用資源以增加效率、降低風險。
4. **作為控制績效的基礎**：有效的規劃能透過目標管理，作為一評值基礎，可藉此了解實際執行狀況，並發揮控制績效的功能。

(三) 規劃的特性

1. 具體性：規劃的目標須具體可行，盡量能以數字測量表示出來為佳。
2. **繼續性**：短、中和長程的發展目標須有連貫性，以達到組織發展的目標。
3. **時間性：計畫須訂立明確的時程**，以掌握預定進度並定期檢討改進，方能達到預期的目標。例如：**150 床社區醫院規劃之目標訂為「提升護理人員之服務滿意度達 85%以上」即缺乏明確的達成時限**。
4. **可行性：必須考慮執行的困難度**，例如所需費用，必須是醫院可以負擔的範圍或在預算之內等，需將各種條件作一通盤的思考解決對策；例如：**150 床社區醫院所規劃「一年至少有 5 篇 SCI 之論文發表」**。
5. 整體性：醫院的整體目標與各部門的目標，甚至與個人目標，皆須能相互配合以達成共識。
6. 普遍性：也稱為適應性。意指計畫的考慮必須是符合大多數人利益，而不只是滿足少數人需求。
7. **合理性**：規劃需以理性為取向，基於理性客觀的事實加以評估，然後做決定。

(四) 規劃的內容

規劃的內容可簡單以 5W 及 1H（或稱 6W）來表示。

1. What：要做什麼？欲採用何種行動以達目標？
2. Why：為何要採取這些行動？
3. When：何時完成這些行動？

4. Where：在何處或由哪一個部門完成這些行動？

5. Who：將由何人負責執行？督導？

6. How：如何實施這些規劃行動？

(五) 規劃的範圍與分類

規劃的範圍相當廣泛，包括：**願景、價值觀、理念及使命，目標管理，生涯規劃，時間管理，各種護理標準之建立與評值等**。以護理主管而言，常須面對的規劃範圍包括：**人力資源**的規劃，如人員的在職教育、工作職責與考核等；**生產**方面的規劃，如設備更新與成本效益、減少病人住院天數及服務品質提升等；**預算**規劃，如資產消費及營運；以及在**研究發展**方面的規劃；而不同職責等級的護理主管在各層面的規劃範圍內所需完成的規劃種類也有所不同。規劃基礎上可以依時間及性質的不同，概分為下列數種（詳見表 2-1）。

表 2-1 規劃的分類

種類	時間	性質	規劃者
長程規劃： 屬方向性規劃 具彈性	5 年以上	**策略性規劃**：任務、組織目標、策略、政策、**整體性**	**高階主管**，如院長、護理部主任等
中程規劃	1~5 年	**戰略性規劃**：各部門之目標	**中階主管**，如護理部督導
短程規劃： 屬特定性規劃 不具彈性	1 年以下	**營運性／執行性規劃：作業規劃及程序**	**低階主管**，如**單位護理長**

二、SWOT 分析法

於策略性規劃時，對於醫院內、外在環境的評估，**可以運用「SWOT 分析法」作為評估的方向：**

1. S (strength)**優勢**：本院之長處為何？
2. W (weakness)**劣勢**：本院之短處為何？
3. O (opportunity)**機會**：市場環境之機會為何？
4. T (threatening)**威脅**：有何外在威脅？

三、規劃的步驟

首先需要了解組織的經營理念與宗旨，確認組織的使命與目標，整體的規劃須與其發展方向相符合。

1. **評估：**
   (1) **收集相關的資料**，加以整理、分析及研究，以**確立問題**。常用**特性要因圖**（又稱**魚骨圖**）分析。策略性規劃(strategic planning)可用 SWOT 分析。
   (2) 闕其曼(Churchman) 1968 年提出評估系統應考慮下列五個因素：**目標及成果測量，環境，其存有的限制、資源、活動方式，目標及成果測量的次系統以及欲採取之措施方案**。
2. **設定目標**：目標設定要**明確具體**，如降低感染性垃圾量 50 公斤。
3. **擬訂可行方案**：列舉所有可能達到目標的行動方案→評估各種可行方案→選定方案。

   提供護理服務時訂定優先次序的標準：
   (1) **對生命有威脅，並且對個人、家庭或社區有重大影響者**。
   (2) 對個人、家庭或社區有破壞性改變之威脅者。

(3) 影響個人、家庭或社區的正常發展者。

4. **執行**：依照時間與重要性依序執行。

5. **評值**：評價、管制及監督為一種進行性及持續不斷的過程，可指引修正原計畫，應付改變或未知的情況，以完成目標。

四、規劃的策略

1. 親身觀察。

2. **甘特圖**(Gantt chart)：甘特圖是一頗有用的**規劃和控制的技術**，其基本概念是**將一段時間內的工作進度，以圖表示之**。圖中的**垂直實線**，表示各操作**需要的時間**，**水平虛線表示進度**。

3. **魚骨圖**：又稱為特性要因圖，**以圖表的方式表達結果與原因的關係**。多**用於分析造成問題的各種可能因素**，可用腦力激盪之方式，再以大因素推演出一些細小的原因，有系統的分析可能的原因，以解決問題。首先列出問題點，由此推演，分析該問題。

4. **計畫評核術**(program evaluation and review technique, PERT)：**主要用於測量護理服務品質**。為一種有關時間及事件之網路圖，將整個結構分類解析，先把一個最終目標細分成一系列的次目標，再建立一個達到每個次目標所必須的活動或事件的作業網，下一個步驟是確定各種活動和整個過程的估計需要時間。在應用時，要不斷地觀察進行的狀況，並且找出有問題之處，以便及早修正。

2-2 目標管理(Management by Objective, MBO)

目標管理是一種以**結果為導向**的系統管理方法，將此方法運用到人事管理上，**由主管運用讓部屬共同參與的方式，共同制定目標，再由部屬自我控制進度並評價執行成果，故此為參與式的**

管理方式。把權限與責任分授給各級主管，**以組織的策略由上開始層層下傳以發展出各階層及個人的目標，以確保各階層人員努力的方向一致**。如：今年度**某病房的院內感染率設定在 5%以下**，或跌倒發生率希望降至 2%以下，即為此管理觀念的運用。於目標管理評價時，**評價者與屬員**都應做行為評價，以職務說明及標準為根據。

目標管理之程序為：

1. **目標設定**：首先需設定目標。
2. **行動規劃**：規劃需執行的行動步驟。
3. **自我控制**：依照規劃的完成時程（如甘特圖）作自我要求，以達成工作目標。
4. **定期檢討**：主管和部屬需定期檢討是否有需改進或修改之處，以及時補救規劃的缺失。

一、目標管理的目的

目標管理的目的，除了能讓員工知道**清楚的目標**，以利業務執行；且能**讓員工參與決策**，以**提高員工對組織目標的接受度**而產生激勵作用。最後，藉由目標管理則能將組織目標轉換成可衡量的**工作評值績效指標**，並定期加以評估；以達到控制成果，**改善員工生產力**的目的。

二、目標管理四要素

1. **目標特定性：為首要的基本要素。目標的制定不能只有簡要的說明，必須轉換成可衡量之具體目標**。工作人員才能了解組織的目標，並努力達成。
2. **參與決策：由主管與部屬共同設定目標**。

3. **明確的期間**：每一設定的目標皆有其必須達成的期限。
4. **績效的回饋**：在執行目標的過程中，**主管定期評估**、給予回饋，使部屬對績效有所了解，並可加以修正。**員工可隨時將意見反應給主管**。

三、目標書寫時的原則

做目標管理和**時間管理**時，皆可參考 SMART 原則設定目標：

S：specific 要確定目標，有具體性。

M：measurable 目標必須可以測量的。

A：achievable 目標要可達成的。

R：reasonable 合理的。

T：time bound 時效性的。

故目標書寫時的原則如下：

1. **具體性**：每項目標在書寫時，**應清楚地描述可供觀察的行為**。
2. 挑戰性：每項目標應具適當之困難度，以激發員工去處理此挑戰，但注意須在員工可達成的能力範圍內。
3. **可量化：每項目標應盡可能予以量化**。
4. **時間性：目標要有階段性，每項目標都應訂出完成的期限**。
5. **共同認可：每項目標之訂定，皆應是工作人員與督導人員共同認可的**。
6. 標準建立：每項目標皆應建立標準，以作為目標達成之依據。
7. 配合度：每項目標必須與其他單位相互配合。

四、目標管理的成效

1. 達成好的規劃功能。
2. 部屬共同參與目標的設立，易於發掘人才。
3. 加強控制的功能。
4. 促使工作人員能自我成長。
5. 提高工作士氣。

2-3 決　策

一、決策的基本概念

(一) 決策的意義

1. 指在**解決問題和執行策略時，對相關聯的所有事物皆具備一定的理解認知，並經過判斷分析後做出抉擇的審慎之處理過程**，決策的最終結果是在數項方案中擇一最適者行之。
2. 指為達成既定目標，針對問題選擇一最佳判斷及抉擇的合理過程。故於決策制定過程的策略階段即是指決策者個人或組織未來欲達到的目標或期望。
3. 是管理者於**執行規劃、組織、人員管理、領導與控制等任務時之核心工作**，意即**每一項管理實務中都含有決策**，故決策乃所有領導管理功能中最重要之一環。

(二) 決策的程序

1. **確立問題：必須先意識到問題的存在**，才能確立問題。
2. **訂定決策準則**與目標。
3. **列舉可行方案**。

4. **分析各種方案的利弊。**

5. **選擇解決方案：為最困難的步驟。**

6. 決策的執行。

7. 評值。

二、決策模式

(一) 佛魯姆及耶頓的決策模式

由佛魯姆(Vroom)及耶頓(Yetton)發展的決策模式，是依領導型態及問題特質而設計，以作為有效的決策指引。決策類型與決策規則如下（表 2-2 及 2-3）。

1. 決策類型：

表 2-2 佛魯姆及耶頓的決策類型

分類	類型	說明
獨裁決策	獨裁 I 型	管理者根據當時所獲得的資訊自行做決定
	獨裁 II 型	管理者自己缺乏有效訊息，而從部屬處取得所需的情報後自己做決定
諮商決策	**諮商 I 型**	**管理者以一對一之方式逐一與部屬討論，獲得其意見後自行做決定**
	諮商 II 型	**管理者與部屬團體商討，取其整體意見後自行做決定**
團體決策	團體 II 型	管理者與部屬共同商量解決問題的方案，並加以評估其可行性，最後達成一致的決策，故決策是團體成員所認同及決定的，例如**委員會**、**記名式團體過程**、**模稜兩可式等**。此決策模式下部屬可完全參與，但卻是最費時的決策過程

2. 決策規則：

表 2-3 決策規則

狀態	條件	適用
決策品質直接影響組織目標的達成	管理者缺乏訊息和技巧	獨裁 II 型、諮商 I 型 諮商 II 型、團體 II 型
	管理者缺乏決策技能資訊，且問題為非結構性問題	諮商 II 型、團體 II 型
	部屬缺乏對組織目標的認同	獨裁 I 型、獨裁 II 型 諮商 I 型、諮商 II 型
部屬對決策的認同影響決策執行	主管自行決定的辦法無法完全得到部屬的支持	諮商 I 型、諮商 II 型 團體 II 型
部屬對決策的接受度影響組織目標	部屬對最後決定會反對到底	諮商 II 型、團體 II 型
部屬對決策的接受度影響決策執行	部屬不認同管理者自行決定的決策結果	團體 II 型

(二) 社會和人性的模式

康威(Conway)和安德斯基(Andruskiw)於 1982 年將護理行政理論實際運用於決策程序上，制定出社會和人性的模式(socio-humanistic model)。此模式乃是以系統分析方式來突顯模式的特質，目的在協助護理行政者易於操作決策過程。

(三) 沙力文及戴克的決策類型

由沙力文及戴克(Sullivan & Decker, 2000)所提出的決策類型有三種，詳見表 2-4。

表 2-4 沙力文及戴克的決策類型

類型	說明	舉例
例行性決策 (routine decision)	一般性、常見的、清楚疑難所在的問題皆可用此方式解決	已規定的事件處理方式，如病人跌倒要填意外事件報告單
適應性決策 (adaptive decision)	對於部分的問題是已知的，不是完全了解狀況時，處理方式通常與慣例不同，但通常只需稍加變通即可	如和放射科人員發生爭執，護理長依據先前類似的成功經驗，作為此次的處理策略
創新式決策 (innovation decision)	當問題很特殊且曖昧不明時，則需採用具有創新的解決方式	如醫療保健制度實施後，為配合新制度的成本預算，護理人員需重新設計護理措施，以因應制度的改變

(四) 資訊與決策關係

管理者運用資訊辨識正確的問題或方法，然後作出產生行動的決定。如果資訊充分，管理者充分了解「發生什麼事？」、「為什麼發生？」、「如何解決？」、「成效如何？」，他們就能確認解決問題的目標、手段和結果，進而充分掌握決策情境。依據情境資訊的掌握程度，管理者所做的決策可分為下列四種：

1. 確定性決策：管理者有完全充分的情境資訊，充分了解問題，知道解決問題的目標和手段，並確知會發生的結果。例如**每位接觸病人之工作人員均須正確洗手，必然會減少交互感染的機率**。

2. 不確定性決策：管理者知道解決問題的目標和手段，但不知道結果，不知道何種結果「可能」發生。

3. 風險性決策：管理者知道解決問題的目標和手段，也知道各種可能結果，但不知道何種結果確定會發生，只知道某一種結果比另一種結果「較可能」發生，此種可能性能用機率表示。
4. 情境混淆決策：管理者有完全缺乏情境的資訊，他不清楚問題，對解決問題的目標只有模糊概念，不知道完成目標的手段，也不知道結果會如何。

三、影響決策的因素

1. **資訊超載**(information overload)：大量的資訊輸入，遠超過決策者有效的運作範圍。
2. 決策衝突(decision conflict)：是指對一決策方案同時持有相對的接受或反對的想法，這使得決策者在決策過程中躊躇不定，有極大的心理衝突和壓力。
3. 不確定性與危機(uncertainty and crisis)：不確定性是因為缺乏對行動結果的認知；而危機則是決策者有認知，但是缺乏對行動結果的控制。
4. 決策者的特質(personality of decision maker)：包括自信心、自尊心、判斷力、創造力及批判性思考的能力等特質。

四、輔助決策的方法

1. 決策樹(decision tree)：是一種數學方法，其以樹枝狀的交叉與分枝來計算決策結果的機率。
2. 特性要因圖（或稱魚骨圖(fish bone)）：將所有可能選擇的方案皆畫在圖上，最後再做決策，此可清楚的看出所有的意見。
3. **記名式團體過程**(nominal group process)：使團體成員在無壓力的情境下，確認組織目標的優先順序並做排列，以作為決策的方法。例如**利用** Line **群組**討論問題的最佳方案。

4. **腦力激盪法**(brainstorming)：指在短時間內，讓團體成員藉著互動和刺激，促使其產生**自由聯想**(free association)，以發展出一些新點子。**此為非量性的決策工具**。

5. 玻璃魚缸式(fish bowl)：此方式可確保決策品質，乃是利用完全透明及公開的方式傾聽團體中每一位成員的意見與看法，成員集合成圓形圍坐，發表意見時必須要坐到中央的座位，確定團體成員均明瞭其看法後始可離座。此方式可避免團體決策的重複、交叉或無關緊要的討論。

6. **德菲法**(Delphi method)：**又稱模稜兩可式，此方式用在決策者不曾與團體成員面對面，而利用整個多循環式的決策過程**(multi-cycle decision process)；採用匿名問卷之方式多次來回統合及分析成員對組織的目標，**將團體決策的結果做為選擇可行方案的參考**，直到大多數組織成員均贊同未來組織目標為止。

7. **直覺式決策**(Intuitive decision-making)：指決策者倚靠過去經驗與潛意識所做的決策。其**藉由不斷的練習，累積培養出直覺的能力來做決策**。

五、評值決策的標準

1. 效率標準：是否有效的利用人力、物力、財力。
2. 效果標準：目標是否有效的達成。
3. 速度標準：是否按規劃的時間執行完成。

六、決策的策略

護理主管在面對各種問題時，經由一連串完整的決策過程，而得到的最終結果，即是決策之策略－意即選擇出一個適合的解決處理方案來加以執行。常見的策略類型可概分為下列數種，詳見表 2-5。

表 2-5 策略類型

策略	說明
樂觀性策略 (optimizing strategy)	即充分發揮型策略，指決策者須確認所採取的決策行動可能會造成現實狀況的改變及其所產生的影響與結果，並能預測每種結果發生的可能性
滿意性策略 (satisfying strategy)	**指管理者在找尋優勢的情況下，所能採取的足夠應付最低標準之解決策略**
機會性策略 (opportunistic strategy)	此多屬權力為導向的管理者(power-oriented manager)，於現實情況中確認組織的問題，將其具體化，並提出適當的解決方法，由此藉以擴充其個人職權及社交的權利
不變應萬變型策略 (do-nothing strategy)	即按兵不動型策略。指在危機或衝突已消失或解決之後，等到情況穩定時，再對現實情況詳加分析，並採取行動策略
解決界定危機性策略 (strategy of solving for the critical limiting factor)	指在多種潛在影響因素的情境中，界定真正阻斷成功的危機因素，並去除危機因素的策略
最大極限式策略 (maximum strategy)	是一種樂觀性的決策法(optimistic decision approach)，指在最好的自然狀態(the state of nature)時段內執行決策行動，並達到預期最有利的結果

表 2-5 策略類型（續）

策略	說明
最小極限式策略 (minimum strategy)	是一種悲觀性的決策法(pessimistic decision approach)，指管理者已預測無論採取任何行動所得到的結果都很糟糕，所以只能在不利之情境中，選擇危害最小的決策行動
最少缺憾式策略 (the strategy of miniregret)	即中庸型策略，是一種最不具挑戰性的方法，即決策行動是自最好或最壞的決策中選擇其一較中庸的方式，其預期結果介於中等程度的決策方案
預先警戒式策略 (the precautionary strategy)	此方式適用於面臨零界衝突(zero-sum conflict)，且所爭議的雙方都有得失的時候；目的在能夠預先警戒並適當地調節個人的行為方向
進化式策略 (the evolutionary strategy)	在執行巨大的改變時，成員較難適應及接受，故不適合在短時間內做非常大的變動（此乃所謂革命性策略(revolutionary strategy)），因此，管理者可採用漸進方式將改變的想法灌輸給團體中具影響力的領導人，使他們將這些想法正確的傳達給其他同仁，以達到改變的最終目的
多變性策略 (the chameleon strategy)	指在決策的運作中所制定的管理體制之基本決策，在不同情況下可以有不同之解釋，意即此決策具有周全性及廣效性

七、決策陷阱與決策者能力

「決策技巧」在決策者而言是相當重要的能力指標，然而決策者本身的經驗、理念及認知等，都可能影響其決策的效能；因此一個良好的決策者必須具備**統觀**、**洞察**以及**變通**的能力，才能避免在決策時落入下列的決策陷阱中：

1. 貿然投入(plunging in)。
2. 框架的盲點(frame blindness)。
3. 缺乏框架的限制(lack of frame control)。
4. 過度自信的判斷(overconfidence in your judgment)。
5. 短視的抄小路(shortsighted shortcuts)。
6. 輕舉妄動(shooting from the hip)。
7. 群體的失敗(group failure)。
8. 自己被預測的後果所愚弄(fooling yourself about feedback)。
9. 未做追蹤(not keeping track)。
10. 決策過程之審核失誤(failure to audit your decision process)。

2-4 時間管理

任何一個活動事件都需要時間，所以時間管理就是把任何事件做管理，我們不能管理時間，只能管理活動事件。

一、時間管理的經驗法則－「墨菲定律」

1. 任何事都不像其表面看到的那麼簡單。
2. 每件事做起來通常都會比想像中來得耗時。

3. 有些時候，某些事情的出錯是難免的。

4. 工作永遠做不完，時間永遠不足夠。

二、時間浪費的主要因素

造成時間流失或浪費的原因有很多，除了與個人身、心、社會等因素有關外，習慣和使用時間的能力等也會影響個人使用時間的效能，具體造成時間浪費的內、外在因素詳見表 2-6。

表 2-6 時間浪費的因素

外在因素	內在因素
1. **電話阻擾**	1. **拖延的習慣**，延遲期限內應完成的工作
2. 社交應酬太多	2. **計畫不周全**
3. 會議太多	3. **未訂定目標及方針**
4. 資訊不足	4. 方針的訂定不當
5. **文書工作繁雜**	5. 注意力分散，如看手機、電腦等
6. 缺乏回饋	6. **不知如何拒絕**
7. **政策與程序說明不清**	7. 依賴性強
8. **工作團隊能力不足**	8. 猶豫不決
9. 文件檔案系統不良	9. **無法做決定**
10. 溝通不良	10. 未能充分授權
11. 不速之客	11. 缺乏專業知識與技能
	12. **缺乏組織能力**，想到什麼就做什麼
	13. 能力不足

三、時間管理的技巧

1. 建立時間管理的正確觀念：時間分享，整批處理，即刻處理，以有效的使用一天。
2. 不斷找尋捷徑，以求節省時間。
3. 決定事情是否值得做或應該做，且避免事必躬親：做所當做，授所當授。
4. 於 20 世紀初由義大利經濟學者柏拉圖(Pareto)提出，又稱**柏拉圖原理**(Pareto principle)（圖 2-1），亦即「80/20 目標設定準則」，他指出在任何特定群體中，重要的因數通常只占少數，而不重要的因數則占多數，因此只要能控制具有重要性的少數因數即能控制全局，亦即**將時間花在 20%重要的少數問題上，來獲得 80%的成效，時間管理的精髓是要找出關鍵所在**。
5. 各項工作皆應在適宜的時間，適當的地點處理。
6. 透過時間分析，修正時間使用的方法。
7. **時間管理是有效管理的基礎，減少非生產性工作所占用的時間，並提升工作效率和工作成就**。

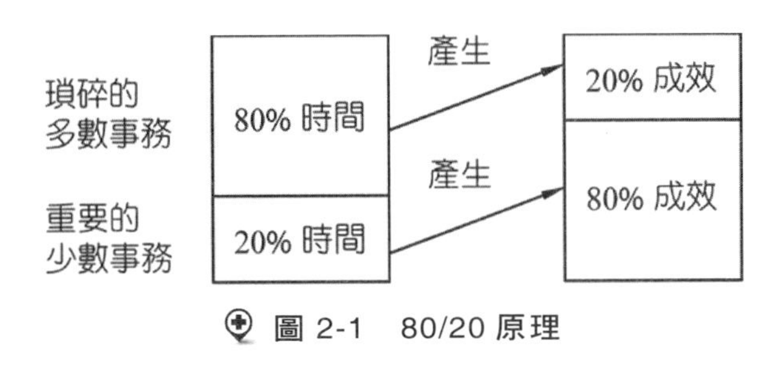

圖 2-1　80/20 原理

四、時間管理的計畫

1. 訂定目標：規劃時依長中短期的各項目標進行。

2. 列出事件的**優先順序**：事件類別依其時間的急迫性和事情的重要性，依序可歸類為：(1)急且重要（立即去做）；(2)急，但不重要（可叫人去做）；(3)重要，但不急（稍後去做）；(4)不重要且不急（可以不做）（表 2-7）。
3. 擬訂時間表，**可預留每日「黃金時段」（即精神體力最佳的時段）來處理一天中最不愉快或最困難的工作**。

表 2-7 以重要性來分，排列事件優先順序

	急迫的事	不急迫的事
重要的事	1	2
不重要的事	3	4

五、時間自我管理的策略

1. 了解及執行充分授權。
2. 減少無建設性的會議，**控制**及盡量縮短必須性會議的時間。
3. 以**「甘特圖」來計畫和監督工作時數**。
4. 學會拒絕的藝術。
5. 避免落入「時間陷阱」，常見的「時間陷阱」包括：
   (1) **活動輪迴**：即忙碌於**漫無目的的活動**。
   (2) **拖延**的慣性。
   (3) 突來的訪客、響個不停的電話等干擾。

六、進行成功會議的原則

1. **需確認開會成員為關鍵人物或有關人員**。
2. **開會前讓每個參與開會的人知道會議的目的、時間、地點、議程、討論議題等**。

3. **重要性高的議題宜排在會議前面**。
4. **需費時討論的議題宜排在會議後面**。
5. **不必等待遲到者**，因為不知道遲到者何時會到。
6. 任何會議**不宜超過 90 分鐘**，會前應說明散會時間。

2-5 預算(Budget)

預算是估算在未來一段時間內**支出或收入的預定計畫**，亦可稱為財務收支計畫。預算能確認人力、物力、財務等資源的種類，並對其應用加以規劃，以協助護理病人目標的達成。

1. **編列預算**(budgeting)：**指於一特定的時段內，將有限的資源適當分配給預期的或計畫中的各項活動，以數字表示**。其內容主要包括：薪資、資產消費和營運消費。單位主管在編制預算時，除應**了解各類預算內容**外，更應知道**單位之作業收入、成本總額及損益，而不應超編預算**，以期能達最大成本效益。
2. 計畫(program)：乃是一系列的活動，其功能組合在一起可幫助達成某些期望的目標，每項計畫應包含下列四種費用：
   (1) 過去的費用：過去一個預算週期所耗去的費用。
   (2) 被允許的費用：被主管所授權可運用的費用。
   (3) 申請的費用：營運者對下一預算週期所提出的補助費用。
   (4) 預測的費用：營運者對主管提出未來 1~5 年之成本預測。
3. 財物控制(financial control)：是營運管理者針對高層主管所特定的財務計畫和政策執行的過程。執行者應對有限資源做最具效能之分配，使浪費降至最低。

4. 成本和費用(costs and expenditures)：
   (1) 成本：是為了達到目標所需的支出。
   (2) 耗用成本：在所需的支出中，可以在當期即獲得相對利益的，如薪資、租金等費用稱之。
   (3) **遞減成本**：有些支出可待以後各年度內陸續回收利益者，如**原料**、機器等稱之。
5. 成本中心(cost center)：機構中最小的活動區域，用以做為成本計算之單元，如護理部的預算，是以一個病房為一個成本中心，每個成本中心由一位管理者負責每日各項活動的運作，並控制其單位成本。
6. 成本效益分析(cost benefit analysis)：某些活動的支出或許能增加利益，但有些活動卻是成本大於利益的；在已知成本金額，而欲與之比較的標準成本金額卻很難衡量時，運用成本效益分析可將各種相同花費的活動所衍生之相關利益表達出來，以幫助管理者判定組織的花費所產生之利益，是否大於基金的投資成本。

一、預算的目的

從預算的定義就可知，是收入與支出的計畫，預算的基本目的，即是對有限的財物及非財物的資源，能**提供財務管理**的功能。除此之外，透過年度預算的編列，不僅能確認各員工須完成的任務，亦可使組織上下對機構的目標、政策、計畫及成果充分了解，使組織內的每個人可依共同的目標各司其職，達到完整**溝通**與妥善**規劃**的目的，編列預算需作部門間之協調溝通。由於預算的具體可測量且須分權編列等特性，使得管理者可以藉由預算於**決策的參考基礎**，來進一步**協調組織及部門共同建立一個可供管理決策的參考架構及績效評核標準**。

二、常見護理部預算編列的項目

1. **人事預算：為護理部所編列預算中比例最大者**，包括護理人力預算和其他津貼及獎金。
   (1) 護理人力預算：
      A. 以醫院評鑑標準來計算。
      B. 以護理時數來計算。
      C. 利用病人護理分類系統來規劃。
   (2) 其他津貼及獎金：包括各職位護理人員薪資、夜班費、加班費、未休假獎金、考績獎金、年終獎金及其他**獎勵辦法**等。
2. **設備材料預算**：包括行政電腦設備及應用系統。
3. **教育訓練預算**。
4. **研究發展預算**。
5. 品管預算。

三、預算的內容

(一) 醫療服務預算內容

1. **直接費用**（直接人工成本(direct labor cost)）：**指與提供醫療服務直接相關的物品或服務之費用，如護理人員薪資**。此費用對工作成果有直接的貢獻，**其高低與護理人員服務量之多寡有關**。
2. **間接費用**（間接人工成本(indirect labor cost)）：指經常花費，且不能立即將其成本歸於任何一個單位，或是其花費雖由某一特殊事項產生，但其效果可能擴及整個醫療服務之費用。如**行政管理者、督導及顧問等之薪資**。此費用對工作成果無直接的貢獻，故**其高低與護理人員服務量之多寡無關**。
3. **營運資金**：指現有維持醫療業務之資金，包括流動資產，如現金、應收帳款、庫貨等或是醫療機構短期投資。

4. **換置資金**：指與業務相關，且在未來會面臨換置更新時所需的資金預算，包括直接與間接的資產，如土地、房舍、**儀器設備**等。
5. 利潤：指總收入扣除直接、間接費用及呆帳、保險公司合約折扣和其他行政折扣後剩餘的錢財。利潤亦是將來用於擴展和研發的基本經費來源。

(二) 預算編列時的歸類

1. 人力預算：一般員工之薪資，及對外簽約的臨時聘僱人員費用。
2. 資產消費預算：如土地、建築及主要設備之購買、耗損及折舊費用。
3. 營運預算：指營運用物之成本，包括小型儀器維修及經常支出之費用。

四、預算的形式

1. **計畫預算**(program budget)：又稱**績效預算**(performance budget)，**是以工作計畫所需的成本進行預算的編制**，將成本會計的原理應用於財務規劃中。擬訂計畫時著重在活動的規劃，執行時則針對於活動成本的評估及控管；此形式亦是數年長期預算規劃時使用的方法。例如：**護理長於每年 12 月底以前，必須提出下一年度單位護理專案改善預算**。
2. **設計計畫預算**(planning programming budgeting, PPB)：設計計畫預算制度又稱企劃預算，是將整個工作的業務作整體的分析與目標的設計，再依此計畫來制定預算。如**門診手術計畫、居家護理計畫**。
3. **固定式預算**(fixed budget)：由各階層管理者，針對其所管轄範圍內之重要活動計畫所提出的成本估計。

4. **固定限額預算**(fixed ceiling budget)：由最高主管事先設定預算的最高金額，再交由屬下的管理者為其單位擬訂預算以提出申請，可使管理者對於各項活動權衡輕重。
5. **零基預算**(zero-base budget, ZBB)：**指新的年度做預算編制時，不以上一年度的預算水準為參考，重新開始**以成本效率的觀點編列預算，並根據企業環境，衡量輕重緩急，擬訂有利的經營計畫。是**目前醫療衛生機構最為盛行的預算形式**。
6. **開放式預算**(open-ended budget)：是由各營運管理者對其管轄範圍內重要活動之計畫，只提出成本估計的財務計畫。此法的缺點是對於經費不足時卻未能說明裁減計畫。
7. **彈性預算**(flexible budget)：**是依據業務的實際變化情況而調整的預算**，須事先將費用分成固定與變動兩部分；運用時需按不同水準的業務量高低，分別計算出預算限額，然後在預算期間結束時，再算出實際能給每一項目的預算費用。
8. **日落預算**(sunset budget)：是指**先行設定計畫項目終止的日期，若超過該日期，則計畫自動失效**，其預算費用即不能使用。
9. 傳統預算：又稱為「單一預算」、「費用預算」、「項目預算」。傳統預算是指主管參考過去之業務及用途來擬訂預算。

2-6 成本控制(Cost Control)

成本控制乃是事先訂定合理目標，依目標執行，將執行結果與目標比較，列出差異的項目，再予分析、檢討和改正，以使成本降至最低。**醫院成本分析實施之條件包括：健全的組織結構、健全的會計制度、正確的統計資料、合理的計算制度和主管階層的配合。**

一、成本的定義

1. 成本是指為取得收入而相對之財務或勞務支出或耗用。此項支出或耗用的結果，以能產生經濟效益為前提。
2. 根據美國會計協會(American Accounting Association, AAA)之成本概念與標準委員會指出：成本乃指為達到特定目的而發生或應發生之價值犧牲，該價值犧牲是指耗用的物料數量、人工小時及其他服務量，**需以貨幣單位來衡量**，成本衡量的目的為成本標的。

二、成本控制的意義

1. 減少不必要的浪費，可從制度上著手改進工作方法與作業流程。
2. 用以防止人為弊端，並使管理者能注意到財務漏洞。
3. 鼓勵員工愛惜醫院財物，並於顧及醫護服務品質之下，將醫療資源做最佳的使用效益。

三、成本的種類

成本的種類是依**成本歸屬**、**成本習性**以及**組織功能與會計科目**來做區分。成本歸屬是指成本是否直接歸屬於成本標的；成本習性(cost behavior)是指成本是否隨作業水準的變動而變動。常見的成本種類及相關性詳見表 2-8 及 2-9。

表 2-8 成本的種類

分類		說明
依歸屬	**直接成本** (direct cost)	是指能夠確認由某一部門提供醫療服務而發生的成本稱之，其對工作的成效有直接的貢獻。例如**直接服務病人之員工薪資（如醫護人員薪水）、耗用衛材**和藥品等。**成本的高低與護理人員服務量之多寡有關**
	間接成本 (indirect cost)	是指並非由某一部門直接發生的成本，而是協助醫療服務而發生在別部門的費用，其對工作的成效無直接的貢獻，但需分攤到各部門活動上的成本，**包括作業、行政管理或教學研究費用**。例如**行政部門人事費（如護理督導、顧問之薪資）**、房屋、清潔費和水電費等。**成本高低與護理人員服務量之多寡無關**
依服務量	**固定成本** (fixed cost)	是指在一定作業水準範圍內，不隨活動水準（服務量）增減而變動之成本。例如**建築物的折舊費、人員薪資、租金、利息**等
	變動成本 (variable cost)	或稱為變數成本，乃是隨活動水準作正比例變動的成本。例如直接材料、**醫療衛材**、藥品費、醫師診察費等
依用途	**人事成本** (personal cost)	‧包括醫院工作人員薪資、津貼、保險金、獎金、退休金等費用 ‧**醫療機構的成本中，占總成本之比率最高者**
	材料成本 (material cost)	包括藥品、醫材、敷料、檢驗、X 光等材料費用
	設備成本 (equipment cost)	指凡醫院營運所使用之各項建築、醫療、資訊等設備，及其折舊、修繕和保養等成本
	事務成本 (office cost)	是指凡組織內各項管理及辦公室內所發生的成本

表 2-8 成本的種類（續）

分類		說明
依用途	研發及社會服務成本	是指因研究發展、人才培訓、健康教育、醫學研究及其他社會服務事項所支付之成本
	其他成本 (other cost)	是指凡不屬於用人、材料、設備、事務、研發及社會服務等成本之費用支出
	營運成本	醫院提供服務時，所產生的費用，包括**藥品成本**、**人事成本**、**管理費用等**

表 2-9 成本的相關性

類別	固定成本	變動成本
直接成本	醫療人員人事費、設備儀器	檢驗材料費、醫療耗材費、藥品費
間接成本	行政部門人事費、房屋與設備折舊費	清潔費、水電費、電腦資訊費、維修費、外包作業費、其他事務費

四、護理成本控制的方法

關於護理成本控制的方法簡述如下：

1. **人力成本控制**：控制人力成本時不可縮減人力或聘用無照者擔任專業性護理照護工作，應採用如下方式：
   (1) 機動調用護理人員。
   (2) 兼職制或部分工時制。
   (3) 訓練非專業護理人員協助部分非專業的臨床照護工作。
   (4) 作業電腦化。
   (5) 實施病人分類。

2. 工作簡化：
   (1) **護理作業資訊化**及現代化機具代替人工。
   (2) 調整工作場所之布置及動線。
   (3) 實施分層負責。
3. 資材管理：資材成本占醫院營運成本的 30~50%，醫療機構可運用即時存貨(just in time)及零存貨管理(stockless)的方式，**降低資材庫存量**，以達到更有效率的資材管理。
4. 委外承包：可以減少人力、物力和財力的投入成本。
5. 防止漏溢帳：**醫療材料的正確管理及確實記帳**可以避免衛材流失和增加成本。
6. **縮短病人住院天數**：運用**臨床路徑、個案管理**和出院準備服務等照護計畫，可以縮短病人住院天數，並提高護理服務品質及降低成本。
7. 護理作業改進研究：於平日的護理工作中，有許多護理活動可以經由改革照護計畫或管理策略來提高照護品質及降低成本，運用護理行政專案可以針對問題，以科學的方法來改進照護的流程與方法，可以提升照護品質和降低成本。
8. 開拓護理收費新出路：傳統護理費給付皆被併入病房費和治療費中，無法顯示出各單位護理資源消耗的差異性，且投入大量人力時間，又未獲合理的護理費支付，**故應爭取以成本分析結果計算合理的護理收費標準。**
9. 績效獎勵制度：可以依按件計酬、工作負荷率、用人費率或控制成本費率的績效成果給予獎勵。
10. 加強教育：加強護理人員對於成本效益分析(cost benefit analysis, CBA)的概念，此可提供協助醫護人員從事成本分析及決策。

2-7 損益平衡

要了解醫院在某一特定期間之經營成果，常以損益表作為參考依據。

一、損益平衡點(Break-Even Point, BEP)

損益平衡點是指位於**虧損與獲利分界點上的營業收入**，即是當一個機構處於不虧錢也無盈餘的狀態，總支出相等於總收入的那一點，就是達到損益平衡。若營業收入低於此點，即出現虧損，超過此點，則產生利潤。

二、損益平衡分析的意義

1. 損益平衡分析可協助管理者了解一個組織應提供多少服務單位才能達到損益平衡。
2. 若新購一醫療設備，應每月或每年提供多少服務方能達到不賺不賠。
3. 其顯示收益、成本和利潤之間的關係。
4. 為計算損益兩平衡點，管理人員需要知道產品或服務之銷售價格、每單位變動成本以及總固定成本。
5. 一個組織的損益平衡其總收益正好等於其總成本。
6. 損益平衡點比率的大致標準如下：
   (1) **安泰：損益平衡點銷貨收入對實際銷貨收入在 60 以內**。
   (2) 健全：損益平衡點銷貨收入對實際銷貨收入在 60~70 之間。
   (3) 還算健全：損益平衡點銷貨收入對實際銷貨收入在 70~80 之間。
   (4) 需要注意：損益平衡點銷貨收入對實際銷貨收入在 80~90 之間。
   (5) 危險：損益平衡點銷貨收入對實際銷貨收入在 90 以上。

三、損益平衡應用於傳統成本會計

總成本一般分為二部分：固定成本及變動成本。

1. 固定成本：指短期不隨著數量變動的費用，如折舊費用或利息費用。
2. 變動成本：隨著產出比例而變動，如藥品、醫療耗材或醫師之成本。

四、損益平衡的公式

1. 邊際貢獻＝營業收入－變動成本
2. 利潤＝邊際貢獻－固定成本
3. 利潤＝營業收入－變動成本－固定成本（損益平衡時利潤為零）
4. 變動成本率(%)＝$\dfrac{\text{變動成本}}{\text{營業收入}}\times 100$
5. 邊際貢獻率(%)＝$\dfrac{\text{邊際貢獻}}{\text{營業收入}}\times 100 = 1-$變動成本率
6. 損益平衡點＝$\dfrac{\text{固定成本}}{1-\dfrac{\text{變動成本}}{\text{營業收入}}}$
7. **損益平衡點之每月病人數**＝$\dfrac{\textbf{固定成本}}{\textbf{每位病人營業收入}-\textbf{每位病人變動成本}}$

例題：

護理之家一年總營業收入為 750 萬元，變動成本為 450 萬元，固定成本為 300 萬元，則損益平衡點為 750 萬元。

(1) 邊際貢獻＝750 萬元－450 萬元＝300 萬元

(2) 邊際貢獻率(%)＝$\dfrac{300\text{萬元}}{750\text{萬元}}\times 100 = 40\%$

(3) 利潤＝300 萬元−300 萬元＝0 萬元（損益平衡）

(4) 損益平衡點＝$\dfrac{300\text{萬元}}{1-\dfrac{450\text{萬元}}{750\text{萬元}}}$＝750 萬元

解答：

護理之家一年固定成本為 300 萬元（每月 25 萬元），變動成本為 450 萬元（每月 37.5 萬元），損益平衡點為 750 萬元（每月 62.5 萬元），每月每位病人費用為 31,250 元，每位病人變動成本為 18,750 元，故每月需收 20 位病人，才能達到損益平衡點（每月 62.5 萬元÷31,250 元= 20 人），雖無虧損但卻也無獲利，故必須提高服務量或降低成本才有可能獲利。

損益平衡點之每月病人數＝$\dfrac{250,000}{31,250-18,750}$＝20 人

QUESTION 題庫練習

2-1 規劃

1. 護理部主任在規劃護理業務時，必須以下列何者為首要考量？(A)醫院之願景、理念與使命 (B)護理標準 (C)自己之喜好 (D)規劃者之時間。 (99專高二)

2. 護理部公告每位N2升N3之護理師必須每年寫一篇個案報告，此為護理管理過程中之哪一項？(A)資料收集 (B)規劃 (C)組織 (D)人事管理。 (100專高二)

   解析 「提供部屬工作努力指標」是規劃的目的之一。

3. 下列何者不是護理行政工作中規劃之基本特性？(A)基要性 (B)理性 (C)感性 (D)持續性。 (100專高二)

   解析 應具合理性、客觀、理性。

4. 護理長查房時發現近來護理師未依護理常規執行護理技術。為解決這個問題，護理長首先應做下列何事？(A)命令依常規執行 (B)確認並承認問題 (C)參與分析問題 (D)計畫可能的解決方案。 (102專高一)

5. 下列何者是以圖表的方式表達結果與原因的關係？(A)甘特圖 (B)魚骨圖 (C)矩陣圖 (D)箭線圖。 (102專高一)

6. 護理師每天安排工作順序時，應先考慮工作的輕重緩急，何者為第一優先？(A)病人照護與治療 (B)累積護理在職教育積分 (C)病房財產點班與庫房管理 (D)準備醫院評鑑資料。 (103專高一)

7. 護理行政工作中規劃的目的，下列何者錯誤？(A)提供部屬工作努力的指標 (B)提升不確定的程度 (C)減少重複及多餘的行動 (D)作為管制的基礎。 (103專高二)

8. 降低離職率是屬於護理管理過程中哪一個階段的工作內容？(A)領導 (B)組織 (C)控制 (D)規劃。 (105專高一)

解答： 1.A 2.B 3.C 4.B 5.B 6.A 7.B 8.C

情況：G集團已協助C國培訓許多照護相關的人力，想在北京與上海地區分別成立醫美中心、長期照護機構，卻發現C國已有S國與K國等國際集團與當地業者合作，而集團至今因經費不足尚未在C國進行任何投資，但也已有C國的財團看好人口老化與少子化的趨勢，邀請G集團能考慮合作事宜。請依上述資料回答下列3題：

9. G集團規劃兩年後在上海成立2家醫美中心，此論述符合目標設定之「SMART」原則中的哪一項？(A)具體性(specific)與可測量性(measurable) (B)可測量性與合理性(reasonable) (C)合理性與可達成性(attainable) (D)可達成性與時效性(timely) (105專高二)

10. 根據SWOT分析法，「C國已有S國與K國等國際集團與當地業者合作」，此陳述比較接近下列何者？(A)優勢(strength) (B)劣勢(weakness) (C)機會(opportunity) (D)威脅(threats)。(105專高二)

解析 此陳述對G集團來說是威脅，因為G集團已協助C國培訓相關的人力，想在北京與上海地區分別成立醫美中心和長期照護機構。

11. 「C國的財團看好人口老化與少子化趨勢，邀請G集團能考慮合作事宜」，此陳述較符合SWOT分析法中之哪一項？(A)優勢 (B)劣勢 (C)機會 (D)威脅。(105專高二)

12. 醫院為提升護理品質，要培養5位N2護理師完成護理專業能力進階至N3。以上工作目標敘述，下列5W中缺少什麼？(A) Why (B) When (C) Where (D) Who。(106專高一)

解析 When：何時完成這些行動？－必須要有明確的達成期限。

13. 由中階管理者如護理督導長其規劃的工作，是屬下列何種規劃？(A)策略性質之規劃 (B)整體性質之規劃 (C)部門性質之規劃 (D)執行性質之規劃。(107專高二)

解析 (A)(B)屬高階管理者；(D)屬低階管理者。

解答： 9.A 10.D 11.C 12.B 13.C

14. 有關策略性規劃(strategic planning)的步驟，下列何者正確？(A)確認組織的使命與目標→制定策略→SWOT分析→執行策略→評估結果 (B)確認組織的使命與目標→制定策略→評估結果→執行策略→SWOT分析 (C)確認組織的使命與目標→制定策略→執行策略→SWOT分析→評估結果 (D)確認組織的使命與目標→SWOT分析→制定策略→執行策略→評估結果。 (107專高二)

15. 規劃就像指南針，引領組織朝預設目標前進。某護理機構根據組織與內外在環境的關係，調整機構願景、價值觀、理念與使命，這是屬於哪一種規劃類型？(A)策略性規劃(strategic planning) (B)偶發性規劃(contingency planning) (C)操作規劃(operational planning) (D)方案規劃(program planning)。 (108專高一)

16. 規劃是建構及發展一套解決問題或達成目標行動方案之過程，下列何者為其核心觀念？(A)決策 (B)目標 (C)預測 (D)計畫。 (108專高二)

17. 規劃教育訓練課程時，首要工作是下列何者？(A)訂定教學目標 (B)確認教學對象 (C)評估學習需求 (D)擬定教學策略。

解析 規劃的步驟：(1)評估；(2)設定目標；(3)擬訂可行方案；(4)執行；(5)評值。 (109專高一)

18. 下列何者為規劃護理管理工作之核心觀念？(A)分析資料 (B)決策 (C)簡化流程 (D)開源節流。 (110專高一)

19. 有關規劃護理管理工作的主要目的，下列何者錯誤？(A)設定明確目標 (B)增加效率及效果 (C)降低不確定的程度 (D)增加工作步驟。 (110專高二)

20. 有關規劃的原則，下列敘述何者正確？(A)規劃應有創意，可以憑直覺進行 (B)為掌握市場先機，規劃應不連貫 (C)規劃應具體可行，切合實際狀況 (D)規劃應有時間性，不宜理性分析。

解析 (A)(B)(D)規劃時，應蒐集相關資料，透過內外在環境分析，針對組織目標擬定相具體明確的方案。 (112專高二)

解答： 14.D 15.A 16.A 17.C 18.B 19.D 20.C

21. 有關目標管理中的目標設定，下列何者為具體可測量？(A)提升病人住院滿意度 (B)降低感染性垃圾50公斤 (C)提升開刀房護理師留任率 (D)強化100位護理師書寫紀錄能力。 (112專高二)

解析 (A)(C)(D)未提滿意度、留任率、書寫能力提升數值，及衡量標準，不夠具體。

22. 外科加護病房配合醫院推動6個零(6 zero)品質計畫，護理長提出「本年度非計畫性拔管發生率0%」的目標，符合目標管理的哪些要素？(1)明確期間 (2)目標具體 (3)人員參與 (4)結果回饋。(A) (1)(2) (B) (3)(4) (C) (1)(3) (D) (2)(4)。 (112專高三)

解析 目標的訂定可依SMART原則，即明確(S)、可測量(M)、可實現(A)、有關連性(R)、時效性(T)。

解答： 21.B 22.A

2-2 目標管理

1. 護理部的中程目標「2010年須落實護理人員能力進階制度」，其書寫之缺點為何？(A)執行有困難度 (B)沒有時間性 (C)缺乏具體性 (D)非單位共同認同。 (98專高二)

解析 具體性係指目標中可供觀察的行為。

2. 150床社區醫院所規劃之目標「2010年至少有5篇SCI之論文發表」，其缺點為何？(A)執行有困難度 (B)沒有時間性 (C)缺乏具體性 (D)未加以量化。 (99專高一)

解析 應具可行性且符合能力範圍。

3. 150床社區醫院規劃之目標訂為「提升護理師之服務滿意度達85%以上」，其缺點為何？(A)執行有困難度 (B)沒有時間性 (C)缺乏具體性 (D)非單位共同認同。 (99專高一)

解析 應有明確的達成時限。

解答： 1.C 2.A 3.B

4. 護理長在訂定單位目標時，有關目標書寫的原則，下列何者錯誤？(A)清楚表達可供觀察的行為 (B)每項目標盡可能量化及可測量 (C)每項目標訂出完成期限 (D)每項目標由個人認可即可。

解析 每項目標應是督導者與工作人員都認可。 (99專高二)

5. 「明訂工作目標」的原則，下列何者錯誤？(A)目標要具體可行 (B)目標要廣泛 (C)目標要有階段性 (D)目標要能測量。

解析 目標應明確。 (99專高二)

6. 「2009年至少降低意外事件發生率2%」的目標規劃，未包括下列何項？(A)可量化 (B)時間性 (C)具體性 (D)組織單位。

解析 需有組織單位來配合完成。 (100專高二)

7. 有關護理目標及預期成果之敘述，下列何者錯誤？(A)必須反映出護理師之獨特功能 (B)目標必須是可觀察、可測量的 (C)必須是有期限的 (D)必須是切合實際的。 (100專高二)

解析 護理目標及預期成果應與醫療團隊的治療目標一致，以護理診斷為出發點，依據個案健康問題的導因來提出預期的成果。

8. 今年度某病房之跌倒發生率希望降至2%以下，此適用下列何種管理？(A)考核管理 (B)人力資源管理 (C)目標管理 (D)績效管理。 (104專高一)

解析 由主管運用讓部屬共同參與的方式，共同制定目標，再由部屬自我控制進度並評價執行成果的參與式管理方式。

9. 下列何者不是目標管理的優點？(A)落實分權 (B)促進員工間溝通 (C)極重視量化目標 (D)提高士氣。 (105專高一)

10. 為提升護理師專案之通過率，護理部安排專案已經通過之護理師每人負責指導一位同仁且每個月指導4小時，並於3個月後繳交進度報告。以上敘述不包含目標管理中的哪個程序？(A)目標設定 (B)行動規劃 (C)定期檢討 (D)績效考核。 (105專高二)

解析 (A)為提升護理師專案之通過率；(B)安排專案已通過之護理師每人指導一位同仁；(C)3個月後繳交進度報告。

解答： 4.D 5.B 6.D 7.A 8.C 9.C 10.D

11. 目標管理在目標設定後的下一步驟為何？(A)組織　(B)領導　(C)控制　(D)計畫。（105專高二）

解析 目標管理程序：目標設定→行動規劃→自我控制→定期檢討。

12. 護理長與該單位的護理同仁共同設定明年度N3及N4的人數要增加20%，並策劃相關的教育訓練及輔導以協助同仁達到目標，此為下列何種評核方式？(A)自我考核法　(B)心理評估法　(C)評核中心法　(D)目標管理法。（106專高二）

解析 目標管理由主管運用讓部屬共同參與、制定目標，再由部屬自我控制進度並評價執行成果。

13. 成功的推動目標管理，不僅要將目標管理簡化為一種管理程序，更需要導入相關技巧才得以成功。下列何者為目標管理成功的要件？(1)主管清楚列出目標　(2)依個人能力分配不同目標　(3)把權限與責任分授給各級主管　(4)目標由主管和員工共同完成　(5)定期回饋進展狀況。(A) (1)(2)(3)　(B) (2)(3)(4)　(C) (3)(4)(5)　(D) (1)(4)(5)。（107專高二）

14. 下列何者對管理學大師彼得杜拉克(Peter F. Drucker)所倡導的目標管理(management by objectives)之敘述最為適切？(A)目標管理關注的是組織目標，而非個人的目標　(B)目標管理對人性的基本預設是與 X 理論一致　(C)目標管理是一種以過程為導向的管理方法　(D)目標管理強調成員參與決策及共同制定目標。

解析 目標管理是一種以結果為導向的系統管理方法，由主管運用讓部屬共同參與的方式，共同制定目標，再由部屬自我控制進度並評價執行成果，故此為參與式的管理方式。（108專高一）

15. 護理主管在運用目標管理時，可以參考SMART原則來設定目標，下列敘述何者正確？(A) M的意義是指目標必須可以測量(measurable)　(B) S的意義是指目標必須是完美無缺(superb)　(C) T的意義是指目標必須是可以轉變的(transformable)　(D) R的意義是指目標必須具有特殊性(remarkable)。（109專高一）

解答：　11.D　12.D　13.C　14.D　15.A

解析 (B) S：specific要確定目標，有具體性；(C) T：time bound時效性的；(D) R：reasonable合理的。

16. 有關彼得・杜拉克(Peter F. Drucker)所提的目標管理(management by objective, MBO)之敘述，下列何者正確？(1)是一個過程導向的系統管理模式 (2)藉由參與式管理逐層轉化 (3)目標為激勵部屬的工具 (4)部屬可以自我控制進度 (5)評價時以部屬成效為根據。(A) (1)(2)(3) (B) (2)(3)(4) (C) (3)(4)(5) (D) (1)(4)(5)。

解析 (1)是一個結果導向的系統管理模式；(5)評價時以目標的的達成為根據。 (109專高二)

17. 規劃改善活動時擬定之計畫目標，依據評值的標準，下列何者是屬於效果（效能）目標？(A)病人壓瘡發生率降低至閾值0.005% (B)契約人員聘用經費使用執行率75% (C)新進人員在職教育系統建置落後率26% (D)新進人員三個月內完成職前教育率50%。

(109專高二)

18. 有關目標管理的敘述，下列何者錯誤？(A)可衡量的具體目標 (B)主管決策 (C)明確的期限 (D)績效的回饋評估。(110專高一)

解析 目標管理是由主管運用讓部屬共同參與式的管理方式，共同制定目標。

19. 進行規劃革新護理管理活動時，下列目標設定何者最佳？(A)提升住院病人滿意度至100% (B)降低中心靜脈導管感染率 (C)於6個月內降低病人壓瘡發生率至0.10% (D)提升護理人員留任率。 (110專高一)

解析 目標書寫時的原則包括：(1)具體性：降低病人壓瘡發生率；(2)可量化和標準建立：降低至0.10%；(3)時間性：於6個月內。

解答： 16.B 17.A 18.B 19.C

2-3 決策

1. 護理部例行性稽核發現護理記錄完成率下降，下列何者為決策的第一步？(A)識別問題 (B)選擇可行方案 (C)推舉負責人 (D)設定目標。 （103專高二）

解析 決策的程序：確立問題→訂定決策準則與目標→發展並分析各種可能方案→選擇解決方案→決策的執行→評值。

2. 「每位接觸病人之工作人員均須正確洗手」，此決策屬於下列何種？(A)確定性決策 (B)不確定性決策 (C)情境混淆決策 (D)風險性決策。 （104專高一）

解析 (A)管理者有完全充分的情境資訊，充分了解問題，知道解決問題的目標和手段，並確知會發生的結果。

3. 某病房近一週內病人管路滑脫人數增加，護理長第一步應作什麼？(A)界定問題，找出原因 (B)評估決策效能 (C)找出替代政策 (D)計畫活動步驟。 （105專高二）

解析 決策的程序第一步驟為確立問題。

4. 運用「腦力激盪法、德爾菲技術」，是屬下列何種決策？(A)個人 (B)諮商 (C)獨裁 (D)團體。 （106專高一）

5. 與決策制定過程的策略階段有關之敘述，下列何者正確？(A)是指決策者個人或組織未來欲達到的目標或期望 (B)為查明事實原因而發展備選方案過程 (C)選擇最佳可行方案的過程 (D)確定組織的專業分工過程。 （107專高二）

6. 有關決策矩陣分析敘述，下列何者正確？(A)是一種非數量決策的方法 (B)是以矩陣方式呈現每個可能方案的優缺點，決策者依各方案之優缺點結果決定勝出方案 (C)是以矩陣方式呈現每個可能方案的成功機率與期望值，決策者依各方案之期望值結果決定勝出方案 (D)將不同方案及其影響因素以矩陣方式列出，決策者依各方案之影響因素評分結果決定勝出方案。（108專高二）

解答： 1.A 2.A 3.A 4.D 5.A 6.D

7. 護理長針對病房需改善的問題先提出初步方針後，再請護理同仁提出自己的意見及看法，然後由護理長做出決策。上述情況屬於下列何種決策模式？(A)獨裁型　(B)團體型　(C)諮商型　(D)授權型。　(109專高一)

8. 決策是指從發現問題到執行解決方案間的過程，下列哪一項對決策過程的描述最適切？(A)界定問題→列舉可行方案→分析方案利弊→確立決策準則→執行方案　(B)界定問題→確立決策準則→列舉可行方案→分析方案利弊→執行方案　(C)界定問題→確立決策準則→分析方案利弊→列舉可行方案→執行方案　(D)界定問題→列舉可行方案→確立決策準則→分析方案利弊→執行方案。　(109專高一)

9. 決策技巧可以透過訓練而習得，下列何種方法可以增進個人的決策技能？(1)完全採用別人意見 (2)尋求合適的諮詢資源 (3)採用陌生的眼光看事情 (4)學習掌握重要的資訊 (5)複製自己過去經驗。(A) (1)(2)(3)　(B) (2)(3)(4)　(C) (3)(4)(5)　(D) (1)(4)(5)。　(109專高二)

10. 某醫院護理部決定護師節慶祝活動形式時，護理部主任聽取負責單位的報告後，詢問去年作法，指示不要有太大差異，以及太多的不可預測性，並要求活動形式要經過大家互相協調都同意後才算完成。該主任的決策過程屬於下列何種決策理論的應用？(A)理性的決策理論　(B)政治的決策理論　(C)行為的決策理論　(D)規範的決策理論。　(109專高二)

11. 下列何者屬於非量性的決策工具？(A)腦力激盪法　(B)模擬法　(C)排列法　(D)作業研究法。　(110專高一)

12. 某病房最近發生集體院內感染，護理部主任經與督導個別討論後，主任決定要求護理長提出改善方案，此決策模式屬於下列何種決策？(A)團體一型　(B)團體二型　(C)諮商一型　(D)諮商二型。　(110專高一)

解答：　7.C　8.B　9.B　10.B　11.A　12.C

解析 (C)諮商一：管理者以一對一之方式逐一與部屬討論，獲得其意見後自行做決定。

13. 團體決策的好處是可以集思廣益，想出解決問題的可行方案。病房護理長利用通訊軟體(LINE)建立該病房護理師群組，徵詢大家意見並引導討論和排定解決問題的最佳方案。這是屬於哪一種團體決策技巧？(A)問卷調查法(survey) (B)名義／記名式團體法(nominal group technique) (C)焦點團體法(focus group interview) (D)德菲法(Delphi method)。 (110專高二)

解析 (B) LINE群組會顯示用戶名，故為記名式團體過程。

14. 有關作決策的注意事項，下列敘述何者正確？(A)識別問題時要認清自己的價值觀，以個人價值觀導引決策 (B)選擇方案時要權衡主要關係人的權益，以決策倫理為基礎 (C)方案進行中遇到困難時，應該馬上放棄以降低阻力 (D)推行方案時應彈性調整時間及目標，以利問題解決。 (112專高一)

解析 (A)認清自己的價值觀是為了避免在決策時被自己的價值觀控制；(C)不要馬上放棄，應先找出問題後逐步解決；(D)推行方案時應隨時注意問題及目標，才能在時間之內解決問題。

15. 在決策制定過程中，先入為主的陷阱可能影響決策的形成以及決策的正確性，下列防範方法何者適宜？(1)先徵詢他人意見不要思考問題的解決方法 (2)不要在最先的想法裡打轉 (3)開放心胸多方收集資料 (4)不要向請教的專家提出自己的想法 (5)探討問題要使用一致性的模式。(A) (1)(2)(3) (B) (2)(3)(4) (C) (3)(4)(5) (D) (1)(4)(5)。 (112專高一)

16. 有關直覺式決策(Intuitive decision-making)，下列敘述何者正確？(A)直覺是一種超能力，源自於經驗和準備的自然產物 (B)直覺訓練是透過不斷的練習，累積培養出直覺能力 (C)新進人員因經驗受限，不合適過早培養直覺的能力 (D)當情況不斷變化且目標混淆不清時，不應使用直覺。 (112專高二)

解答： 13.B 14.B 15.B 16.B

2-4 時間管理

1. 下列何者不是時間管理常犯的迷思或偏差？(A)事必躬親　(B)充分授權　(C)能者多勞　(D)效率掛帥。 (104專高一)
2. 做好「時間管理」，下列敘述何者錯誤？(A)重要且不急迫的事情應優先處理　(B)適當拒絕他人請託　(C)正確使用電話或電子郵件　(D)有效地利用零碎時間。 (104專高一)
3. 某護理師負責照護6位病人，上午9點時測量生理指標及給藥。甲病人因疼痛要求止痛劑；乙病人血壓高，要求降壓劑；丙病人主訴胸部悶痛臉色發白，醫囑要立即做EKG。以上情境哪一項是緊急且重要的工作？(A)測量生理指標及給藥　(B)給甲病人止痛劑　(C)給乙病人降血壓藥　(D)給丙病人做EKG。 (106專高一)

   解析 對病人生命威脅越急迫的要先做。
4. 某護理師發藥的過程中常因在電腦系統上尋找藥物的作用，也常因病人家屬要乾淨的床單而中斷發藥，亦也常因須回護理站回電而中斷病人衛教。情境中哪一部分是屬於干擾時間管理的內在因素？(A)常在電腦系統上尋找藥物的作用　(B)病人家屬要乾淨的床單　(C)回到護理站回電　(D)中斷病人衛教。 (106專高二)

   解析 內在因素為自己的個人因素所造成的。
5. 有關80/20原理，下列何者錯誤？(A)運用關鍵多數，就能掌握重要的少數　(B)義大利經濟學者提出　(C) 20%的投入付出，可得80%的產出收穫　(D)柏拉圖原理(Pareto principle)。 (106專高二)

   解析 將時間花在20%重要的少數問題上，來獲得80%的成效。

解答： 1.B　2.A　3.D　4.A　5.A

6. 某護理師上班時常常看手機上的訊息，也常常因來電須回到護理站接電話而中斷發藥。且常因需要完成護理紀錄而延遲下班，並常因照護的病人需要衛教而感到不知所措。情境中那一部分是屬於干擾時間管理的外在因素？(A)常常看手機上的訊息　(B)須回到護理站接電話而中斷發藥　(C)需要完成護理紀錄而延遲下班　(D)照護的病人需要衛教而感到不知所措。　（107專高一）

解析 (A)(C)(D)屬於干擾時間管理的內在因素。

7. 下列敘述，何者不符合柏拉圖(Pareto)的80/20原理？(A)柏拉圖原理認為事件原因和結果、投入和產出、努力和報酬之間是不平衡的　(B)多數的付出只能造成少許的影響，而少數的付出才是造成主要的、重大的影響　(C)強調重要少數與瑣碎多數的理論　(D)只要掌握80%的結果，是由哪20%原因造成的就能解決全部問題。　（108專高一）

解析 80/20原理指出，在任何特定群體中重要的因數通常只占少數，而不重要的因數則占多數，因此只要能控制具有重要性的少數因數即能控制全局，亦即將時間花在20%重要的少數問題上，來獲得80%的成效。

8. 護理師自認為不善於時間管理，常會拖延、難以拒絕他人之要求、計畫不周全、缺乏組織能力，且文書工作繁雜。依據自述的缺點中，下列何者屬於外在因素？(A)難以拒絕他人　(B)計畫不周全　(C)缺乏組織能力　(D)文書工作繁雜。　（109專高一）

解析 (A)難以拒絕他人；(B)計畫不周全；(C)缺乏組織能力是屬於內在因素。

解答：　6.B　7.D　8.D

2-5 預算

1. 某醫院規定每位護理人員每年需要接受20小時的在職教育，全院共有400位護理人員，護理部估計每人每小時的教育訓練成本費為100元，去年的達成率為80%，則該護理部若今年達成率為100%，那教育訓練費至少需編列多少萬元？(A) 64 (B) 72 (C) 80 (D) 88。 (100專高二)

   解析 20小時×100元×400人＝80萬元。

2. 護理部所編列的預算中以何者所占比例最大？(A)人事預算 (B)教學預算 (C)品管預算 (D)研究預算。 (101專高一)

   解析 護理部為醫院中人員數最多的部門，人事預算所占比例最大。

3. 有關醫療機構的成本特性，下列何者占總成本之比率最高？(A)設備成本 (B)管理成本 (C)材料成本 (D)人事成本。 (102專高一)

4. 醫院主管事先訂定預算的最高金額，再交由護理部擬訂預算時提出申請是屬於：(A)固定限額預算(fixed ceiling budget) (B)彈性預算(flexible budget) (C)開放式預算(open-ended budget) (D)零基預算(zero-base budget)。 (102專高二)

5. 單位主管在醫療成本之控制上，下列敘述何者較不正確？(A)應知道單位每月之人事及福利費用 (B)應知道單位每月醫材及設備等之支出總額 (C)應知道單位每月之作業收入、成本總額及損益 (D)應知道做預算時需超估，以備不時之需。 (102專高二)

   解析 編制預算時，除了解各類預算內容外，更應知道單位作業收入、成本總額及損益，不應超編預算，以達最大成本效益。

6. 下列何種預算是先行設定計畫項目終止日期，過了該日期計畫則自動失效？(A)零基預算 (B)績效預算 (C)固定預算 (D)日落預算。 (102專高二)

7. 依據業務的實際變化而調整的預算是：(A)績效預算 (B)日落預算 (C)彈性預算 (D)零基預算。 (103專高一)

解答： 1.C 2.A 3.D 4.A 5.D 6.D 7.C

解析 (A)以工作計畫所需的成本進行預算的編制；(B)指先行設定計畫項目終止的日期；(D)指企業機構在每一次新的年度做預算編制時，即重新自零開始。

8. 一位護理師之年薪約為80萬元，1年中的休假包括52天週末、52天週日、公休14天、國定假日9天、在職教育假3天、事病假5天，該護理師之每日人力成本為何？(A) 2,609元　(B) 3,478元　(C) 4,459元　(D) 5,609元。 (105專高一)

解析 365－(52＋52＋14＋9＋3＋5)＝230天，800,000/230＝3478元

9. 某病房內電子行動車常有故障，護理長打算在年度預算中編列維修的費用，此屬於下列何種預算？(A)零基預算　(B)績效預算　(C)日落預算　(D)固定預算。 (105專高一)

10. 預算對於醫療機構的意義，下列何者錯誤？(A)是收入與支出的計畫　(B)對預期績效提供指標　(C)作為個別薪資發放之依據　(D)需作部門間之協調溝通。 (106專高二補)

11. 護理主任參考過去業務及用途來擬訂預算是屬於下列何種預算型式？(A)績效預算　(B)傳統預算　(C)零基預算　(D)計畫預算。 (107專高二)

12. 醫院內重大採購或硬體建設所需之預算是屬於下列何者？(A)營運預算　(B)資本預算　(C)現金支出預算　(D)經常預算。 (108專高一)

解析 (B)如土地、建築及主要設備之購買、耗損及折舊費用。

解答：　8.B　9.D　10.C　11.B　12.B

13. 護理主管透過預算的編列，將組織的收入和支出做有系統的歸納與安排。下列有關預算的敘述何者正確？(A)因應新型傳染病流行，護理部立即提出採購防護用物，這是屬於開放式預算(open-ended budget) (B)醫院主管已經事先設定預算的最高金額，再由護理部提出預算申請，這是屬於績效預算制度(performance budgeting system) (C)零基預算(zero-base budgeting)是不需參考上年度或前期預算，可以重新依計畫成本評估的結果進行編列 (D)固定限額預算(fixed ceiling budget)是先行設定計畫的終止日期，過了該日期計畫自動失效。 (108專高一)

解析 (A)是彈性預算；(B)是固定限額預算；(D)是日落預算。

14. 零基預算制度(zero-base budget system)之敘述，下列何者正確？(A)各項預算從零開始進行議價 (B)年度經費預算從零開始無上限 (C)每項預算都需說明編列理由 (D)根據目標從零開始編列。 (108專高二)

15. 護理部門常見的預算編列內容，下列何者正確？(1)營運預算 (2)學術研究費用 (3)教育訓練費用 (4)品管預算 (5)藥品費用。(A)(1)(2)(3) (B) (2)(3)(4) (C) (3)(4)(5) (D) (1)(3)(5)。 (109專高一)

16. 管理者在新年度編列預算時，不考量過去年度的預算而重新編列，這是屬於下列何種預算？(A)設計計畫預算 (B)零基預算 (C)固定式預算 (D)開放式預算。 (110專高二)

解析 (A)過程含目標設計、計畫訂定、預估計畫所需預算；(C)管理者對管轄範圍內的活動提出成本估計；(D) 管理者對管轄範圍內的活動提出成本估計，但經費不足時未說明減裁計畫。

17. 護理長在年度預算中編列電動床維修費用，屬於下列何種預算？(A)績效預算 (B)日落預算 (C)固定預算 (D)零基預算。

(111專高二)

解答： 13.C 14.C 15.B 16.B 17.C

18. 有關預算基本概念之敘述，下列何者正確？(A)建築物的折舊是單位的變動成本 (B)損益平衡點是指無盈餘也無損失 (C)人員薪資屬於單位的可控性成本 (D)侵入性檢查及治療是單位的成本。 (112專高一)

19. 下列何者不屬於經常性支出預算？(A)護理教育訓練費 (B)護理人員加班費 (C)購置醫療設備費 (D)文具紙張用品費。 (112專高一)

20. 在臺灣，許多醫院的年度預算編列方式都採行零基預算(zero-base budget)，下列何項非其優點？(A)每項預算都有編列理由 (B)每年支出都會重新審視 (C)全盤檢討過程提供溝通參與機會 (D)主管可參考上期預算。 (112專高三)

解析 (D)每期都會從零開始從新審視預算的編列，故不會參考上期預算。

解答： 18.B 19.C 20.D

2-6 成本控制

1. 下列何者是直接成本？(1)執行護理時之衛材耗用 (2)護理人員薪資 (3)行政作業所使用的電腦設備 (4)護理人員之教育訓練。(A) (1)(4) (B) (1)(2) (C) (2)(3) (D) (3)(4)。 (104專高二)

解析 (3)(4)屬間接成本。

2. 下列何者不是護理成本控制的方法？(A)有效調動病房人力至需要支援的其他病房 (B)護理文書工作電腦化 (C)將所有護理業務分項委外承包 (D)計算各項護理活動所需人力。 (106專高二補)

3. 在醫院的營運成本中，下列何者屬於固定成本？(1)電費 (2)醫療耗材 (3)房屋租金 (4)設備折舊 (5)人員薪資。(A) (1)(2)(3) (B) (2)(3)(4) (C) (3)(4)(5) (D) (1)(4)(5)。 (107專高二)

解析 固定成本是指在一定作業水準範圍內，不隨活動水準（服務量）增減而變動之成本。

解答： 1.B 2.C 3.C

4. 下列何者為直接成本？(A)會計部門等行政管理成本 (B)護理人員教育訓練 (C)護理照護時的衛材使用 (D)水電費。

解析 (A)(B)(D)屬間接成本。 (108專高二)

5. 下列何者屬直接成本？(1)護理人員薪資 (2)行政作業電腦設備 (3)執行護理時耗用之衛材 (4)護理人員教育訓練費用。(A) (1)(3) (B) (1)(4) (C) (2)(3) (D) (2)(4)。 (109專高一)

6. 有關醫療成本控制，下列敘述何者錯誤？(A)護理主任應知道護理部門之人事費用成本 (B)護理部主管應知道護病比與健保住院護理費給付連動之護理費收入 (C)護理長應知道單位之衛材、設備費用成本 (D)護理長作預算時應超估，以備不時之需。 (109專高一)

7. 有關各成本項目之歸屬，下列何者正確？(A)固定成本：門診量、手術量、電腦斷層機器之折舊 (B)變動成本：手術室護理師薪水、手術床折舊、外科主任之薪水 (C)間接成本：醫院水電費、資訊室費用、醫師薪水 (D)直接成本：護理師薪水、衛材費用、醫師薪水。 (110專高一)

8. 下列何者不屬於醫院的固定成本？(A)護理人員薪資 (B)醫療衛材費用 (C)建築物折舊 (D)儀器設備費用。 (110專高二)

解析 (B)屬於變動成本。

9. 醫療院所欲控制成本時，下列何者不是進行成本分析的要項？(A)基層員工的配合 (B)正確的統計資料 (C)健全的會計制度 (D)健全的組織結構。 (110專高二)

10. 下列何者不是醫院的營運成本？(A)人事成本 (B)利息支出 (C)藥品成本 (D)管理費用。 (110專高二)

11. 下列何者屬於間接成本(indirectcost)？(1)空調水電費 (2)行政管理費 (3)護理衛材費 (4)護理教育訓練費。(A) (1)(2)(3) (B) (2)(3)(4) (C) (1)(2)(4) (D) (1)(3)(4)。 (111專高二)

解析 (3)屬於直接成本。

解答： 4.C 5.A 6.D 7.D 8.B 9.A 10.B 11.C

12. 有關護理成本控制的方法，下列敘述何者錯誤？(A)護理作業資訊化　(B)減少護理人員數　(C)降低衛材庫存量　(D)正確計價防漏帳。　（113專高一）

解析 (B)降低護理人員數雖可減少薪資支出的總額而降低成本，但長久下來卻可能因護理人力不足造成照護風險，提高護理成本，正確的作法應是設法提高護理人員調度的靈活性，讓過多的人力支援其他病房。

解答： 12.B

2-7 損益平衡

1. 某護理之家每月之固定成本為100萬元，每月應收250萬元才能維持損益平衡，假如每位住民成本為3萬元，護理之家收費5萬元，該護理之家每月應收多少位住民才能達損益平衡？(A) 25　(B) 50　(C) 75　(D) 100。　（96專高二）

解析 損益平衡點之每月病人數＝固定成本÷（每位病人營業收入－每位病人變動成本）
故100÷(5-3)=50

2. 某護理之家，每位住民每月收費為3萬，毛利率為六成，每月的固定支出為60萬，為達損益平衡點，平均每月至少須收多少住民？(A) 26位　(B) 30位　(C) 34位　(D) 38位。　（97專高二）

解析 損益平衡點之每月病人數＝固定成本÷（每位病人營業收入－每位病人變動成本），病人變動成本＝3-(3×0.6)=1.2，故60÷(3-1.2)=33.3。

3. 某小型醫院的損益平衡點是800萬元，而每月實際收入為1,500萬元，則其損益平衡點的比率為53%，請問該醫院的營運指標為何？(A)安泰　(B)健全　(C)虧損　(D)危險。　（98專高一）

解析 損益平衡點比率標準中，安泰為損益平衡點銷貨收入對實際銷貨收入在60以內。

解答： 1.B　2.C　3.A

4. 醫院會計部每月都將單位之收入與支出送交護理長查閱，此屬下列哪一範圍？(A)人力管理 (B)領導 (C)損益平衡 (D)組織。 （98專高一）

5. 醫院附設護理之家預計購買一部個人復健機器，成本約54萬，該復健機器的使用率每月約500人次，每次病患使用之成本支出約20元，健保支付50元，則該機器需要幾年才能還本？(A)2年 (B)3年 (C)4年 (D)5年。 （102專高一）

解析 500（次／月）×(50–20)（元／次）＝15,000元／月（每月賺的），540,000÷15,000＝36個月＝3年

6. 根據護理人力成本計算，某病人白班所需的護理時數為2小時30分，小夜為1小時，大夜為30分，該單位的護理人力成本每分鐘為5元，則該病人一天的護理人力成本為多少元？(A)300 (B)600 (C)900 (D)1,200。 （102專高一）

解析 〔(2×60+30)+1×60+30〕（分鐘）×5（元／分鐘）=1,200（元）

7. 要了解醫院在某一特定期間之經營成果，下列何者較常作為參考依據？(A)財產管理表 (B)損益表 (C)薪資表 (D)資產融通表。 （103專高二）

8. 某護理機構承製某項產品之固定成本為50,000元，每服務件數之變動成本(variable cost)為150元，銷售價為250元。該產品損益平衡點(break-even point)之服務件數為多少？(A) 150 (B) 250 (C) 400 (D) 500。 （107專高二）

解析 250－150＝100（每服務件賺的），50,000÷100＝500（件）

9. 承上題，若當年度該產品的預期收益為100,000元時，服務件數應為多少？(A) 1,500 (B) 1,000 (C) 600 (D) 375。 （107專高二）

解析 100,000÷100＝1,000（件），1,000＋500＝1,500（件）

解答： 4.C 5.B 6.D 7.B 8.D 9.A

10. 有關損益平衡點之敘述，下列何者正確？(A)收入大於損益平衡點是指利潤為負值　(B)損益平衡點是以固定成本為分子，以總成本為分母相除之結果　(C)損益平衡點是指無盈餘也無損失的狀態　(D)損益平衡點為1萬元時，代表收入要高於支出1萬元。

解析 總支出相等於總收入的那一點，就是達到損益平衡。若營業收入低於此點，即出現虧損，超過此點，則產生利潤。損益平衡點＝固定成本／（1－變動成本／營業收入）。 **(108專高二)**

11. 住宿型長照機構，每位住民每月收費3萬2千元，毛利率六成，每月固定支出70萬元，為達損益平衡點，平均每月至少應收幾位住民？(A) 30人　(B) 32人　(C) 35人　(D) 37人。 **(113專高一)**

解析 3.2X×0.6＝70，X＝36.46，故應收37人才能達損益平衡點。

解答：　10.C　11.D

組　織

出題率：♥♥♡

組織理念與概論
- 組織的意義
- 組織的要素
- 組織的趨勢演變
- 組織理論
- 組織的理念、宗旨與目標

組織結構
- 組織結構原則
- 組織結構的種類
- 組織圖
- 組織結構型態
- 組織文化與氣氛

工作設計
- 工作分析
- 工作說明書
- 工作規範
- 工作評價
- 工作設計

薪資報酬

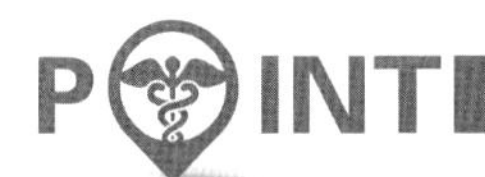

重點彙整

3-1 組織理念與概論

一、組織的意義

1. 組織最早起源於生理學，即是相同細胞的聚合，始稱之為「組織」；之後延伸被用來稱呼具有一定組成架構意義的團體；行政組織的結構元素與人體的生理構造在架構意義上有異曲同工之妙，類比如表 3-1。

表 3-1 人體的生理與行政組織的結構配對

	結構配對				
人體的生理構造	細胞 (cell)	組織 (tissue)	器官 (organ)	系統 (system)	人 (body)
行政組織的結構元素	人與職位 (position)	工作單位 (unit)	功能機關 (functional machinery)	行政系統 (adminis-tration)	行政組織 (organi-zation)

2. 所謂的組織，即是依據機構的任務及目標所設立的完整架構，目的在使單位內之事務、人員、權責等皆能有適當的分配；藉著分工合作來完成任務以達成目標。當任務與目標變動時，組織亦應隨之調整，才能發揮最大的功能。

3. 組織通常是由二個人或二個人以上的團體，為了共同目標刻意組成的合作協調體系；因此，組織可稱為是個人或團體達成目標的一種工具，藉由組織內的合作，能將這些成員的知識、價值觀和願景具體化的呈現出來。

4. 管理學上的組織是由「結構」與「工作設計」組合而成(Drucker, 1974)：
    (1) 結構(structure)：組織中各構成部門之某種特定關係之形式。
    (2) 工作設計(job design)：依人的需要與環境的需要，對於工作內容、工作方法及相關工作之間的關係等，予以界定。
5. 組織設立的目的，主要是為了**使機構內的關係井然有序，利用團隊達成組織目標；並可集合個人及相關的有限資源，以使所有投入資源皆能得到有效的利用**。
6. 組織的形成是為達成任務與目標而存在，應有規範，並**依據法律規章而組成**，故當任務或目標改變時，組織也會隨之改變，才能發揮最大的功能。故組織是手段，而目的是一不斷進行的過程。

二、組織的要素

1. 物質要素：即組織內所需的**人員**、經費、房舍、家具、機器、物品及設備等。
2. 精神要素：即權力、職責、工作規範、生活準則、服務精神、認同感及歸屬感等。
3. 機緣要素：即促成組織形成之時機和環境等。
4. 目的要素：組織成立必然有其一定之目標及所要完成之使命與任務。

三、組織的趨勢演變

1. 科層組織(hierarchy)：解決人多的問題，運用控制幅度(span of control)。
2. 部門化(departmentalization)：需有不同的專業知識，每一部門專門化(specialization)。但易因各部門的本位主義而衍生責任問題，最後導致責任都歸屬於執行長(chief executive officer, CEO)。

3. 責任中心制：將責任下降至產品經理(product manager)，但此制度太過於標準化。

4. 團隊組織(team-based organization)：各種人才的組合，形成團隊(team)，成員可發揮自主性(autonomy)。

四、組織理論

組織理論(organizational theory)乃是將管理理論應用於組織，組織理論可分為三個時期；各時期重點及相關理論敘述如下（詳見表 3-2）。

表 3-2 組織理論

組織理論時期	重點
傳統組織理論時期 (traditional organizational theory, 1900~1930s)	1. 比較偏重於靜態的組織研究，是以經濟與技術的觀點看組織 2. 重視階層式／官僚化的組織結構 3. 理論重點：費堯(Henri Fayol)和韋伯(Max Weber)認為組織主要是由「個人」和「職位」所構成的。重點在於組織要分工、有上下階層之制度(hierarchy)、不可過於龐大、人事相適、有完整的法令規章、工作考核與分配公平、人員的選用升遷依工作表現、嚴明的紀律與秩序、中央集權、強調團隊精神 4. 理論代表： (1) 泰勒的科學管理理論 (2) 費堯的管理程序理論 (3) 韋伯的官僚組織理論
修正理論時期 (behavioral sciences, 1930s~1960s)	1. 此期主要是行為科學派的發展時期 2. 以動態的觀點，認為組織不僅是「經濟與技術的系統」，亦是「心理與社會的系統」 3. 屬於人性化的組織，重視人性及人在組織中的行為互動過程

表 3-2 組織理論（續）

組織理論時期	重點
修正理論時期 (behavioral sciences, 1930s~1960s)（續）	4. 理論重點：組織是一社會及平衡系統，提供合理決定的機構，有非正式型態，因為經濟、社會和心理三方向而參加組織，上對下的關係不只靠權力，有時應靠影響力，有溝通路線能表達意見，人員經由社會及心理的需要之滿足而提高工作效率 5. 理論代表： (1) 馬斯洛(Maslow)的需要層級理論 (2) 麥克葛羅格(McGregor)的 X 理論和 Y 理論 (3) 梅歐(Mayo)、羅斯里士伯克(Roethlisberger)和懷海德(Whitehead)的霍桑實驗(Hawthorne studies)
系統理論時期 (systems approach, 1960s~迄今)	1. 視組織為一開放型系統(open system) 2. 重視組織內外環境因素的影響 3. 理論重點：組織與外在環境有密切關係、是一有結構的社會及技術系統、由五種次級系統構成（管理次級系統、心理及社會次級系統、結構次級系統、技術次級系統、目標與價值次級系統）、是經由人們計畫產生的、有許多不同的層次構成(hierarchical level)、具有新陳代謝的作用、具有動態平衡的作用、具有回饋的機轉、具有適應與維持的作用、經由內部的精心安排而成長、是開放的組織 4. 理論代表： (1) 巴納德(Chester I. Barnard)的合作系統理論開始萌芽 (2) 貝塔朗菲(Ludwig Von Bertalanffy)提倡一般系統論 (3) 卡斯特(Fremont E. Kast)與羅森茲韋(James E. Rosenzweig)將此全面引進管理之中

五、組織的理念、宗旨與目標

(一) 理念(Philosophy)

理念是組織的中心思想和信念。指為完成任務所需從事工作的本質，及其所應具備之價值(value)及信念(belief)。故與組織理念有關的考量包括：組織的價值觀和組織的願景。

1. **組織的價值觀**(value)：一個組織所秉持的價值觀同樣也是組織的中心思想。它會使認同的成員覺得在如此的環境下工作而感到驕傲；換言之，組織的價值觀也是指引工作的原則，價值配合任務，便能彰顯組織的獨特性。
2. **組織的願景**(vision)：**願景是以未來為導向的概念，為員工提供一個對組織未來的展望**，而此展望是組織值得努力達成的目標。唐肯(Duncan, 2001)提出**一個能夠發揮效力的願景必須具備「4C1F」的條件**：
   (1) **清楚**(clear)。
   (2) **連貫**(coherent)：**應與任務及價值觀相符合**。
   (3) **一致**(consistent)：**是眾人的共識**。
   (4) **有交流**(communicative)。
   (5) **有彈性**(flexible)。

(二) 宗旨（使命或任務）(Mission)

乃是組織存在的主要目的，亦是組織工作的方向及目標，每一個成員應對組織要發揮的功能有所認識。

1. 唐肯(2001)提出組織的任務宣言特色有四：
   (1) 必須代表著廣泛性的組織目的(purpose)。
   (2) 必須具備持久性(enduring)。
   (3) 必須強調組織的獨特性(uniqueness)。
   (4) 必須確立服務的範疇與經營市場。

2. 唐肯(2001)指出書寫任務宣言的六大要點：
   (1) **需闡明顧客及參與競爭的市場**。故乃是**以顧客的需要為主要依據**。
   (2) **需闡明所提供的主要服務工作**。
   (3) **需闡明組織的理念**。
   (4) **需闡明組織自我期許**。
   (5) **需闡明服務的地理區域**。
   (6) **需闡明組織公眾形象**。

(三) 目標(Goals)

是組織活動的步驟與標的。必須是具體且特定的陳述，同時能達到管理者所訂定之目的，且以行動為導向(action oriented)，同時包含工作之輕重緩急之順序，並與組織的理念及任務相符合。例如：**配合醫院總目標，一級教學醫院護理部的目標包含教學、研究和服務三方面**。

3-2 組織結構(Organizational Structure)

一、組織結構原則

1. **統一指揮原則**(unity of command)：每位員工**直屬一位主管，只接受其命令與指揮**，亦只向一位上司負責，不應同時接受二人以上的命令與監督，否則部屬會感到衝突。
2. **管轄幅度**(span of control)：是決定組織階層和所需管理人數的主要因素，意即**每一名主管之下直接指揮監督的人員數**。職位越高者管轄業務的複雜度越高，故管轄幅度應越小，理想的管轄幅度**高階主管與管轄人數的比率約為 1：3，中階主管則為 1：6**，而低階主管則為 1：20~30。

(1) 管轄幅度太寬時管理者要管的人太多，則其屬員所能接受的指導有限或控制太少，而使管理者有挫折感；管理幅度太窄，則表示管理者被利用太少，且其屬員受到過多的控制，造成人力浪費。

(2) 影響管理幅度大小的因素包括：

A. **部屬的素質與工作能力**。

B. 管理者的能力：越充分授權，管轄幅度可越大。

C. **病人的複雜性**。

D. 地理位置。

E. **工作的特性**／業務的複雜度：**工作越重要**、業務特性與環境越複雜，**管轄幅度應越小**。

F. 標準化的工作程序。

G. **醫院的宗旨**。

3. 部門化／**專業化原則**(departmentalization)：具有類似專長的工作人員聚集在一部門，由一位管理者指導，專業化可以培養員工成為專才，亦能促進科技提升，如內科部、護理部、行政部等，達到專業分工及適才適所。

4. 授權原則(delegation of authority)：權力是影響他人行為的力量，組織藉著權力，將各層工作人員結合在一起。授權是分派權力給部屬，使其順利完成特定的工作。適當的授權，可減輕主管的負擔，發揮部屬的權力，提高工作效率。權責相稱，不可權大於責或責大於權。

5. **絕對性職責原則／持續責任原則**(responsibility)：依職務所需，主管將一項工作授權分派給部屬完成時，**主管仍須對那項工作的成果負責**。

二、組織結構的種類

(一) 正式組織(Formal Organization/Group)

1. 正式組織主要由管理者或機構的最高決策者負責正式規劃，會使組織內的各部門間皆形成一個擁有正式關係的連結架構。
2. 正式組織的主要特徵是會含有正式組織圖、組織相關手冊及職位說明書等正式文件。
3. 組織中每個成員的角色、職權、地位、權力及彼此間的溝通管道與模式均有明文規定，其目的旨在完成組織的整體目標。

(二) 非正式組織(Informal Organization/Group)

1. 非正式組織是於正式組織中，**成員經相互接觸、暢所欲言及情感的交流，有相近之喜好和價值觀**，所形成正式組織以外的聯繫性團體，僅附隨於正式組織中，所以於組織圖中是無法看出的；但它會**對正式組織的業務運作產生正向或負向功能的影響**（表 3-3）。

表 3-3 非正式組織的功能

正向功能	負向功能
1. 補足正式組織之不足 2. 藉由部屬間相互關心體諒、同甘共苦，能讓成員有歸屬感以滿足成員的社會需求 3. 協助達成組織的工作目標 4. 提供更多的溝通管道：有充分表達意見及傾聽的機會 5. 增進組織管理效能 6. 提高生產力	1. 個人角色衝突造成困擾 2. 地下領袖越權 3. 形成小團體，排斥外人，造成隔閡，影響工作士氣和目標的達成 4. 傳播謠言，易造成猜疑、誤會與不安 5. 拒絕改變使組織無法進步

三、組織圖

組織圖係表現組織結構的一種標準且有效的方法，從組織圖可一目瞭然組織的正式關係、組織活動情形、人員隸屬關係與溝通路線等。組織中不同的單位，在圖中均可詳見。其特性包括：

1. 工作分配：每一位置表示給予個人或次級單位的工作量。
2. 管轄連鎖線：表示上級及下屬的關係，誰應向誰報告，誰是有權力的。
3. 描述應完成工作的形式。
4. 根據工作部門來歸類（部、單一單位）。
5. 管理層級：表示個人和整個管理的層級。

四、組織結構型態

(一) 依職權分類

1. 集權組織：當**權力集中於主管身上而組織內授權程度極低**時，即謂之「**集權**」。集權者須對員工採嚴密監督的方式，因此主管的管理幅度不宜太大，因此使得組織結構型態呈現高聳型。**越高聳型的組織結構，越傾向官僚式，也越集權式**。組織的層級多，溝通路線長；部屬之教育程度低，又非教育性質，管理上亦傾向集權。
   (1) 適用：財物管理、人事管理、處理例行而有規律之事務，和**緊急情況**時。
   (2) 優點：
      A. **決策效率化**，較易達成一貫的政策，**易於管理**。
      B. 減少授權及其相關風險。

C. 因單位合併，可**精簡人員及設備，避免重複浪費**。

D. **部門內或部門間的衝突減少**。

(3) 缺點：忽略部屬的個人行為領導，影響成員工作士氣及工作績效，繼而造成員工離職率增加。

2. 分權組織：**當權力不集中於主管身上，主管將權力授與部屬時**，即謂之「**分權**」，通常**決定權會下移至較低層管理職位**，例如**單位護理長做預算計畫**。各階層人員有較多的自主權，主管對部屬的掌控性低，故其管理幅度可增加，使得組織結構型態為扁平型。無一定範圍或規律者則可授權給部屬，運用此型態之機構，對員工監督較少，強調結果甚於過程。**部屬的教育程度高、能獨立判斷和決策，管理上傾向分權**。

(1) 適用：醫療作業、物品預算和病人個案護理。

(2) **優點**：

A. 能鼓勵和培養優秀的管理人才。

B. 各階層的單位主管有較大之自主權。

C. 分權下，各單位可發揮專才、全力以赴。

D. **因職權和職責的階層完整化，提升組織績效**。

E. 各類專業人員共同參與病人照護的決策。

F. 決策者較了解問題所在，對解決問題省時且有效率。

G. **員工覺得自由且受尊重，工作有動機及投入感**。

(3) 缺點：

A. 部門內或部門間的溝通協調成本增加。

B. 部門內或**部門間的衝突增加**。

(二) 依架構特性分類

1. 簡單結構 (simple structure)：**此結構為一扁平式組織** (flat organization)，**組織層級少，結構簡單，複雜性低**，通常只有一、二層級，組織內的任何一個人皆須向最高主管報告，但權力集中於一人身上，為此組織之缺點（圖 3-1）。醫院如將護理部副主任、督導長與護理長職權合併，使得護理層級分為主任－護理長－護理師此即為**扁平式組織**。
   (1) 適用：適用於規模小，業務單純之行業或組織，如私人家庭企業、私人診所等。
   (2) 優點：此種組織運作較具彈性，可迅速反應情勢變化，營運成本較低。
   (3) 缺點：權力過度集中，且管理者要處理的資訊過多和過忙，無人幫忙分擔其工作。

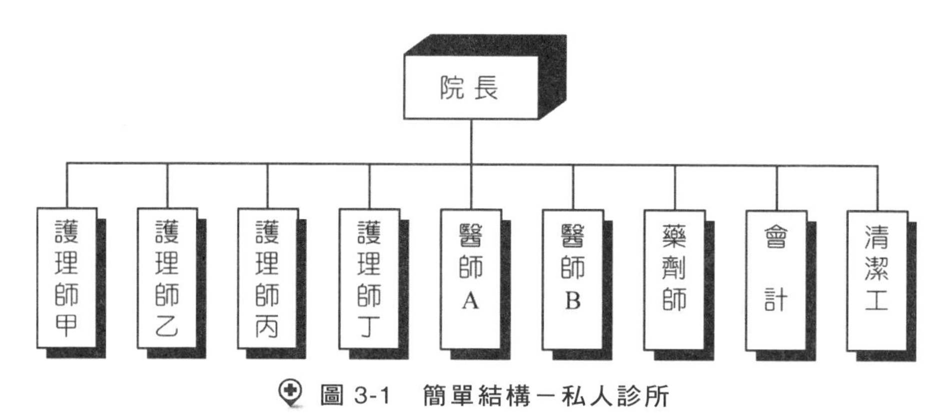

圖 3-1 簡單結構－私人診所

2. **功能式結構**(functional structure)：此結構是針對大型組織所設計的，**將具備類似功能性專長的工作人員集合在同一個部門或單位**。例如在院長之下分內科部、外科部、營養部及護理部等，**其幕僚人員僅作建議不做決策**（圖 3-2）。

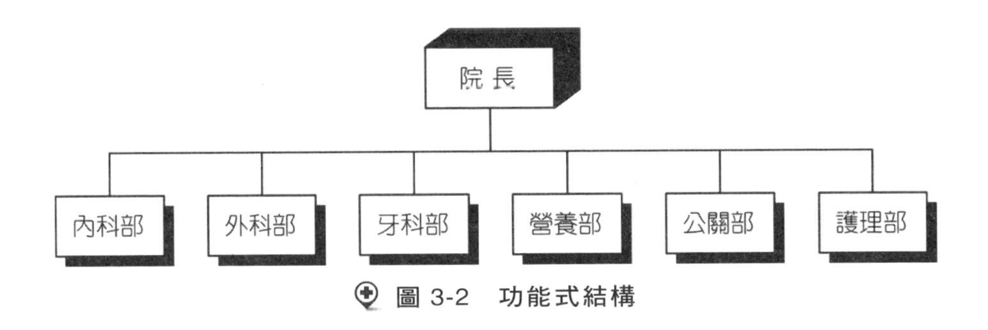

圖 3-2 功能式結構

(1) 優點：人才專業化，避免人員及設備重複，且因背景相同，溝通較易。工作人員努力的目標一致，易發揮互助合作的團體精神。

(2) 缺點：較缺乏彈性，**對整體目標的認同度較低，易有本位主義之現象。**

(3) 適用：單一產品的組織，如醫院、學校等。

3. 部門式結構(divisional structure)：又稱科**層式結構**(hierarchy structure)／**官僚式結構**(bureaucratic structure)。**此組織結構的特性是重視規章制度，組織的一級單位彼此互相獨立**，單位主管不僅負有該單位策略性與作業性決策之職責，同時也負責該單位的績效。官僚式的行政體系代表集權與階級化的管理，**有金字塔型與直線－幕僚型等兩種基本型態**。其特質包括：分工合作、職權分明、管理階層化、業務部門化（圖 3-3）。

(1) 適用：大規模且多產品或多市場的組織，如大型綜合醫院。

(2) 優點：組織中每位成員均易了解其所處的地位及工作任務與目標，且注重成果。

(3) 缺點：較未顧及人性面，層級過多造成意見反應不易。

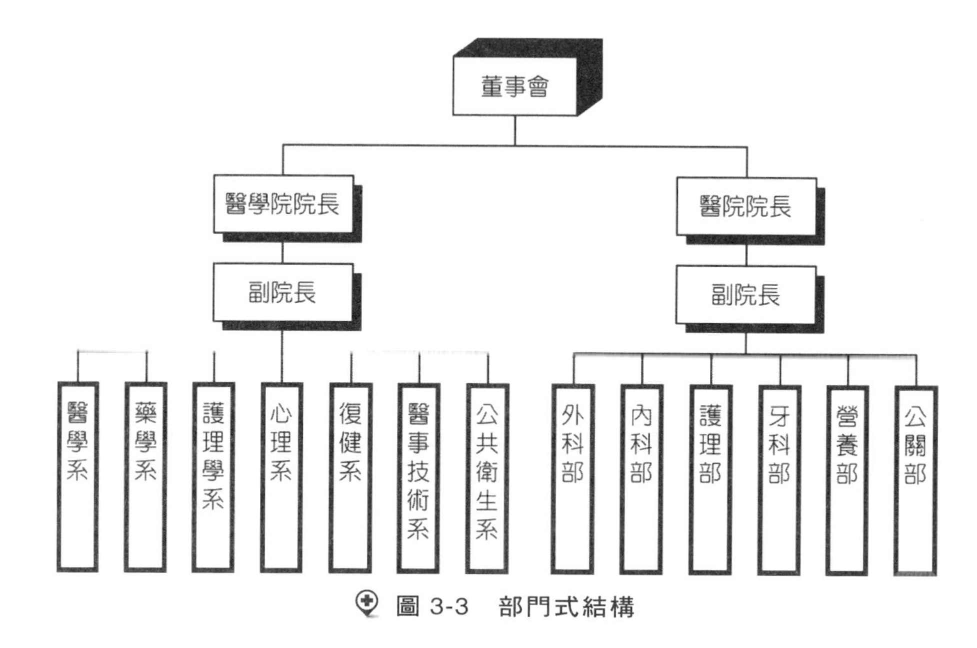

圖 3-3　部門式結構

4. **矩陣式結構(matrix system)：綜合部門式和專案小組結構的優點，包括縱向與橫向兩種命令路線；縱向權威為直線式階層制度之各部門主管，橫向的水平式分工為計畫（或專案）小組的專家們**，因此，同時具有兩位上司（圖 3-4）。
   (1) 適用：具多項產品或計畫的組織，由部門主管和專案主管達成組織目標，如醫院內的加護中心、麻醉科等。
   (2) 優點：計畫小組的專家們可以為兼任或專任，**在人力運用上深具彈性，且計畫小組成員擁有充分授權的分權制度下之決策權**。鼓勵各單位之互動交往，強化團結合作，使垂直及水平資訊的交流順暢。
   (3) 缺點：主管和專案主管間易產生衝突，因而造成員工接受指揮之路線混淆。

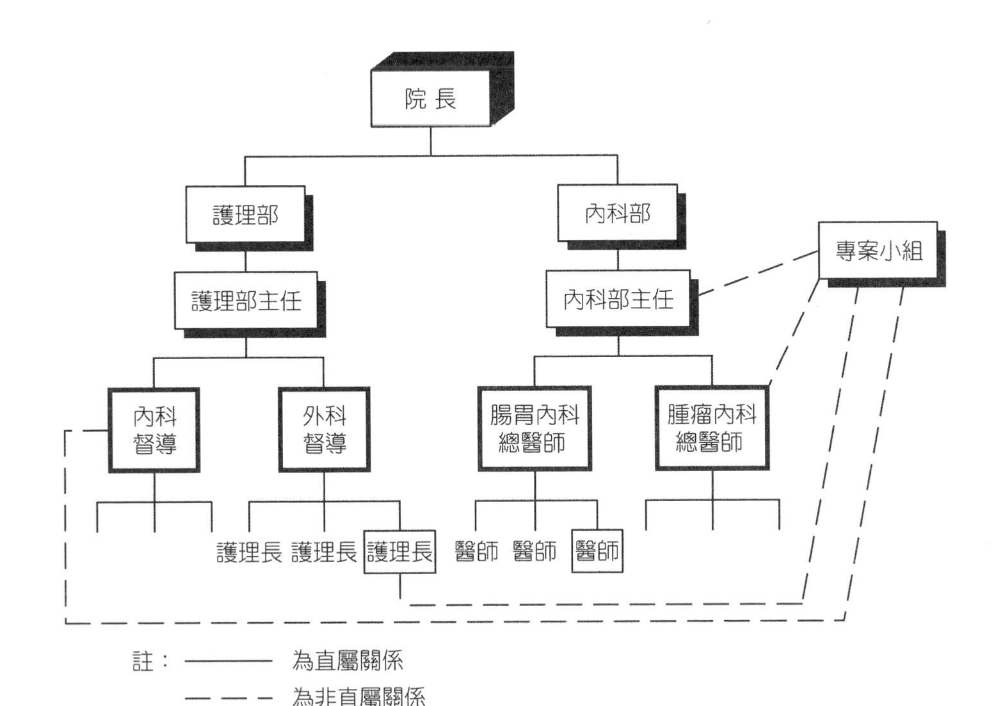

圖 3-4 矩陣式結構

5. 直線與幕僚式結構(line and staff structure)：金字塔型直線組織過分集中權力，而功能式組織又過分權力分散，所以，直線與幕僚式混合結構運用各種幕僚專家的支持，可以加強及改進金字塔型直線組織管理上的功能。直線表示直線職權，虛線表示幕僚職權（圖 3-5）。例如：**護理部聘請學者專家擔任督導或顧問，以協助推動護理師之研究發展**屬此結構。

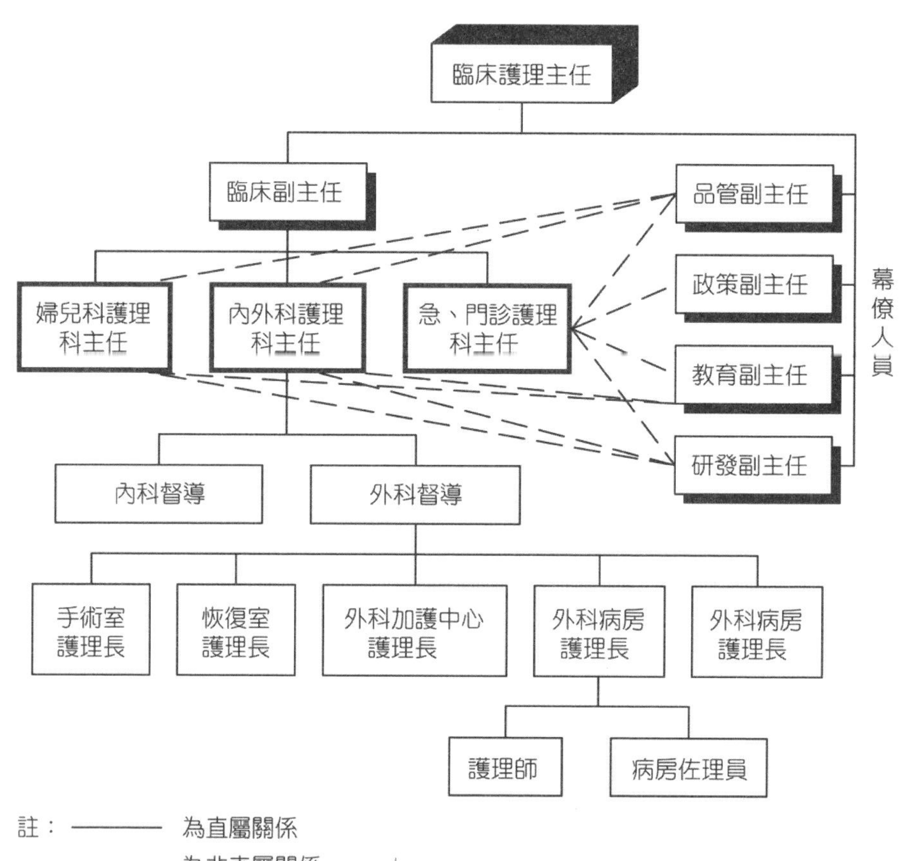

圖 3-5　直線與幕僚式結構

6. 專案小組結構(projection team structure)：專案小組或工作小組即是一群專業領域各異的專家，暫時集合在一起共同完成一項特殊的目標，或參與一項極重要且複雜性高的非例行任務。專案小組是屬於例外的、補償性、暫時性的，橫向附屬於現存的組織中。臨床上例如造口護理師、化學治療護理師、透析專科護理師、足部專科護理師、糖尿病衛教等，均非隸屬直線式組織之指揮路線（圖 3-6）。

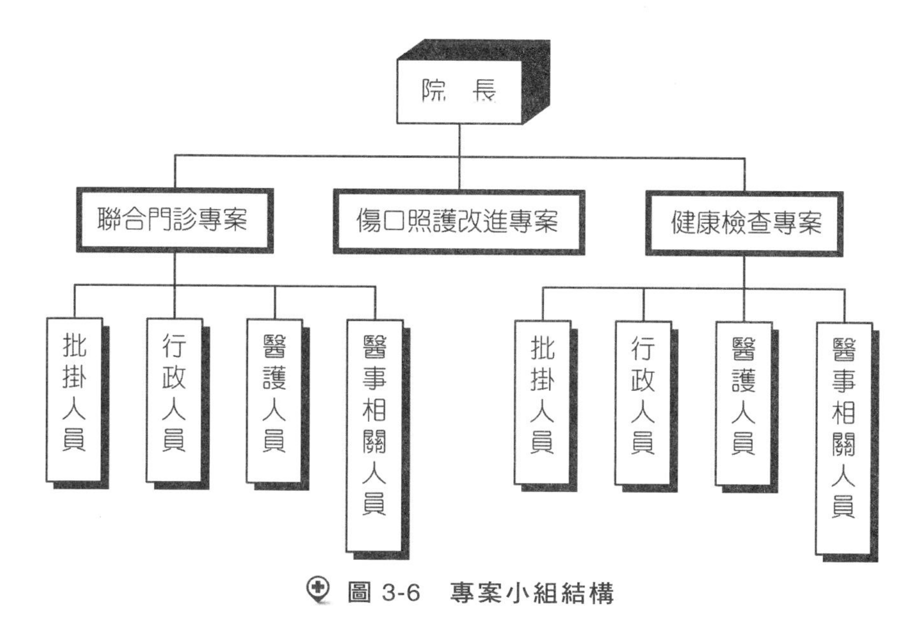

圖 3-6 專案小組結構

7. 委員會結構(committees structure)：一個機構，尤其是發展中的機構，有許多重要的專業計畫，很難指派組織中的哪個單位負責時，多以委員會的方式處理（圖 3-7）。

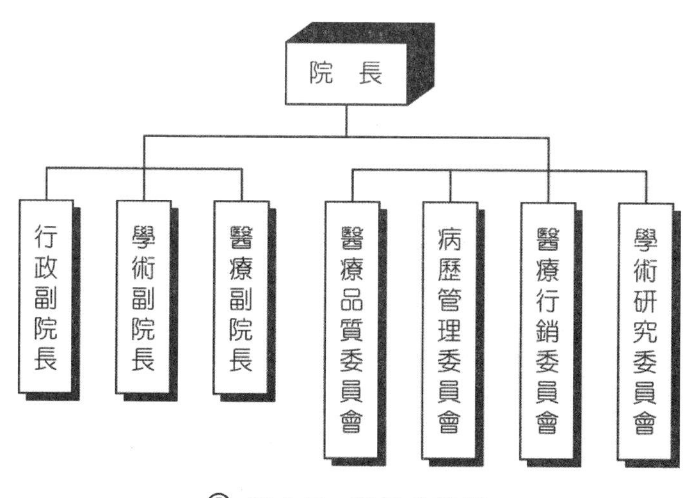

圖 3-7 委員會結構

表 3-4 組織結構的應用時機

組織結構	應用時機
簡單結構	規模小、形成中的組織（如：私人家庭企業、私人診所）
功能式結構	單一產品的組織（如：醫院、學校）
部門式結構	大規模且多產品或市場的組織（如：大型綜合醫院）
矩陣式結構	具有多項產品或計畫的組織，產品或計畫的完成相當依賴各功能性專家（如：**加護中心**、**麻醉科**）
工作團隊	具有特定時間需求和績效標準的工作，工作是複雜的，需要不同功能部門人員的知識（如：某計畫研究小組）
委員會結構	需要不同功能性部門的專家（如：品質保證委員會）

五、組織文化與氣氛

(一) 組織文化(Organizational Culture)

組織文化是經由社會化過程所獲得的共同體驗。意指組織中所創造、傳承及共享的一套價值觀(values)、信念(beliefs)、感覺(feelings)、規範(norms)及儀典(rituals)，這些可以用來解釋組織中的人際互動含意與社會實像。組織文化有下列幾項特性：

1. 組織文化能影響員工的行為與士氣，因此管理者應認知到組織文化的可控制與可變特性，加以控制及利用來增進組織績效。
2. 不易直接觀察，但能由組織的過程與成員的行為間接察覺或感受到。
3. 任何規模的制度都會有次級文化存在，並非單一文化的獨大，如來自組織層級分工、相仿的工作性質、人種、宗教信仰、同一監督者等。

(二) 組織氣氛

組織氣氛又稱為組織氣侯(organizational climate)，指的是組織成員對組織中環境、工作與成員彼此互動情形之下所感受到的感覺；其受到醫院的目標、工作、監督、非正式組織、成員互動的影響；且組織氣氛亦會影響員工的士氣與行為。**強化成就取向的組織氣候，較易使優秀員工留任。**

3-3 工作設計(Job Design)

工作設計是以達成組織的目標為最高指導原則，在組織現行的架構下，了解各種相關的作業程序、工作方法、時間標準、激勵與績效等相關性，再考慮個別的能力和限制、人際間的互動情形，以及如何應用科技等因素。工作設計的具體成果包括：**工作分析、工作說明書、工作規範和工作評價**等四項。由工作分析和評值可以達到下列目的：建立合理的薪資結構，爭取公平的報酬；建立工作規範；**作為人員任用、發展、晉升的參考**。

一、工作分析(Job Analysis)

工作分析為工作評價的第一步，乃是有系統的蒐集組織中各項工作的特質，包括任務、責任和內容等（此可做成工作說明書），**且分析擔任員工所應具備工作條件的內容，例如知識、技能、個人特徵等**（此可做成工作規範）（圖 3-8）。**工作分析的內容包括：**

1. **工作人員應做什麼**(what)：提出工作人員工作的項目與範圍。
2. **工作人員如何做**(how)：提出工作人員完成所需的方法。
3. **工作人員為何做**(why)：了解工作人員的動機及意願。**提供工作人員了解擔任工作的經驗背景及可能發展、晉升的機會。**

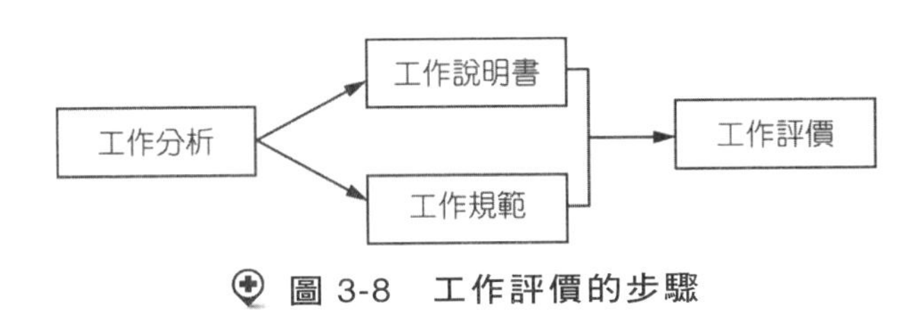

圖 3-8 工作評價的步驟

4. **有效工作必備的技能**(by what)：了解各項工作的困難程度及在工作中所占的重要性，以確定工作所需技能的性質、完成工作必備的條件。

二、工作說明書(Job Description)

工作說明書又稱為工作描述，旨在**描述一特定工作的責任、職權範圍及擔任此項工作的必備條件，是一種說明工作性質的正式文件；除了可做為新進人員的工作指引外，也可當作管理者績效考核的依據**。工作說明書的內容通常包括：

1. **工作識別：含工作職稱、工作地點、工作等級、工作部門等，說明其職務及職務的高低，如護理長、督導**。
2. **工作摘要：描述工作的目的、性質、責任範圍**。
3. **工作職責**：工作項目與職責的描述必須詳細、完整和合理。
4. **工作資格**：執行工作所需具備的條件及特質。包括知識、技能、態度、經驗等；亦包括工作環境、晉升的機會、任用期限等工作條件，以作為選用員工取捨的標準。

三、工作規範(Job Specification)

工作規範又稱為職位資格說明，是記載員工為能順利執行一項工作所應具備的最低條件或資格的書面規範。工作規範的內容通常包括：執行該工作所需的教育程度、知識與經驗、相關專業證照，以及語文表達、數理能力、體能狀況、人格特質和工作環境等。

四、工作評價

1. 工作評價是工作分析的延伸，它是一項程序，用來確定組織中各種工作間的相對貢獻度和價值；即是有系統的評價組織中每一職務的性質、工作情況，並決定各職務在整體組織中的等級。其目的在決定每一職務的相對價值，作為薪資的計算標準，以建立公平合理的薪資制度。
2. 工作評價的方法可分為：**質性分析**（工作排列法、工作分類法）**和量性分析**（因素比較法、評分法），詳見表 3-5：

表 3-5 工作評價的方法

分類	方法	說明
質性分析	**工作排列法／工作分級法** (job ranking)	1. 乃是將組織中各職務**依階層**或複雜性進行比較排列，例如將護理組織分為主任－副主任－督導－護理長－副護理長－護理師／護士 2. 此方法既省時又簡單，但只能顯示工作排列的順序，無法實際衡量工作的內容
	工作分類法 (job classification)	1. 乃是依工作的資格、性質將職務予以分級。分級的級數可依組織大小、工作所需的技術及責任來決定 2. 優點為級數明確，且相同的級數給予相同的薪資。但同一級數的工作可能涵蓋部分高級數職務與部分低級數職務，易引起不滿 3. 質性的分析評價方法較趨於主觀的判斷比較
量性分析	**因素比較法** (factor comparison)	1. **為依工作因素比較及分析組織中各個職務，以可報償因素進行比較** 2. 因素比較可同時分析各職務層級和薪資層次，例如依**季麗絲**(Gillies, 1989)**的分析，要成為護理長最重要的因素為責任**，如表 3-6 3. 若要精確的訂出各因素應付予的薪資，則**非常耗時**

表 3-5 工作評價的方法（續）

分類	方法	說明
量性分析（續）	評分法／點數法 (point system)	1. 此法被廣泛使用；做法是將每一因素分為不同的級數，並給予相對評分，再決定各因素在工作中相對的權數（所占的百分比），最後加以評分，換算成點數，每個工作的總點數即可算出，每點以若干金額表示，即可算出每個職位應得的薪資 2. 此為定量分析，能較準確的分析工作及建立薪資給付制度 3. 適用於因素條件類似的機構組織，如醫療體系

五、工作設計

1. **工作豐富化**：垂直方向改變工作職務，給予員工更多自主權與責任。
2. **工作擴大化**：水平方向改變工作職務，擴大工作的範疇，有利於實施工作輪調。
3. **工作輪調**：水平方向改變工作職務，職稱不變。
4. **工作再設計**：利用工作分析，重新定義工作或職務，確認出新的工作職責和職權

3-4 薪資報酬

員工的薪資、賞識或晉升等報酬率，對每位員工皆有特定的價值和重要性，而金錢是最重要的「激勵因子」。Swansburg 與 Swansburg (2002)的研究指出，以工作成果為基礎的給薪方法，比按照時間敘薪的方式多增加 29~63%的工作產能，故機構的管理者應有適當的薪資管理辦法，以有效的增加員工的工作績效。

在理想的狀況下，護理人員所得到的薪資應該要能反映出其在工作上的努力，如此才能降低對工作的不滿意和離職率。員工關心其得到的薪資，當薪資不能達到預期的希望時，會出現焦慮、不安、孤單等現象。**1975 年李維(Livy)的研究顯示員工所得與期望差距在±3%以內，表滿意；差距達±10%或超過期望時會感到不安；當差距超過 20%時，可能會離開工作**。

傑克斯(Jaques)指出，員工的工作滿意度取決於三者的相互關係，包括：能力(capacity, C)、生產力(work productivity, W)及報酬(pay level, P)。三者的關係不同，會產生不同的反應，詳見表 3-6。

表 3-6 能力(C)、生產力(W)和報酬(P)之相關性

類型	說明
C＝W＝P	**能力、生產力、報酬在平衡狀態時，則會視為合理的報酬**
P＞C＝W	**報酬超過能力和生產力時，會產生罪惡感**
C＝W＞P	**報酬不及能力和生產力時**，則**感到衝突，付出和所得不平衡，而逐漸疏離工作和組織目標**
P＞W＞C	報酬超過生產力，生產力超過能力，則因能力不足而**產生心理壓力**
W＞C＞P	**報酬低於能力，能力低於生產力，是對員工的一種剝削懲罰，員工易生不滿**
P＞C＞W	報酬超過能力，能力亦超過生產力，則有能力者會因從事無法發揮潛能之工作，而**感到焦慮不安**

QUESTION 題庫練習

3-1 組織理念與概念

1. 下列何者是組織最應注重，也是最寶貴的資源？(A)人 (B)績效 (C)資金 (D)設備。 (98專高二)
2. 護理部宜強化下列何種組織氣候，較易使優秀員工留任？(A)成就取向 (B)隸屬取向 (C)關係取向 (D)老闆取向。 (99專高二)
3. 有關組織之敘述，下列何者錯誤？(A)只要有組織架構即可，可以不受法規的限制 (B)需具特殊專長的人集合在一起 (C)可分為中央集權與扁平組織 (D)可具有正面與負面影響。 (99專高二)

   解析 組織應有規範，並依據法律規章而組成。
4. 有關組織目的之敘述，下列何者錯誤？(A)集合個人資源，發揮最大效果 (B)借他人之長補己之短 (C)利用團隊達成組織目標 (D)由個人單獨完成組織目標。 (100專高二)

   解析 由一群人分工合作達成目標。
5. 以唐肯(Duncan)的定義，書寫組織任務宣言時，應以下列何者的需要為主要依據？(A)工作人員 (B)政府 (C)老闆 (D)顧客。 (103專高一)
6. 醫院將護理部副主任、督導長與護理長職權合併，使得護理層級分為主任－護理長－護理師，此為何種組織結構？(A)高聳組織 (B)扁平組織 (C)矩陣組織 (D)中央集權組織。 (104專高二)

   解析 (B)簡單結構為一扁平式組織，組織層級少，結構簡單，複雜性低，通常只有一、二層級，組織內的任何一個人皆須向最高主管報告，但權力集中於一人身上，為此組織之缺點。
7. 有關使命(mission)的敘述，下列何者正確？(A)必須是專一特定的性質 (B)可以隨情況作機動性改變 (C)不見得與市場有所關聯 (D)代表組織存在的意義。 (106專高二)

解答： 1.A 2.A 3.A 4.D 5.D 6.B 7.D

解析 使命（宗旨或任務）乃是組織存在的主要目的，亦是組織工作的方向及目標，每一個成員應對組織要發揮的功能有所認識。

8. 下列何者不屬於「組織文化」中的含義？(A)組織氣氛 (B)組織創造力 (C)組織經費 (D)組織價值觀。 （106專高二）
9. 有關組織願景、價值觀、理念與使命的敘述，下列何者正確？(A)願景是一個組織未來想要達成的目標指引 (B)在組織內，由每一位員工設定組織的價值觀 (C)理念是組織的中心目標，提供員工明確方向 (D)使命是一個組織存在的理由及未來的圖像。 （111專高二）

   解析 (B)組織的價值觀同時也是組織的中心思想；(C)理念是組織的中心思想和信念；(D)使命是組織存在的理由、工作方向及目標。

10. 有關願景內涵的敘述，下列何者最適宜？(A)願景是組織存在的主要目的，讓員工知道組織的方向 (B)願景是組織成員的共同信念，讓員工的行為有所依據 (C)願景是組織追求的終極目標，讓員工知道未來的展望 (D)願景是組織活動的步驟，讓員工清楚了解工作的順序。 （112專高一）

解答： 8.C 9.A 10.C

3-2 組織結構

1. 依照員工的態度、情緒或喜好而形成的組織型態為下列何者？(A)正式組織 (B)非正式組織 (C)部門化組織 (D)矩陣組織。 （104專高一）
2. 下列何者不是醫院護理部採分權式組織結構的優點？(A)可培養優秀人才 (B)增加人員的流動率 (C)各階層主管有較大自主權 (D)問題解決省時與有效率。 （105專高一）
3. 我國現行最高衛生行政機關為下列何者？(A)國民健康署 (B)衛生局 (C)勞動部 (D)衛生福利部。 （106專高一）

解答： 1.B 2.B 3.D

4. 醫院設有營養部、醫療部、護理部等。這是屬於何種組織型態？(A)扁平式結構 (B)功能式結構 (C)矩陣式結構 (D)幕僚式結構。

解析 功能式結構是針對大型組織所設計的，將具備類似功能性專長的工作人員集合在同一個部門或單位。 (106專高一)

5. 某100床之醫院，其護理師專業成熟度及自主性高，下列何種組織結構較適宜？(A)官僚式組織 (B)矩陣式組織 (C)扁平式組織 (D)集權式組織。 (106專高二)

6. 加護中心護理師在人力資源管理屬護理部管轄，但在病人照顧政策是接受加護中心主任領導，下列何者是此種組織結構？(A)功能式結構 (B)部門式結構 (C)矩陣式結構 (D)扁平式結構。

解析 矩陣式結構包括縱向與橫向兩種命令路線；縱向權威為直線式階層制度之各部門主管，橫向的水平式分工為計畫（或專案）小組的專家們。 (106專高二補)

7. 院長之下分內科部、外科部、營養部及護理部等，此屬於下列何種組織結構？(A)幕僚式 (B)功能式 (C)專案式 (D)矩陣式。

(107專高一)

8. 對於組織控制幅度(span of control)的敘述，下列何者正確？(A)可以了解組織內成員關係的複雜程度 (B)可以了解組織員工依循標準化的程度 (C)可以了解組織集權的狀況 (D)可以決定人員配置的層級與數量。 (107專高一)

解析 使命（宗旨或任務）乃是組織存在的主要目的，亦是組織工作的方向及目標，每一個成員應對組織要發揮的功能有所認識。

9. 醫院護理部延聘學者擔任顧問，協助指導同仁從事護理研究，這是屬於官僚式組織(bureaucracy organization)中何種類型？(A)金字塔型 (B)高聳型 (C)扁平型 (D)直線幕僚型。 (107專高二)

解答： 4.B 5.C 6.C 7.B 8.D 9.D

10. 有關組織結構與授權原則的敘述，下列哪一項最為適切？(A)組織結構越趨向扁平化時，應增加授權的程度 (B)組織結構越扁平時，控制幅度越小，決定權集中在最高主管 (C)組織規模越大，宜採分權式，可以聽到不同意見 (D)金字塔型組織的職權是由上向下遞增。 (108專高一)

11. 護理督導長負責督導的單位數是屬於下列何者？(A)組織結構 (B)管轄幅度 (C)組織溝通 (D)階層範圍。 (108專高二)

12. 在醫院組織結構中，下列何者不是集權(centralization)的優點？(A)決策效率化，易於管理 (B)職權和職責階層完整化 (C)減少部門間衝突發生的機會 (D)人員、設施可以精簡。 (109專高一)

解析 (B)是分權的優點。

13. 醫院為了推動和提升全院性醫療品質，讓原本在護理部中負責品質管理的督導長，同時也參與醫院品管中心的業務。此種組織結構的設計是屬於下列哪一種類型？(A)矩陣式 (B)扁平式 (C)同僚式 (D)分權式。 (109專高一)

解析 (A)綜合部門式和專案小組結構的優點，包括縱向與橫向兩種命令路線；縱向權威為直線式階層制度之各部門主管，橫向的水平式分工為計畫小組的專家們，因此同時具有兩位上司。

14. 為提升醫院的研發能力，醫院集結各領域的研究創新人才，組成一個新的育成中心。此種組織結構設計屬於下列何種類型？(A)矩陣式 (B)功能式 (C)直線－幕僚式 (D)扁平式。 (110專高一)

解析 (B)此結構是針對大型組織所設計的，將具備類似功能性專長的工作人員集合在同一個部門或單位。

15. 某醫院癌症中心副主任在組織架構中屬於癌症中心，但升遷、薪水發放屬於護理部。此種組織結構是屬於下列哪一種？(A)直線式組織結構 (B)幕僚式組織結構 (C)矩陣式組織結構 (D)委員會式組織結構。 (110專高二)

解析 可知癌症中心是護理部調派人力協助的單位，若癌症中心任務完成，副主任回歸護理部管轄，故為矩陣式組織結構。

解答： 10.A 11.B 12.B 13.A 14.B 15.C

16. 有關「非正式組織」的敘述，下列何者正確？(1)對正式組織會產生影響力 (2)組織的組成需明文規定 (3)是一群能增加工作知能的人 (4)因利害關係結合在一起 (5)需有決策者做規劃領導。(A)(1)(2)(3) (B) (3)(4)(5) (C) (1)(3)(4) (D) (2)(4)(5)。（111專高一）

解析 (2)(5)非正式組織是以影響力來領導，行為規範來自成員心中，不需明文規定。

17. 當醫院發生緊急事件時，為講求時效，需採行下列何種組織結構型態較適宜？(A)簡單式結構 (B)功能性結構 (C)集權式結構 (D)扁平式結構。（111專高一）

18. 某護理長負責護理部的品質管理作業，同時負責醫品部的根本原因分析專案業務，此為下列何種組織型態？(A)直線型組織 (B)扁平式組織 (C)幕僚型組織 (D)矩陣式組織。（111專高一）

19. 有關組織管轄幅度的設計，下列敘述何者正確？(A)環境越複雜，管轄幅度應該越大 (B)充分授權的組織，管轄幅度應該越小 (C)工作越重要，管轄幅度應該越小 (D)工作性質變化越大，管轄幅度應該越大。（111專高二）

解析 (A)環境越複雜，管轄幅度應越小；(B)越充分授權的組織，管轄幅度可越大；(D)工作性質變化越大，管轄幅度應越小。

20. 有關組織結構的敘述，下列何者正確？(A)扁平式組織的營運成本比較高 (B)矩陣式組織是按專案需求組成 (C)科層式組織最能反映同仁意見 (D)委員式組織可提升決策的品質。（112專高一）

解析 (A)扁平式組織結構簡單，營運成本較低；(C)層級多、制度官僚，意見反映不易；(D)能集思廣益、強調決策的執行，但易發生妥協，造成決策品質下降。

21. 對於分權式組織特性的描述，下列敘述何者最適宜？(A)會使員工的工作士氣較為低落 (B)適合大型機構，可省人力支出 (C)會使員工覺得自由度高且受尊重 (D)會增加決策過程之時效性和品質。（112專高一）

解答： 16.C 17.C 18.D 19.C 20.B 21.C

解析 (A)會使員工覺得受尊重，有工作動機及投入感；(B)適合扁平型組織；(D)會增加部門內或部門間的溝通協調成本。

22. 喜歡一起旅遊、唱歌的同仁聚集組成的組織稱為：(A)功能式組織 (B)非正式組織 (C)部門化組織 (D)矩陣式組織。

解析 非正式組織是人員相互接觸、交流下，聚集形成的認同關係，成員間有相近之喜好和價值觀。 (112專高一)

23. 有關組織控制幅度(span of control)的敘述，下列何者正確？(A)可依單位績效高低調整組織控制幅度 (B)工作人員能力有限控制幅度不宜擴大 (C)控制幅度大能有效掌握資訊提升效率 (D)控制幅度小會顧此失彼影響目標達成。 (112專高一)

解析 (B)控制幅度的限度並沒有絕對標準；(C)幅度大反而使資訊過多不易掌握；(D)控制幅度過大會影響目標的達成。

24. 組織成員只向一位主管負責，且有明確工作職掌及呈報系統，符合下列何種組織結構設計的原則？(A)保持彈性原則 (B)任務權宜原則 (C)維持平衡原則 (D)單一指揮原則。 (112專高二)

25. 組織重視規章制度，強調明確層級關係，成員職責明確，組織功能高度分工，屬於下列何種組織結構？(A)簡單式結構(simple structure) (B)科層式結構(bureaucratic structure) (C)功能式結構(functional structure) (D)專案式結構(project structure)。

解析 (A)即扁平化組織；(C)依照各單位功能分工；(D)組成組織外的專案小組。 (112專高二)

26. 關於有效授權的原則，下列敘述何者正確？(A)授權給資深護理師後，要絕對信任不要追蹤 (B)可以私下拜託資深護理師協助行政工作 (C)授權之前需先提供資深護理師教育訓練 (D)同時授權二位資深護理師相同任務以提升效率。 (112專高二)

27. 下列何種組織結構最適合規模小且複雜性低的護理之家？(A)專案式結構 (B)矩陣式結構 (C)簡單式結構 (D)科層式結構。

解析 (A)(B)為完成特定任務，由各單位調派人員，任務完成後歸建；(D)適合較大型的組織，如醫院。 (113專高一)

解答： 22.B 23.A 24.D 25.B 26.C 27.C

3-3 工作設計

1. 有關描述特定之工作責任、職權範圍及擔任某項工作所需具備的條件文件，下列何者正確？(A)護理技術標準手冊 (B)工作說明書 (C)護理常規手冊 (D)工作規範。 (105專高一)

2. 組織工作說明書的內容，下列何者最不應包含在內？(A)具備愛心、耐心及經濟能力 (B)具大專（含）以上護理學歷 (C)具有護理師或護士證照 (D)須要輪值晚夜班。 (106專高二)

解析 工作說明書旨在描述一特定工作的責任、職權範圍及擔任此項工作的必備條件。

3. 醫院中將護理組織分為主任－副主任－督導－護理長－副護理長－護理師／護士，此工作評價的方法，下列何者正確？(A)因子比較法(factor comparison) (B)工作分級法(job ranking) (C)工作分類法(job classification) (D)點數系統法(point system)。

解析 工作分級法(job ranking)乃是將組織中各職務依階層或複雜性進行比較排列。 (106專高二)

4. 有關完整工作設計對組織目標的影響，下列敘述何者正確？(A)工作就是從做中學習不需要提供員工培訓 (B)工作擴大化可以為組織節省人事成本的經費 (C)工作說明書的內容，可做為員工懲戒的依據 (D)工作項目越完整，越能找到符合需求的員工。 (111專高一)

解析 (A)需適時辦理教育訓練以達成組織目標；(B)應讓工作簡單化以提高工作效率；(C)工作說明書是工作職位的內容與性質的書面文件。

5. 利用工作分析，重新定義工作或職務，確認出新的工作職責和職權，屬於下列何種工作設計？(A)工作擴大化 (B)工作再輪調 (C)工作再設計 (D)工作豐富化。 (111專高一)

6. 為擴大護理師視野，採水平方向改變工作職務，職稱不變，屬於下列何種工作設計方式？(A)工作擴大 (B)工作輪調 (C)工作再設計 (D)工作豐富。 (111專高二)

解答： 1.B 2.A 3.B 4.D 5.C 6.B

7. 有關機構工作說明書的內容，下列何者最不適宜包含在內？(A)具有護理師證照、各項專長訓練及護理學歷　(B)達成主管交辦任務，以利單位事務順利推展　(C)依病人需要擬定個別性照護計畫與執行評值　(D)需載明個人婚姻狀況、家庭背景及經濟能力。 (112專高一)

解析 工作說明書主要涵蓋工作識別、工作摘要、工作職責、工作資格等項目，不包含個人隱私項目。

解答： 7.D

3-4 薪資報酬

1. 確認護理長之薪資層次最重要的工作表現因子為何？(A)技術需求　(B)工作情況　(C)責任　(D)身體需求。 (102專高二)

解析 護理長之薪資層次的工作表現因子依次為責任、精神需求、技術需求、身體需求、工作情況。

2. 工作報償與工作滿意的關係可以從能力(capacity, C)、生產力(work productivity, W)及報酬(pay level, P)三者來決定，下列有關這三者間關係的敘述，何者錯誤？(A)當P＞C＝W：員工薪資高但能力不足而不會心生罪惡感　(B)當C＝W＞P：員工能力佳薪資過低會感到衝突，而漸疏離工作及組織目標　(C)當P＞C＞W：有能力的員工會因從事無法發揮潛能之工作，產生焦慮與不安　(D)當W＞C＞P：是對員工的剝削或是對員工的處罰，員工會心生不滿。 (102專高二)

解析 當P＞C＝W：報酬超過能力、生產力，會出現罪惡感。

3. 季麗絲(Gillies)引述傑克斯(Jaques)的理論，提出能力(C)、工作績效(W)與薪資等級(P)三者來決定員工工作滿意度，以下何者是護理人員認為最合理的？(A)P＞W＞C　(B)W＞C＞P　(C)C＝W＝P　(D)C＝W＞P。 (103專高二)

解答： 1.C　2.A　3.C

解析 (A)薪資等級超過工作績效，工作績效超過能力，則因能力不足而產生心理壓力；(B)薪資等級低於能力，能力低於工作績效，是對員工的一種剝削懲罰，員工易生不滿；(D)薪資等級不及能力和工作績效時，則感到衝突，付出和所得不平衡，而逐漸疏離工作和組織目標。

4. 有關薪資與工作滿意度之關係，C代表工作能力(capacity)、W代表工作表現或成果(work performance)、P代表薪資等級(pay level)，下列何種關係形式會讓員工感到衝突而逐漸疏離工作與組織目標？(A)P＞C＝W (B)C＝W＞P (C)P＞W＞C (D)W＞C＞P。 (104專高一)

解析 (A)會產生罪惡感；(B)則感到衝突，付出和所得不平衡，而逐漸疏離工作和組織目標；(C)生產力超過能力，則因能力不足而產生心理壓力；(D能力低於生產力，是對員工的一種剝削懲罰，員工易生不滿。

5. 某醫院以職級N的薪資聘請職級N2的護理師執行職級N4護理師的工作，會產生下列何種狀況？(A)護理師有被剝削懲罰的感覺 (B)護理師產生嚴重心理壓力 (C)護理師產生罪惡感 (D)護理師感到焦慮不安。 (104專高一)

解析 (A)是W＞C＞P：報酬低於能力，能力低於生產力，是對員工的一種剝削懲罰，員工易生不滿。

解答： 4.B 5.A

人力資源管理

出題率：♥♥♥

人力資源管理概念

招募與甄選
- 招　募
- 甄　選

人員發展
- 目　的
- 教育訓練種類

排　班
- 排班的目標
- 排班規則與型態
- 上班時數的種類

護理模式

病人分類與護理人力
- 病人分類系統的定義
- 病人分類系統的功能
- 醫學上之病人分類系統
- 護理上之病人分類系統
- 護理時數

倦勤與流動
- 倦　勤
- 流　動
- 自願性及非自願性離職
- 穩定率

激　勵
- 激勵理論
- 激勵技巧
- 激勵理論的實際應用

護理人員專業能力進階制度
- 護理專業的成長
- 各級護理人員的工作職責
- 臨床專科護理師和個案管理師
- 臨床進階制度

Nursing Administration

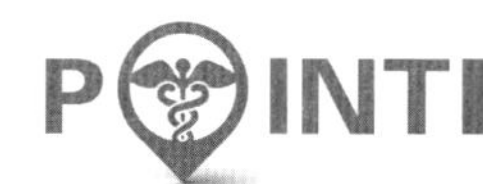

重點彙整

4-1 人力資源管理概念

1. 人事管理可說是人力資源管理的前身，人事管理僅包含人員的任用規劃、調派安排以及人員教育及訓練；80 年代後慢慢建構起的人力資源管理含括人力資源的獲得、運用至維護等一切過程與互動（表 4-1）；利用人力資源分析策略之規劃及作業，使之與人員的招募、留任、發展和適當運用等方法相結合，以藉此達成組織目標。**人力資產是企業的總資產中最重要的**。護理人力資源管理的目標主要為提升工作和生活的品質、建立符合法規要求的制度，及提高護理生產力。

2. 在人力資源管理體系中，設計員工行為規範可以使組織成員導向共同行為和工作習慣。成功的行為規範設計應與組織理念一致、**合理合法**、**普遍適用**、**具體簡潔**、針對不良行為、詳細具體。

3. 為解決護理人力短缺問題，可運用彈性人力資源管理策略：
   (1) **數量彈性**：如合理的三班人力配置、彈性工時和班別、**工作分享制**（2 人做一份工作但 2 年年資折算為 1 一年）、建立浮動人力庫、複合式護理照護模式、雇用多技能護理師等。
   (2) 職能彈性：如教育訓練、工作多樣化、整合跨團隊職能等。

表 4-1 人力資源管理與人事管理

項目	人力資源管理	人事管理
基本理念	1. **強調人力發展** 2. **視員工為有價值的資源** 3. 是一種整合式的組織，**強調勞資雙方的平等和和諧關係**	1. 強調適才適所 2. **視員工為一種成本負擔** 3. **勞資關係是一種從屬和對立的關係**
特徵	1. 充分授權，而非一味的控制 2. 為達成整體目標策略之一 3. 員工有潛力，足以協助公司的成長 4. 管理者與非管理者都將從組織的成功獲得共同利益	著重於成本控制
重視內容	1. **強調員工主動參與組織的經營策略與目標的訂定** 2. 對內、外在環境的變化能積極主動的採取因應策略 3. 建立人力資源管理制度的流程 4. 強調人力資源管理及系統化、員工生涯規劃和**人力資源發展與培育**等	1. 強調透過績效考核鞭策員工 2. 提供適當執行各單位病人所需之護理照護的人力，因此會直接影響到護理部門之預算、護理品質，甚至流動率等

4-2 招募與甄選

欲在醫療機構職業，必須先通過**護理師國考**，考取護理師證照，作為**執業資格辨識及執業能力的證明，並能依法得到就業保障**。

一、招募(Recruitment)

(一) 招募方式

護理人員的招募方式可分為二種：內部招募和外部招募，其優缺點詳見表 4-2。

表 4-2 護理人員招募方式

方式	優點	缺點
內部招募	1. 可節省刊登招募訊息及面談的費用 2. 可激勵現有員工的士氣，減少環境介紹(orientation)的費用 3. 較了解現有候選人的工作習慣及成就	1. **引起員工互相競爭及戰鬥** 2. 缺乏新的觀點
外部招募	1. 新來者帶來不同觀點 2. 人力比內部多 3. 只要訓練一個人即可	1. 招募費用貴且耗時 2. 對新員工不了解 3. 影響內部士氣 4. 招募者必須要慎選，因此人代表機構及護理部的哲理、目標及對各項政策的執行

(二) 招募原則

1. 要先了解護理人員的總數及各單位數。
2. 要先訂定各種教育層級護理人員的百分比。如：職校、專科、大學、碩士、博士等百分比。
3. 要先訂定各種職位等級或年齡等級的百分比。如：護理長、督導等。
4. 要先訂定年資的需求。
5. 要先了解護理技能的需求。
6. 要先了解護理人員要同質化或異質化，即是否要來自同一學校。
7. 要先確定招募工作是否具有彈性，如一年一次或隨時可以。
8. 要先確定招募是公開甄選或其他方式。
9. 要先確定是以考試、面談或其他方式進行。

(三) 招募方法

1. **廣告：網路**、報紙、公布欄等。
2. **招募日：學校開放給求才機構一天，供求才機構介紹。**
3. 文宣：各校校刊或印宣傳單等。
4. **開放日**(open day)：**邀請相關人員到機構來**。
5. 舉辦繼續教育時，利用時間安排參觀醫院。
6. 員工推薦，他人推薦。
7. 考試。
8. 面談。

二、甄選(Selection)

甄選是對工作申請人的評定和選擇。可參考求職書、推薦函、證照、測驗（知能、健康、**理念及價值觀**）、面試等。應徵者最重視的是工作氣氛和諧、在職教育機會多和良好的護理品質。

4-3 人員發展(Staff Development)

在人力資源管理體系中，設計員工行為規範可以使組織成員導向共同行為和工作習慣。成功的行為規範設計應注意的原則包括須合理合法、具體簡潔和普遍適用。人員發展是為了維持或改進工作人員的工作績效和照護品質，故需提供完整的教育訓練。有效的護理人員發展所應用之教育概念和原則為：

1. 對於習慣性行為，應預先動搖老舊的概念，才能注入新觀念。
2. 鼓勵員工自我發現並接觸多樣的資訊和刺激。
3. 將員工日後可能遭遇的工作，或照顧問題做為再教育的主題。

一、目　的

1. **提升員工勝任工作之能力**(competence)：**協助部屬提升現有的能力，縮減現有能力與臨床實務差距**，使能符合臨床實務和專業發展所需。
2. 協助員工**適應新專業角色**。
3. **減少職業疲潰**(burnout)、**降低離職率**。
4. 使人員素質**符合專業團體的評鑑要求**。
5. **提升技術的專業層次**：依成人學習理論而設計發展課程時，應考慮項目如下：
   (1) **教授內容應以能立即應用為主**。
   (2) **以臨床經驗作為教學基礎**。
   (3) **訓練主題的選擇上應以問題為中心**。

二、教育訓練種類

(一) 職前訓練(Induction Training)

1. 目的：為了**防止剛畢業的護理人員對於實際醫院之護理工作產生現實震撼**(reality shock)。
2. 時間：訓練時間短，一般不超過 3 天。
3. 教育重點：在**介紹醫院和護理部的宗旨理念**(philosophy)、**目的**(purpose)、**組織**、**政策**、**環境**、**考勤規章**、**工作職責說明**、**緊急急難作業等**。
4. 評量方式：由傳統口試及筆試轉為著重實地技能考試，因此客觀結構式臨床技能評估(OSCE)越趨重要。而**直接觀察操作技術**(DOPS)則是臨床評分者直接觀察學習者的臨床實作能力，並給予評量、回饋，**最能評量學習者的專業實作能力**。

(二) 環境介紹(Orientation)

1. 目的：使**新進人員**在短時間內有系統、有組織的認識工作環境與性質，並能熟悉病房其他人員，以**加強其臨床工作能力**。
2. 時間：**1~3 個月**。
3. 教育重點：介紹醫院常用護理技術及常規，安排資深護理師或臨床護理專家個別輔導，或採臨床護理輔導員制度(preceptorship)。

(三) 在職教育(In-Service Education)

1. 目的：護理人員可隨時再教育與接受新知。
2. 時間：可不定期或固定時間舉辦。
3. 教育重點：以「個案為中心」的護理品質提升為主。內容有護理技術加強及新觀念、新儀器設備的介紹、護理的理論及新趨勢、急救護理、各科護理的學理與技術再教育或新知介紹等。

(四) 繼續教育(Continuing Education)

1. 目的：促進臨床護理人員學識與技術專業化，參加者必須**服務滿二年以上**。
2. 時間：3 天至 3 個月的短期教育或訓練課程。
3. 教育重點：在於護理人員的**臨床知識、技術及態度的提升**。課程項目如「加強醫護中心訓練班」、「手術室護理人員訓練」、「麻醉護士訓練班」、「護理研究」、「護理教育」等。

(五) 交叉訓練(Cross Training)

1. 目的：**在性質相似的單位建立平時相互輪替制度，促使護理人員有能力於需要時彼此間暫時支援。**
2. 時間：一般為 1 個月。
3. 教育重點：於性質相似的單位內擔任照護病患之護理工作，熟悉該單位的業務內容。

(六) 護理行政管理訓練(Nursing Management Training)

1. 目的：培養護理人員行政管理的基本概念與技巧。針對資深護理人員。

2. 時間：每年舉辦一次，為期 2~3 個月。

3. 教育重點：內容包括行政理論、領導統御、問題解決、決策、組織與機能、溝通技巧、成本與會計概念等。

(七) 組織發展(Organization Development)

1. 目的：適合高階層的**護理行政主管**。在組織發展計畫(organizational development program)上借重外來諮詢者(consultant)的目的，主要是藉著外來的刺激，以激勵團體的成長。

2. 組織發展進行的步驟：
   (1) 診斷組織問題(problem diagnosis)。
   (2) 收集資料(data collection)。
   (3) 組織中的成員認同此問題。
   (4) 組織成員贊成改變的過程，解決此問題。
   (5) 訓練工作人員，如外聘專家或工作人員進修學習。
   (6) 評估其績效。

4-4 排班(Scheduling)

一、排班的目標

排班的目標如下：

1. **達成以病人需要為基礎**的單位管理目標，以達到護理最高服務品質。

2. **達到人力運作的最大效果，希望以最少的人力來完成最多的工作，符合經濟成本，但也應考量護理人員之負荷。**

3. **配合單位需要，來安排適當、適時**、彈性的人力配置。
4. 對所有的工作人員均一視同仁，盡可能採**公平**原則，**勿視排班為獎懲工具**。
5. **使工作人員得以發揮其職業專才**。
6. 提升工作人員的滿足感，使工作人員對工作時數及排班的公平性感到滿意。
7. 使工作人員了解護理時數與病人護理所需之間的相關性，以**維護排班的彈性、穩定性及機動性**。
8. 考慮到病人及工作人員的獨特性及個別性的需要，例如：護理人員經常遲到，則單位主管**應先了解其原因，再安排適當的班別**。
9. 以勞基法、人員政策及合約為依據。
10. **排班具一貫性，經排定後除非特殊理由並經核可，否則不可任意更換**。
11. **班表應事先公布，以利人員安排處理私事**。

二、排班規則與型態

(一) 影響排班的因素

1. **護理人員的素質**。
2. **班別**：三班的**人力配置分為白班 50%、小夜班 30%、大夜班 20%（白班：小夜班：大夜班＝5：3：2）。假日比平常日人力需求為低**。
3. **醫院的政策**。
4. **排班方法**。
5. **護理的模式**。
6. **單位的特殊性**。

7. 必須符合相關的法令規定：有較直接關係的包括機構的內部法規、勞動基準法、性別平等法。

(二) 排班類型與方法

排班是管理者的主要責任之一，適當排班不僅有助護理人員維持良好的工作狀態，且能提供病人品質穩定的護理服務。排班時應注意到的原則包括：**穩定性**、**公正性**，且應**具彈性**、**經濟性**，使能維持**適當人力**、**提供最高的護理品質**。常見的排班方式與類型詳見表 4-3 及表 4-4。

表 4-3 排班的類型

類型	優點	缺點
集權式排班	**由護理部一級主管排班**，優點如下： 1. 減少護理長花費於排班的時間 2. 節省成本、善用資源、貫徹政策 3. **可依單位需要調派人力，可做較靈活及快速的安排**	排班者的主觀會造成的缺點： 1. 忽視員工的個別需求 2. 對各單位的需求無法完全了解
分權式排班	**由單位護理長排班**，是目前最常見之方式 1. **可配合單位的特性，做有效的人力安排** 2. 可依個別狀況彈性調整排班，以滿足個別需求 3. 減少複雜度	1. 護理長需花費許多時間 2. 護理長職責無法調派其他單位的人員，而無法靈活的運用人力
自我排班法	由護理人員自我排班，需依照單位人員共同訂出的要班原則排班 1. **提高工作人員的自主性**及工作滿意度，**降低離職率** 2. **護理長節省排班所需花費的時間** 3. **促進團體的向心力**，提高工作士氣 4. 促進主管與工作人員之間的溝通與關係 5. **工作人員要班的機率降低** 6. **工作人員的自覺性 (awareness) 增強，強化責任感**	需先擬訂單位的排班規則，否則引起衝突的機會增加，反而需要更多溝通協調的時間

表 4-4 排班方式

方式	說明
傳統式排班	最普遍的排班法，每星期或每個月由護理長依單位需要，安排每位員工的上班或休假
電腦資訊系統排班	此方法是依照單位原有的護理人力、護理型態、醫院的排班規則輸入電腦，每星期或每月一次安排員工的上班或休假
循環式（週期式）排班	**循環式排班為提供高品質護理最有效的排班法**。此方法是**護理長依單位病人的需要、護理人員數及政策等，制定排班模式**，每逢一固定週期循環使用此排班模式
包班制	在一個月內同樣的班別上滿一定的天數以上，則稱之包班，通常應用於小夜班和大夜班

三、上班時數

1. 上班時數的種類可分 4 小時班制、8 小時班制、10 小時班制、12 小時班制、part time 班和 on call 班。根據護理專家的研究，**12 小時制的上班時數可降低離職率及曠班率。**

2. 勞動基準法第 30 條第一項：勞工每日不得超過 8 小時，每週不得超過 40 小時。但其正常工作時間，雇主經工會或勞資會議同意後，可將 2 週內 2 日之正常工作時數，分配於其他工作日，但每日不得超過 2 小時，每週工作總時數不得超過 48 小時。

3. 勞動基準法第 32 條：雇主延長勞工之工作時間連同正常工作時間，**一日不得超過 12 小時**。延長之工作時間，一個月不得超過 46 小時。於第 30 條規定勞工工作採輪班制者，其工作班次，每週更換一次。但經勞工同意者不在此限。且於更換班次時，至少應有連續 11 小時之休息時間。

4-5 護理模式

由於護理需求不同，護理的模式也跟著改變，不同的護理模式，須採用不同類別組合，及不同比率的護理人員來負責提供病人的護理照顧。因此人力規劃須先慎選決定採行的護理模式，以確立人員的組成。常見的護理模式見表 4-5。

表 4-5 護理模式

護理模式	說明
個案護理 (case nursing)	1. 個案護理是最古老的一種方式，在 1920 年代，一位病人所需的護理完全經由一位護理人員完成 2. 工作重點強調按照醫囑做事，以治療疾病為主 3. 適用於護生實習或特別護士
功能性護理 (functional nursing)	1. 於 **1950 年代受二次世界大戰影響導致護理人員不足**，加上**科學管理理念之根基**，因而產生此型態 2. 功能性護理是**以工作為中心的護理方法**，適用於人力不足或為了降低人事成本時。**組織型態屬獨裁式** 3. **分工清楚，每人只負責一項工作**，如：給藥、打針、測量生命徵象等，每位護理人員要靠他人才能完成病人的護理工作 4. 優點：**可節省護理人事成本**，以最少的人力照顧最多的病人 5. 缺點：個案無法獲得整體性、高品質的護理，而護理人員也易產生工作疲憊感
技術混合照護模式 (skill-mix model)	**護理師與護佐共同協助病人之照護工作**，護佐負責協助護理師進行個案基礎照護工作

表 4-5 護理模式（續）

護理模式	說明
成組護理 (team nursing)	1. 成組護理由護理師和護佐共同組成小組，接受小組長(team leader)的領導，共同負責一組病人。成組護理是分權的一種型式，此種方法減少了由上往下的垂直命令，增加了下層水平的溝通，**組織屬於分權型式** 2. **小組長負責工作之分派、指導、計畫、評值，護理照顧由不同人力共同完成**，並可使具不同背景、技術的護理人員能有效的利用，並於分工合作下，達成護理目標 3. 優點：護理師可以運用判斷技巧照顧更多的病人，護理人員的滿意度提高 4. 缺點：小組長指派工作和協調較花時間，當組員能力不足時，小組長就要去做
全責護理 (primary nursing)	1. **從 1970 年開始發展** 2. 護理重點以病人為中心，病人的照護計畫、執行和評值都具有連續性，**病人從入院至出院由其全責護理師負責評估、與其他專業人員聯繫、護理計畫的擬訂、執行與評值** 3. 全責護理師不上班時，則有協同護理師代替，需依照全責護理師之計畫執行護理活動，**以提供病人整體性、連續性、協調性、個別性的專業護理照顧，及提供住院期間、出院後居家照護諮詢、返診及再入院的繼續服務** 4. 優點：**護理師責任感、工作滿意度、自主能力增加，病人的安全感增加，**護理師與病人、家屬、其他工作人員的溝通增加 5. 缺點：人事成本增加、護理師的能力不足時即影響護理品質
綜合護理 (module nursing)	1. 綜合護理的**理念主體是全責護理，加以融合成組護理為其特質** 2. 於病房內將病人分組成幾個單元(module)，每一單元約 10~12 病人，護理人員不論什麼班，一直固定於該單元中，同組的人互相配合照護病人，**具備全責護理的自主負責精神** 3. 護理長的角色是諮詢者、協調者和激勵者

表 4-5 護理模式（續）

護理模式	說明
個案管理 (case management)	1. **依疾病分類提供一套預期的照護處置，使病人在預期時間及給付範圍內接受治療** 2. 依診斷關係群(diagnosis related groups, DRGs)及病人分類訂定病人可能出現的問題，提供照護 3. 由醫護人員共同提供照護 4. 可提供病患持續性與連貫性的醫療照護
分層執行 (differentiated practice)	1. 依護理人員之技術及角色來分工之方式 2. 由護理人員經由合作或獨立的方式完成個案的護理
參與管理 (shared governance)	1. 指護理人員能參與不同層次之工作決策 2. 參與決策之範圍包括：薪資、生產力、成本、策略和員工情況等

4-6 病人分類與護理人力

台灣護理人力約占總衛生人力之 50%，為醫療體系中之主力，另一方面，由於輪班及工作壓力大常造成護理人員的流失，如能找出恰當的人力分配公式來計算適當的護理時數時，當可留住人才，且減少一筆龐大的人事費用開支。Giovannetti 於 1978 年時提出護理人力的計算可依**醫院評鑑標準**、**每病人每天所需護理時數**(hours per patient day, HPPD)以及**病人分類系統**(patient classification system, PCS)結果等數據來參考計算。

一、病人分類系統的定義

病人分類系統是根據病人在特定時間內所需護理需求之等級而予以分類，有助於行政人員合理分配工作量，以適當人力提高護理工作效率，減少不必要的人力浪費。換言之，病人分類系統是主管運用預測及調整護理人力的分配，以因應病人數量的變動和不同病人所需的各種護理活動，並且編列預算。其最早始於1947 年出現在國際護理協會教育委員會的文章中曾提到因素分類法。之後，美國醫療機構評鑑聯合委員會(Joint Commission on Accreditation of Healthcare Organization, JCAHO)自 1987 年起要求各醫院建立病人分類系統，並依此來做為護理人力的分配依據。

二、病人分類系統的功能

1. **滿足病人的護理需求：**
   (1) **可預測病人個別性的護理需要和預測病人所需的護理時數。**
   (2) **可長期監測病人類別及所需護理活動。**
   (3) 可利用有限護理資源滿足病人的需要。
2. **評估護理工作成效：**
   (1) **可測量護理工作的成果及績效。**
   (2) 可比較護理工作量及病人需要。
   (3) 可提供各單位、各班別**護理工作量的指數，使人力適當使用。**
   (4) 可評估各單位、各班別所提供護理的類別。
   (5) 可建立分配照護病人的標準。
   (6) 可做為調整永久或暫時改變的依據。
   (7) 在品質保證方面，護理行政者可利用病人分類系統來評估單位所提供護理的質與量，並可做為建立優先順序的依據。
   (8) 可測量護理管理者的效率。
   (9) **可提供有效且可信的資料。**

3. **具經濟效益：**
   (1) 可計算出護理措施的複雜性及所花費的時間，以**提供護理收費標準**。
   (2) 可計畫及預測所需的護理人力預算，**可做長程人力規劃和中短期預算**。
   (3) 可節省相當的經費。

三、醫學上之病人分類系統

(一) 診斷關係群(Diagnostic Related Groups, DRGs)

早在 1983 **年起，美國即開始施行診斷關係群收費法**。DRGs **是以病人診斷、年齡及合併症等相關因素來分類**。利用病人的主要診斷、次要診斷、主要手術、次要手術、年齡、合併症及相關資料組成若干個診斷關係群。特性如下：

1. DRGs 共包含 **23 項大分類和 467 項小分類**。
2. DRGs 是以病例組合(casemix)而分類的，並沒考慮到個別病人之需要。
3. DRGs **分類是以平均住院天數為分類基礎，而不是以其所接受到的醫療品質為架構**；且由於其並未將病人所需之心理、生理需求列入分類標準，**因此不適用於護理分類**。
4. 使用 DRGs 收費法的醫療照顧給付項目包括：**作業成本、常規服務成本**、輔助服務成本等；是一種預先設定好且固定的健保給付方式，國內有人認為此制度會降低醫療品質。

(二) 其他分類系統

1. 醫療疾病嚴重度分類系統(medical illness severity groupings system, MEDISGRPS)。

2. 急性生理和慢性健康狀況評估II (acute physiology and chronic health evaluation, APACHE II)。
3. 疾病階段(disease staging)。
4. 電腦嚴重指標(computerized severity index)。
5. Horn 疾病嚴重度分類。

四、護理上之病人分類系統

醫學上之病人分類系統雖包括主要診斷分類及嚴重程度分級，但並不能反應病人的護理需求而不適用於護理，因此另外發展出適用於護理的病人分類系統。護理上的病人分類系統可分為二類：原型分類法及因素分類法。

(一) 原型分類法(Prototype Classification)

1. 這是一種**主觀**測量工具，它是以相似照護項目為基礎做分類，其分類可由三到九類不等，最早開始發展於 1954 年**萊特**(Wright)將病人依其病情分為十分緊急、中度及輕微三等級。此法將病人所需的**護理照顧以時數為依據**；其考慮的比較因素有：病人自己進餐的程度、病人沐浴時是否需要協助等，經由比較**將病人所需護理加以分級為三、四、五或六等級**。
2. 原型分類系統必須計算用在照護每一類別病人時所花的平均時間，這可由每一位護理人員在照護各類病人時，將每一個照護項目所花費的時間計算出來，然後平均每一項目所花時間而得。
3. 如醫院行政管理委員會(Commission for Administrative Services in Hospitals, CASH)量表將護理病人所需時數分為四等級。

(二) 因素分類法(Factor Classification)

1. 因素型分類法是一種**客觀**的測量工具，以**護理的活動項目來設計**。每一護理活動以點數來表示其計算單位，**再將病人依其總點數分類**。

2. 護理活動多以滿足病人生理需求之日常生活活動(ADL)為主，包括：營養、記錄輸出入量、測量生命徵象、手術前準備、沐浴與皮膚照護、失禁的處理、活動與運動、呼吸藥物治療、特殊考量（如聽力或視力喪失、混亂、隔離）等，另外亦包括指導的需要及情緒支持項目，如衛教、心理社會活動。

3. 不論使用何種分類法，**病人分類量表本身一定要有其信度及效度才能合理應用**，並計算出精確所需的護理人力：
   (1) **信度**(reliability)：是指測量資料的可靠信。
   (2) **效度**(validity)：是指量表「內容的適切性」，即量表的內容是否涵蓋所要衡量的構念。

4. **代表此分類的型式有：**
   (1) **羅斯麥迪可斯量表**(RMT-PCS, Rush Medicus Tool-PCS)量表：RMT-PCS 是建立在病人情況、基本護理及治療需求上，將所需護理活動分為 34 項。台北榮總即是用此系統。
   (2) PETO (Poland, English, Thornton, Owen)：此為將病人的護理需要分為七類：飲食、排泄、測量生命徵象、呼吸治療、給藥、清潔、活動。實際測量各要素護理活動所需的時間，估算出直接護理時數之需要。台大醫院即是用此系統。
   (3) GRASP (Grace Reynolds application and study of PETO)：GRASP 是病人分類系統的先驅之一，是以護理人員為病人工作量為點數來換算護理病人單位(PCU)和每一單位病人所需的護理總時數，包括：直接護理時數、間接護理時數、衛教時間及未測定之護理時數等。台中榮總即是用此系統。

五、護理時數(Nursing Hour)

(一) 護理時數的定義

護理時數是指護理人員所投入的直接護理時數、間接護理時數、相關護理時數及個人時間的總和。常見名詞定義如下：

1. **直接護理**(direct nursing)：病人得到的直接護理照顧。例如：給藥、身體評估、傷口護理、維持呼吸等。
2. 間接護理(indirect nursing)：是指直接護理以外，與病人切身有關的護理活動。例如：檢查治療準備、病歷記錄書寫、醫務溝通協調等。
3. 相關護理(related nursing)：非與直接照顧病人本身有關的護理活動。例如：文書處理、單位之清潔整理、參加會議等。
4. 個人時間(personal time)：指非與病人有關的私人活動時間。例如：接聽私人電話、休息、交談、吃東西等。

(二) 護理時數的計算

1. 護理時數：

$$\text{護理時數}=\frac{\text{護理人員數}\times\text{實際工作天數}\times\text{每日工作時數}}{\text{病床數}\times\text{占床率}\times 365\text{天}}$$

2. 實際工作天數：

實際工作天數＝365 天－一年休假日

3. 病人平均護理時數：

病人平均護理時數＝各類病人護理時數×各類病人百分比

4. 占床率：

$$占床率=\frac{住院人次\times 平均住院日}{全院床數\times 30天}$$

5. **休假係數：係數愈高表示每年工作日數愈少**。

休假係數＝365÷每年實際工作日數

(三) 病房嚴重度與工作量指數計算

1. 嚴重度指數(acuity value)：是依照病人所需護理時數多少與其他病人等級衡量後得到的指數。

2. **工作量指數**(workload index, W.I.)：**是將每一類病人人數乘以嚴重度指數所得之和**。

3. 平均病人嚴重度(average acuity)：為工作量指數除以病人總數。

範例：如果一個病房有 30 位病人，病人嚴重度指數(acuity value)第一類病人訂為 0.5，第二類訂為 1.0，第三類訂為 2.5，第四類訂為 5，而第一類病人及第二類病人各有 10 位，第三類病人有 8 位，第四類病人有 2 位，請問工作量指數(workload)為多少？

解答：

工作量指數＝(10×0.5)＋(10×1.0)＋(8×2.5)＋(2×5.0) ＝ 45

平均病人嚴重度＝45÷30＝1.5

(四) 護理人力計算

1. $$護理人員數=\frac{平均每位病人的護理時數\times 365（天）\times 床位\times 占床率}{每日工作時數\times 每年實際工作天數}$$

2. 每天應提供的護理人員數＝**全病房護理病人總時數／8 小時**。

4-7 倦勤與流動

一、倦　勤

1. 倦勤又稱為「缺勤」，臨床稱之為「曠班」，是指護理人員在任何時刻，由排定的工作中離開。依勞動基準法第 12 條，**勞工無正當理由繼續曠工 3 日**，或一個月內曠工達 6 日者，雇主得不經預告終止契約，因此解雇是**不必發給資遣費**。
2. 倦勤計算方法：**缺勤率**(absentee rate)(%)＝**缺勤日數÷應有工作日數×100**
3. 年缺勤發生率(%)＝當年缺勤之人數÷該年員工總數（或平均人數）×100

二、流動(Turnover)

1. 流動即個人之移動超過一個組織成員的界限。此移動可以是進入一個組織（任職(accession)），亦可能是脫離一個組織（離職(separation)）。管理者應致力改善可控制的流動。
2. 1977 年高爾克(Gauerke)建議一個組織理想的員工**年流動率應維持在 5~10%**，所以不應視零流動率為管理目標。
3. 1979 年社會學家普賴斯(Price)認為員工的**流動率超出 50%時**，表示組織有問題存在，並有潛在性的危害；雖然此危害可能並不會立即或直接對組織造成影響，但卻會長期持續地威脅或破壞此一組織。
4. 流動率可以是特殊單位、部門或一個病房在某一時期的變動來計算，最粗略的流動計算方式為某時期內之全部離職人數與該時期內之平均人數相比。其中「某時期內之平均人數」可以用此時期初之人數與時期末之人數總和除以“2”計算之。通常以「**月**」為單位計算較合適及精確。公式如下：

(1) 月流動率（即月離職率，turnover rate）：

$$月流動率(\%)=\frac{該月離職人數}{該月之平均人數}\times 100$$

（該月之平均人數＝（該月初人數+次月初人數）÷2）

(2) 年流動率（即**年離職率**）：

$$年流動率(\%)=\frac{該年全部離職人數}{年平均護理人員數}\times 100$$

(3) 自願離職率：

$$自願離職率(\%)=\frac{某時期內全部離職數-非自願離職數}{該時期內平均人數}\times 100$$

三、自願性及非自願性離職

1. 自願性離職：
   (1) 轉職的優越性：工作的其他選擇（如轉換跑道、升遷）、對工作的滿足、出國進修。
   (2) 轉職的容易性：個人具備的條件及特質、經濟環境。
2. 非自願性離職：通常醫院的人力過剩**（如資遣）**、護理人員對工作有所觸犯、**因不滿上司而自動辭職、因配偶調職而辭職、屆齡退休、死亡**。

四、穩定率

指某一個時期初至該時期末均在職的人數與該時期內平均人數的百分比。

$$穩定率(\%)=\frac{某一時期初至該時期末均在職的人數}{該時期內平均人數}\times 100$$

4-8 激　勵

一、激勵理論

(一) 需要層級理論(Needs of Hierarchy)

馬斯洛(Maslow, 1943)提出的需要層級理論中，認為人的需要是有層級式的，包含有五個層次：

1. **生理的需要**(physiological needs)：如**薪資**、工作環境。
2. **安全的需要**(safety needs)：如工作保障、安全感。
3. **愛與歸屬的需要**(belonging needs)：如人際關係、領導方式。
4. **自尊的需要**(esteem needs)：如獨立自主、主管賞識。
5. **自我實現的需要**(self-actualization needs)：如成就感、發展機會。

(二) 二元因素理論／雙因子理論(Two-Factor Theory)

赫茲伯格(Herzberg, 1950)提出二元因素理論（又稱雙因子理論），其發現影響工作人員滿意度的因素可分為：

1. **激勵因素**(motivation factor)：此屬於**影響工作滿足感**的內在因素；例如：從工作中可獲得**成就感**(achievement)、**被認同**(recognition)、**工作的責任感**(work responsibility)、**進步**、**成長等**。
2. **保健因素**(hygiene factor)：又稱為**維持因素**，是屬於**影響工作不滿足感**的外在因素；例如：**政策**、**薪水**、**監督態度**、**工作環境條件**、**同僚關係**、**個人生活**、**安全感等**。

表 4-6 需要層級理論和二元因素理論之關係

Maslow 的需要層級	Herzberg 的二元因素理論
自我實現	激勵因素
自尊	
愛與歸屬	維持因素
安全	
生理	

(三) 三需求理論(Three Needs Theory)

麥克蘭(McClelland, 1961)提出三需求理論：

1. 成就需求：喜歡工作環境具個人責任、回饋與適當的風險。
2. 權力需求：具追求影響力的慾望，希望能影響他人。
3. 歸屬需求：是一種讓他人喜歡與接受的慾望，希望與他人維持良好人際關係。

(四) X 理論與 Y 理論

麥可葛雷格(McGregor)的 X 理論與 Y 理論在激勵工作人員的前提下，護理行政者若**持著 X 理論來管理人事，則傾向於權威獨裁式領導**，係以懲罰作為主要激勵的方法，員工不會發揮他們的潛力；但**護理行政者若持著 Y 理論，則傾向於參與式領導**，多用**鼓勵、稱讚和獎賞來激勵員工的自我成長**，以及賦予屬下權力與責任。

(五) 生存、關係及成長理論（ERG 理論）

愛德弗(Alderfer)對馬斯洛的需要理論提出修正，認為人類有三個核心需要：

1. **生存需要**(**E**xistence Needs)：生存必須依賴的物質，包括馬斯洛需要層級中的生理需要與安全需要。

2. **關係需要(<u>R</u>elatedness Needs)**：維持重要人際關係的期待，包含馬斯洛需要層級中愛的需要與外在自尊需要。

3. **成長需要(<u>G</u>rowth Needs)**：個人追求自我發展的渴望，包含馬斯洛需要層級中內在自尊需求與自我實現需要。

(六) 公平理論(Equity Theory)

亞當斯(Adams)主張員工會以投入和報酬的比率與他人做比較，並意識到公平或不公平。因此可**透過激勵使員工感受到自己的報酬（如薪資、獎賞）與同儕一樣的公平感受**。

二、激勵技巧

1. 史蒂芬(Steven)認為主管對於激勵部屬的方法有三：
   (1) **激起部屬的願望**。
   (2) **讓下屬對前途充滿了希望**。
   (3) **支持部屬的想法與做法**。

2. 漢米爾頓(Hamilton)則建議 13 點激勵的技巧：
   (1) **設定工作目標和目的**。
   (2) **鼓勵部屬說出個人的需要和希望**。
   (3) 具備有效的溝通技巧。
   (4) 行政的重點放在改善部屬的工作環境。
   (5) **改善部屬傳統的工作環境及工作的狀況**。
   (6) 發展團隊精神。
   (7) **盡可能的成為一位高效率的決策者**。
   (8) 處理人、事與物的業務時，保持客觀的態度。
   (9) 記得**「工作人員的成長與自我發展」是激勵部屬的一部分**。
   (10) 由他人的建議、理想與問題的解決中，學習其精髓。

(11) 注意到「激勵」工作人員之癥結在「其是否願意被激勵」。

(12) **鼓勵部屬參與決策過程**。

(13) 主管在平日的工作中應和同事請教、商議及切磋，如團體的一分子。

三、激勵理論的實際應用

在激勵理論的實際應用方面，主管應努力於下列方向：(1)**釐定目標**；(2)**有效的溝通**；(3)**重視需要**；(4)**充分授權**；(5)**適時適量回饋**；(6)**培養學習風氣，加強在職訓練**。

4-9 護理人員專業能力進階制度

一、護理專業的成長

在醫院護理部可設立教育委員會，為訓練護理師專業知識、技能，以提供病人整合性與連續性照護。Stuart Dreyfus 和 Hubert Dreyfus 提出技能發展模式—從生手到專家(from novice to expert)，認為學習者要經歷五個階段：

1. **生手**(novice)：護理人員剛剛踏入護理領域，尚未對護理專業所扮演的角色具有經驗。
2. **進階學習者**(advanced beginner)：稍可進入工作狀況，並可以應付必須注意的事情。
3. **勝任者**(competent)：指已工作 2~3 年的護理人員，有訂定並應用護理計畫的能力。
4. **精通者**(proficient)：指已工作 3~5 年的護理人員，對該科疾病之照護相當熟悉，能夠全面的認知，而不單只針對某一護理問題，且工作表現更具彈性，能隨時依狀況修改適宜的計畫，及帶領新進人員。

5. **專家**(expert)：指已工作 5 年以上的護理人員，護理專家的專業能力，能隨時得心應手以最直覺的認知，運用各種護理措施。

二、各級護理人員的工作職責

臨床護理人員可自護理師一級(N1)分至護理師四級(N4)，且依專科需求另外設有專科護理師(NP)的職級。每個職級須具備的專業能力、所受的訓練，以及負責的臨床工作與病房業務範圍等都不相同，詳述如表 4-7 與 4-8。

表 4-7 各級護理人員的工作職責

護理職級	臨床工作	病房管理業務	教學與研究活動
護理師一級(N1)	一般病人護理工作	參與病房財產點班工作	參與新進人員之在職訓練課程，接受基本護理訓練
護理師二級(N2)	**重症病人護理工作**	負責病房醫療物品及常備藥的管理	參與 N2 之在職訓練課程，接受重症護理訓練
護理師三級(N3)	**指導新進人員與護生之實習**	病房清潔維護之督導、參與病房工作目標的擬訂、分派組員工作	參與 N3 之在職訓練課程，接受臨床教學訓練，協助護生臨床護理工作執行、協助學術研討會資料收集及製作
護理師四級(N4)	全組病人護理工作之督導	代護理長職務、夜間病房之負責人	**參與行政管理訓練或專科護理之在職訓練課程**、參與設計護生實習課程之安排
專科護理師(NP)	該專科護理之評核改善及創新	該專科病人有關之諮詢轉介	從事專科護理之研究著作，推薦新的理論與技術

表 4-8 護理人員專業能力訓練重點

進階層級	專業能力區分	訓練重點
N1（生手）	一般性病人護理	1. 常見疾病、檢查治療及藥物 2. 常見病人護理問題、常用護理技術（包括 CPR）及護理記錄 3. **法律倫理與護理**（醫療法、護理人員法介紹及護理病人之倫理困境） 4. 問題分析與處理(Ⅰ)：文獻查證與閱讀（讀書報告） 5. 品質管理(Ⅰ)：護理品質概念介紹並參與活動
N2（進階學習者）	重症病人護理	1. **重症病人的護理**（含身、心、社會層面個案評估） 2. 護理與法律（醫療糾紛案例討論） 3. 問題分析與處理(Ⅱ)：**案例分析** 4. 品質管理(Ⅱ)：如何製定護理標準並參與活動
N3（勝任、精通者）	重症病人護理	1. **教與學** 2. **危機處理** 3. 問題分析與處理(Ⅲ)：個案報告 4. 品質管理(Ⅲ)：**持續性護理品質改善之執行方法**
N4（專家）	單位護理問題專案處理、專科領域護理、協助護理研究設計	1. **護理行政（含成本分析之概念）** 2. 研究概論 3. **問題分析與處理(Ⅳ)：專案設計** 4. **品質管理(Ⅳ)：持續性護理品質業務改善專案設計**

三、臨床專科護理師及個案管理師

(一) 臨床專科護理師(Clinical Nurse Specialist, CNS)

臨床專科護理師的角色功能主要分為病人照護、醫療服務以及護理專業發展等三個方向來發揮，詳見表 4-9。

表 4-9 專科護理師角色

病人照護	醫療服務	護理專業發展
1. 執行個案管理工作 2. 擬訂及執行照護計畫 3. 開立護理處方 4. 專科及困難病人的照護 5. 緊急救護處理 6. 護理指導與諮詢 7. 護理品質管理	1. 一般醫療服務 2. 專科醫療服務	1. 教育訓練 2. 指導與輔導 3. **制訂護理標準** 4. **學術研究**

(二) 個案管理師(Case Manager)

1. 個案管理師的定義為「接受過個案管理訓練的人員，負責與醫師、醫療小組及病人協調溝通，訂出某種特定疾病之治療計畫與目標，並確保病人在住院期間內，達成期望的目標」。
2. **個案管理**起源於美國。醫療機構應採**個案管理及臨床路徑**，以**有效降低病人住院日數**及維持醫療品質，期能提供更有效率和成本效益的病人照護。
3. 實施個案管理的成效為：可節省費用、監測臨床結果、持續性與連貫性的醫療、增進服務的品質、病人滿意度提高，以及增進家屬、病人和醫療人員之間的溝通。

4. 個案管理師的角色包括：
   (1) 改變的催化者(change agent)。
   (2) 臨床專家(clinical expert)。
   (3) 諮詢者(consultant)。
   (4) **協調者**(coordinator/facilitator)。
   (5) 教育者(educator)。
   (6) 病人照護的管理者(manager of patient care)。
   (7) 協商者(negotiator)。
   (8) 代言者(advocate)。
   (9) 成果與品質的管理者(outcomes and quality manager)。
   (10) 研究者(researcher)。
   (11) 危機處理者(risk manager)。
   (12) 全人照護的提供者(holistic care provider)。

四、臨床進階制度

(一) 臨床進階制度的重要性

1. **提升病人照護品質與滿意度**。
2. 增強責任心與義務性。
3. **評價臨床表現的指引**。
4. **提供專業成長機會**。
5. 提升自制力與決策能力。
6. **提升工作滿意度**。
7. **留任臨床表現優秀人才**。
8. 依護理師能力分配工作。
9. 肯定護理師專業能力。

(二) 護理人員臨床專業能力進階制度層級規劃

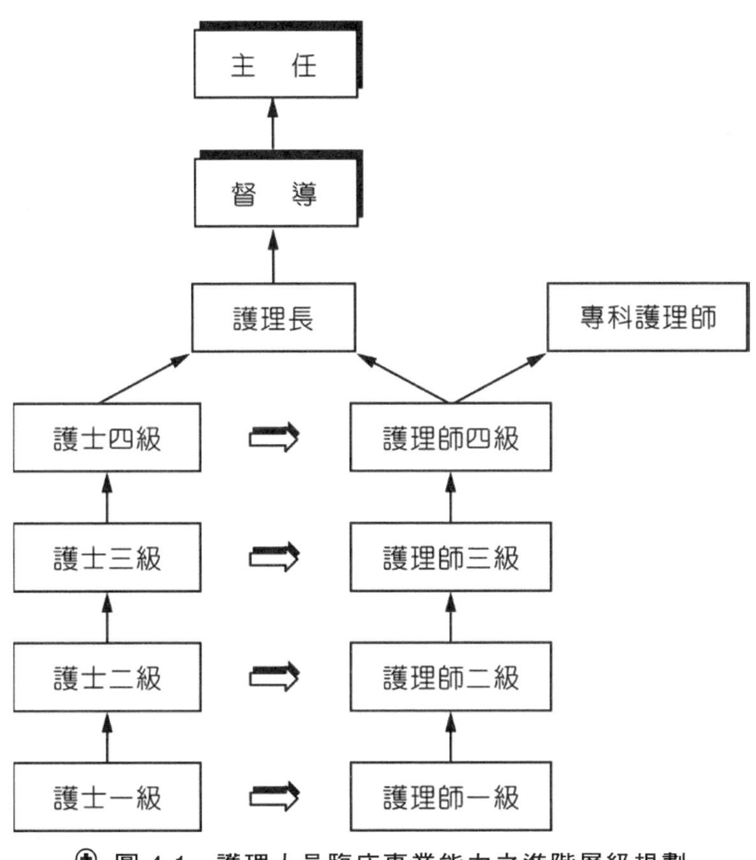

圖 4-1 護理人員臨床專業能力之進階層級規劃

QUESTION 題|庫|練|習

4-1 人力資源管理概念

1. 有關人力資源的敘述，下列何者錯誤？(A)以現有人力資源決定組織的任務規模 (B)人力資源係指所有可支配人力的總和 (C)人力資源包含人員的核心能力 (D)人力資源是機構中重要的資產。 (106專高二)
2. 下列何者不屬於人力資源管理的核心重點？(A)績效考核 (B)教育訓練 (C)經營目標 (D)薪資制度。 (107專高一)
3. 人力資源管理和人事管理概念之差異，下列何者錯誤？(A)人事管理著重勞資關係的從屬與對立；人力資源管理著重勞資平等與和諧 (B)人事管理認為員工是一種成本負擔；人力資源管理認為員工是資源，不會有成本問題 (C)人事管理強調適才適所；人力資源管理強調人力開發 (D)人事管理強調透過績效考核鞭策員工；人力資源管理強調員工主動參與組織經營。 (107專高二)
4. 在人力資源管理體系中，設計員工行為規範可以使組織成員導向共同行為和工作習慣。成功的行為規範設計應注意幾項原則，下列何者較不適當？(A)合理合法 (B)普遍適用 (C)具體簡潔 (D)個別彈性。 (110專高一)

   解析 (D)不具個別彈性，因為是員工的行為規範須使組織成員導向共同行為。
5. 使用多項護理人力的彈性運用策略，以解決護理人力短缺問題，下列何者屬於「數量彈性」？(A)工作分享制 (B)工作多樣化 (C)專業性分工 (D)領導彈性。 (110專高一)

解答： 1.A 2.C 3.B 4.D 5.A

6. 有關人事管理及人力資源管理的敘述，下列何者正確？(A)人力資源管理認為員工屬於成本負擔　(B)人事管理強調勞資雙方的平等與和諧　(C)人力資源管理強調員工參與組織經營　(D)人事管理強調人力確保、開發與維持。　(111專高二)

解析 (A)人事管理認為員工屬於成本負擔；(B)強調勞資雙方是從屬、對立的關係；(D)著重於成本控制。

解答：　6.C

4-2 招募與甄選

1. 為招募優秀之護理人員，護理部每年都派人至護理學校介紹醫院宗旨、目標、福利及甄選條件，此為護理管理過程中之哪一項？(A)資料收集　(B)規劃　(C)組織　(D)人事管理。　(97專高一)

解析 此案即為人事管理中的招募。

2. 新設立之150床乙類社區醫院，在招募新人時除基本之知識與技能外，尚需考量之重點為何？(A)經濟能力　(B)研究能力　(C)家庭背景　(D)理念及價值觀與醫院契合。　(99專高二)

3. 爭取升遷時造成組織的鬥爭，是何種招募方式的缺點？(A)外部　(B)內部　(C)媒體　(D)混合式。　(104專高一)

4. 從合格的護理師中，選出最能勝任者，此過程稱之為何？(A)僱用　(B)招募　(C)甄選　(D)約聘。　(105專高二)

解析 甄選(selection)即是對工作申請人的評定和選擇。

5. 有關國家辦理「護理師」考試的目的，下列何者錯誤？(A)證明護理從業人員的執業能力　(B)依法提供護理人員就業保障　(C)提供民眾辨識專業人員的執業資格　(D)利於管控護理從業人員的執業人數。　(110專高二)

6. 有關人才招募計畫第一步驟，下列敘述何者正確？(A)分析招募原因　(B)確認職缺需求　(C)決定招募方法　(D)確認招募對象。　(112專高三)

解答：　1.D　2.D　3.B　4.C　5.D　6.B

4-3 人員發展

1. 護理主管在若干個屬性相似之單位間，建立輪調及人員訓練的制度，需要時就能互相支援，這種訓練最接近下列何種？(A)職前訓練 (B)幹部訓練 (C)交叉訓練 (D)焦點訓練。 (96專高一)
2. 有效培訓新進人員關懷(caring)特質之方法為何？(A)嚴格督導其護理技術 (B)提供其關懷(caring)有關之書籍，寫讀後心得報告 (C)願意花時間了解其問題，設身處地為他解決 (D)多舉辦演講或研習會。 (101專高一)
3. 護理部在性質相似的單位建立平時相互輪替制度，促使人員有能力彼此間暫時支援，此種訓練為：(A)行政 (B)焦點 (C)交叉 (D)到職。 (103專高二)
4. 醫院舉辦護理人員的各項教育訓練活動設計時，第一優先考慮：(A)教學活動的目標與方針 (B)教學活動可用之經費 (C)教學活動之教師人選 (D)護理人員對教學活動的需求。 (104專高二)
5. 李小姐為某醫院應屆畢業之新進護理師，護理部安排到職訓練時，下列哪一項訓練內容較不適合？(A)護理部的宗旨理念 (B)被分配單位的專科知識 (C)工作職責說明 (D)護理個案書寫。 (105專高一)
6. 有關人力資源管理，下列何者不是護理員工教育訓練之目的？(A)協助角色適應 (B)作為考核依據 (C)提升專業能力 (D)減少執業疲潰。 (110專高一)
7. 下列哪一種教學評量方式，最能評量學習者的專業實作能力？(A)客觀結構式臨床測驗(OSCE) (B)直接觀察操作技術(DOPS) (C)臨床情境口試 (D)臨床情境筆試。 (110專高二)

   解析 (B)評分者直接觀察學習者的臨床實作能力，並給予評量、回饋，多作為護理師臨床表現之評估工具。

解答： 1.C 2.C 3.C 4.A 5.D 6.B 7.B

◎ 4-4 排班

1. 護理長已先公告12月之病房月會將討論過年排班，但李護士因故未出席月會，事後對被安排的班別不滿意，而要求重新排班。護理長應如何處理為宜？(A)不必理會 (B)重新排班 (C)說明月會討論的經過及決議事項 (D)聯合其他同事一起抵制李護士。 (98專高一)
2. 下列何種情況為不合理的排班？(A)資深與資淺人員搭配 (B)連續上班不可超過6天 (C)大夜班3天後接小夜班 (D)排班人數配合病人人數及病情。 (98專高二)
3. 三班人力配置比為白班50%，晚班30%，夜班20%，實際排班有13位護士，該病房當日三班實際能分派之護理人數為何？(A)白班6.5人、晚班3.9人、夜班2.6人 (B)白班6.7人、晚班3.7人、夜班2.6人 (C)白班7人、晚班3人、夜班3人 (D)白班8人、晚班3人、夜班2人。 (99專高二)

   解析 白班為13×50%＝6.5人，晚班為13×30%＝3.9人，夜班為13×20%＝2.6人。
4. 有關排班影響因素，下列何者錯誤？(A)護理素質 (B)班別 (C)護理模式 (D)主管情緒。 (100專高二)

   解析 排班影響因素：護理素質、班別、護理模式、醫院政策、單位特殊性、排班方法。
5. 根據Gillies與Rowland的排班原則，下列何者不是評值項目？(A)穩定性 (B)公平性 (C)參與性 (D)成本。 (100專高二)

   解析 排班原則之評值項目：穩定性、公平性、成本、適當人力、最高品質、彈性。
6. 護理長排班時應優先考慮：(A)護理人員的要求 (B)病人的護理需求 (C)醫師人數 (D)護生人數。 (101專高二)
7. 醫院病房護理人員之排班應考量之原則為：(A)應將排班視為對護理人員獎勵及懲罰之工具 (B)應考量護理品質及護理人員之負荷 (C)應具機動性，可任意更換 (D)應免於事先公開，以減少換班之困擾。 (104專高二)

解答： 1.C 2.C 3.A 4.D 5.C 6.B 7.B

8. 護理長正進行排班工作，依照勞動基準法，下列那一種排班錯誤？(A)工作滿2年，特休有7天，已預約出國者，在人力許可下應給予排休 (B)因為連休，所以只好連續上11天白班 (C)懷孕6個月，不能排上夜班 (D)5天白班後休息2天，再接小夜班5天。

解析 2015年正常工時由雙週84小時縮減為一週40小時。（104專高二）

9. 依勞動基準法規定，雇主延長勞工之工作時，連同正常工作時間，1日最多不得超過多少小時？(A)4小時 (B)8小時 (C)10小時 (D)12小時。 （105專高二）

解析 依勞動基準法第32條：主延長勞工之工作時間連同正常工作時間，一日不得超過12小時。延長之工作時間，一個月不得超過四16小時。

10. 護理長在排班時，要決定一位護理師照護多少病人，下列哪一項較不重要？(A)病人的複雜性 (B)護理師的能力 (C)資訊系統之種類 (D)護理師的年資。 （106專高二補）

11. 護理師之排班小夜班隔天接著排白班是違反下列哪一種法令？(A)性別工作平等法 (B)職業災害勞工保護法 (C)勞動基準法 (D)護理人員法。 （106專高二補）

12. 護理師排班原則必須符合相關的法令規定，下列何者與排班較無直接關係？(A)機構的內部法規 (B)勞動基準法 (C)護理人員法 (D)性別平等法。 （107專高二）

13. 排班方式因時制宜，對於緊急特殊照護需求的情境（例如：突發性大地震後大量傷患湧入），用下列何種排班方式最能快速靈活運用人力支援？(A)由護理同仁自行決定排班時段及休假日 (B)考量護理人員意願和單位特性後，由護理長統籌排班 (C)不考量個人需求，直接由單位最高主管統一排班 (D)依電腦資訊系統設定的原則排班。 （109專高一）

解析 (A)是自我排班法；(B)是分權式排班；(C)是集權式排班；(D)是電腦資訊系統排班。

解答： 8.B 9.D 10.C 11.C 12.C 13.C

14. 有關排班的敘述，下列何者正確？(A)由單位小組長排班稱為集權式排班 (B)排班表是一種很好的獎懲工具 (C)為達排班一貫性，排班後不得更換 (D)應優先考量病人的需求。 (110專高一)

解析 (A)由單位小組長排班稱為分權式排班；(B)不能將排班作為獎懲工具；(C)排班後如有特殊原因，經核可後得以更換。

15. 為了增加護理人員的自主性，降低離職率與換班機率，下列何種排班方式較為適當？(A)集權式排班 (B)分權式排班 (C)自我排班法 (D)週期式排班。 (110專高二)

解析 (C)因可提高人員的自主性、強化責任感及工作滿意度。

16. 某病房護理長依照工作時段的特性安排白班、小夜班、大夜班照護人力，下列何者的配置比例最適宜？(A)白班60%、小夜班20%、大夜班20% (B)白班40%、小夜班30%、大夜班30% (C)白班50%、小夜班30%、大夜班20% (D)白班50%、小夜班40%、大夜班10%。 (104專高二、112專高一)

17. 有關排班的類型，下列敘述何者正確？(A)集權式排班由護理部一級主管排班，較容易注重員工的個別需求 (B)分權式排班由單位護理長排班，配合單位特性進行有效人力安排 (C)自我排班法依護理主管提出共同遵守的原則排班，提升排班效能 (D)循環式排班依照主管及護理師的需要排班，可有效提高照護品質。 (112專高三)

解析 (A)易忽視員工的個別需求；(C)容易引起衝突，反而需要更多時間溝通協調；(D)是護理長依單位情況及病人排班的模式。

解答： 14.D 15.C 16.C 17.B

4-5 護理模式

1. 有關護理工作模式的敘述，下列何者錯誤？(A)實習生實習時，適合採用個案護理 (B)當人力嚴重短缺時，較適合用功能性護理 (C)綜合性護理可融合成組護理的分組方式，及全責護理的自主精神 (D)功能性護理可使新進人員更有整體性的學習。

   解析 功能性護理的缺點有個案無法獲得整體性、高品質的護理，而護理人員也易產生工作疲憊感。 (98專高一)

2. 某內科病房夜間護理模式採用3位護理人員將所有工作分工做完，此屬何種護理？(A)個案護理 (B)功能性護理 (C)全責護理 (D)綜合性護理。 (98專高二)

   解析 以工作為中心的護理方法，適用於人力不足或為了降低人事成本時。

3. 有關個案管理之敘述，下列何者錯誤？(A)為資源協調者 (B)增加醫療成本 (C)可縮短住院天數 (D)起源於美國。 (99專高一)

4. 有關全責護理之敘述，下列何者錯誤？(A)整體性、連續性護理照護 (B)護理師能發揮獨立功能 (C)提供住院期間、出院後居家照護諮詢、返診及再入院的繼續服務 (D)處理病患事務決定權仍為護理長或小組長。 (100專高一)

   解析 病人入院至出院皆由全責護士負責個別性護理。

5. 成組護理與全責護理之間的差別，下列何者錯誤？(A)成組護理由資深護理師、資淺護理師、護生、護佐共同照顧一組病人 (B)全責護理人事成本較高、照護品質較好 (C)執行全責護理，人員對自己的工作較專精，較能迅速完成工作 (D)實行成組護理以團隊工作為導向。 (105專高一)

6. 每位病人在住院到出院均有一位固定之護理師負責提供照護計畫，以達整體性、連續性及個別性的目的，此為何種護理模式？(A)成組護理(team nursing) (B)個案護理(case method) (C)全責護理(primary nursing) (D)功能性護理(functional nursing)。 (106專高一)

解答： 1.D 2.B 3.B 4.D 5.C 6.C

7. 有關個案管理的陳述，下列何者最正確？(A)其建立非常費時，故盡可能不必檢討與重新修正 (B)是一種指引，是專為醫師設計以協助其治療工作 (C)可提供病患持續性與連貫性的醫療照護 (D)是專為護理師設計的一種照護方法。 (107專高一)
8. 下列何者不是功能性護理的優點？(A)個別性護理 (B)分工清楚 (C)節省人力 (D)省錢。 (109專高一)
9. 有關技術混合照護模式，下列敘述何者最適當？(A)醫師和護理師合作的團隊照護模式 (B)由不同進階層級護理師合作搭配上班 (C)護理師和護理佐理員合作提供照護 (D)由護理師分別提供不同技術之照護模式。 (110專高二)
10. 由輔助人員（或稱護佐）與護理師共同執行病人照護工作，減少護理師工作負荷，屬於下列何種護理照護模式？(A)全責護理模式 (B)主護護理模式 (C)技術混合模式 (D)成組護理模式。 (111專高二)
11. 有關全責護理模式(primary nursing care model)之敘述，下列何者正確？(A)當班護理師設計照護計畫 (B)責任護理師對病人負有照護全責 (C)當班小組長決定照護計畫 (D)無法持續提供出院後服務。 (112專高二)
12. 當醫院護理人力招募不足，占床率卻又居高不下時，護理主管可能會採取下列哪一種護理模式？(A)全責護理 (B)個案護理 (C)綜合性護理 (D)功能性護理。 (112專高二)

   解析 (D)功能性護理以工作為中心，可以最少的人力照護做多的病人。

解答： 7.C 8.A 9.C 10.C 11.B 12.D

13. 某病房護理師之臨床經驗皆為3年以上，無新進人員，護理人力配置亦符合醫院評鑑之護病比，在此情況下，最適合採用下列何種護理照護模式？(A)成組護理模式(Team nursing model) (B)全責護理模式(Primary nursing model) (C)功能性護理模式(Functional nursing model) (D)技術混合照護模式(Skill-mixed nursing model)。 (112專高三)

解析 全責護理需護理師提供病人整體性、連續性、協調性、個別性的專業護理照顧。該單位人力充足且資深，因此採全責護理最能發揮護理師獨立功能。

14. 由受過訓練的護佐或照顧服務員協助護理師執行病人日常生活與照護，此屬於下列何種照護模式？(A)技術混合照護模式 (B)功能性護理模式 (C)全責護理模式 (D)成組護理模式。 (112專高三)

15. 能提供病人連續性、協調性、整體性及個別性的照護，亦能增加護理人員的責任感及自主性。屬於下列何種護理照護模式？(A)技術混合照護模式(skill-mixed nursing care model) (B)功能性護理模式(functional nursing care model) (C)全責護理模式(primary nursing care model) (D)成組護理模式(team nursing care model)。

(113專高一)

解答： 13.B 14.A 15.C

4-6 病人分類與護理人力

1. 某病房有50床，占床率75%，護理人員有14人，輪三班，某年例假日及紀念節日總共115天，護理時數是多少小時？(A) 2.05 (B) 2.74 (C) 2.86 (D) 2.98。 (101專高一)

解析
$$\text{護理時數} = \frac{\text{護理人數} \times \text{實際上班天數} \times \text{每日工作時數}}{\text{病床數} \times \text{占床率} \times 365}$$

$$= \frac{14 \times (365 - 115) \times 8}{50 \times 0.75 \times 365} = 2.05$$

解答： 1.A

2. 護理師為病患灌腸所花費的護理時數稱為：(A)標準護理時數 (B)間接護理時數 (C)直接護理時數 (D)個人時間數。

（101專高一）

解析 指護理人員為病患提供直接護理照顧所花費的時數。

3. 下列何者不是病人分類系統的優點？(A)可預測病人所需的護理時數 (B)可得知病人所需之活動量 (C)可提供護理收費標準 (D)可評定護理工作之績效與成果。（102專高一）

解析 病人分類系統可預測病人個別性的護理需要，利用有限護理資源滿足病人的需要，但無法得知病人所需之活動量。

4. 某病房有病人45人，第1類病人所需護理時數為2小時，共有25人；第2類病人所需護理時數為3小時，共有10人；第3類病人所需護理時數為4小時，共有5人；第4類病人所需護理時數為5小時，共有5人，該病房當日應排多少人上班？(A) 13人 (B) 16人 (C) 19人 (D) 22人。（102專高一）

解析 全病房病人總護理時數＝(2×25)＋(3×10)＋(4×5)＋(5×5)＝125小時，而125÷8＝15.6，故為16人

5. 某護理之家共有40床，其年平均占床率約80%，護理師平均一天24小時提供給住民的護理時數至少1.5小時，護理師每日上班8小時，年平均上班日為230天，請計算該護理之家約需聘用多少位護理師？ (A) 12位護理師 (B) 11位護理師 (C) 10位護理師 (D) 8位護理師。（102專高二）

解析 每年實際工作日：365÷1.4＝260（日）
護理人員數＝（總護理總時數×365）÷（每日工作時數×每年實際工作日）＝〔(1.5×40×80%)×365〕÷(8×230)=9.5，故為10人。

6. 病人分類是根據病人在特定時間內所需護理需求之等級而予以分類，下列何者不是病人分類系統的功能？(A)提供醫師診療收費標準 (B)長期監測病人類別及所需護理活動 (C)測量護理工作的成果及績效 (D)做長程人力規劃、中短期預算。（103專高一）

解答： 2.C 3.B 4.B 5.C 6.A

7. 單位護理師平均直接護理時數約為2.5小時，平均間接護理時數約為0.5小時，平均相關護理時數約為0.3小時，平均個人活動時數約為0.2小時，該單位平均護理時數為：(A) 3.5小時 (B) 3小時 (C) 2.8小時 (D) 2.7小時。 (103專高一)

解析 該單位平均護理時數＝2.5＋0.5＋0.3＋0.2＝3.5（小時）。

8. 某年例假日及紀念節日總數115天，某單位護理人員平均年休假天數一年14天，一年可請公假4天執行研究計畫，一年可請公差假4天參與在職教育。請問該單位的休假係數是多少？(A) 1.60 (B) 1.94 (C) 2.66 (D) 3.17。 (103專高一)

解析 休假係數＝365÷每年實際工作日數＝365÷(365－115－14－4－4)＝1.60

9. 有些疾病是以診斷關係群(DRG)作為健保給付之依據，具下列何種特性？(A)住院給付是固定的 (B)以基本診療為支付基礎 (C)以特定檢查為支付基礎 (D)以診治的病人量為支付基礎。 (103專高二)

10. 有關護理人員投入之護理時數的敘述，下列何者正確？(A)直接護理時數＋間接護理時數＋相關護理時數＋個人時間數之總合 (B)直接護理時數＋間接護理時數之總合 (C)直接護理時數＋間接護理時數＋相關護理時數之總合 (D)直接護理時數+間接護理時數＋個人時間數之總合。 (103專高二)

11. 某內科病房，一天排12位護理師上班。理想的白班上班人數是多少？(A) 8人 (B) 6人 (C) 5人 (D) 4人。 (104專高一)

解析 三班的人力配置分為白班50%、小夜班30%、大夜班20%，故12×0.5＝6。

12. 某病房有40位病人，占床率80%。病房中病人分類共分四類，病房中四類病人所占%比數分別是10：20：40：30。每類護理時數分別是4、3、2、1，該病房平均每天護理時數是多少小時？(A) 63.2 (B) 64 (C) 67.2 (D) 68.8。 (104專高一)

解答： 7.A 8.A 9.A 10.A 11.B 12.C

解析〉40×0.8＝32床。

每天總護埋時數＝各類病人護理時數之和

(32×0.1×4)＋(32×0.2×3)＋(32×0.4×2)＋(32×0.3×1)＝67.2小時。

13. 下列何者不計算在直接護理時數中？(A)執行傷口換藥 (B)測量體溫與血壓 (C)與病患及家屬會談 (D)書寫護理記錄。

解析〉直接護理：病人得到的直接護理照顧。例如：給藥、身體評估、傷口護理、維持呼吸等。間接護理：是指直接護理以外，與病人切身有關的護理活動。例如：檢查治療準備、病歷記錄書寫、醫務溝通協調等。 (104專高二)

14. 某年例假日及紀念節日總數115天，某單位有42床病人，平均每位病人護理時數3小時，占床率90%。護理人員分三班工作，平均年休假天數14天，另可請公假4天參與在職教育。請問該單位的護理人員數是多少？(A) 17人 (B) 20人 (C) 24人 (D) 26人。 (104專高二)

解析〉每年實際工作天數＝365－115－14－4＝232天

$$護理人員數＝\frac{平均每位患者的護理時數×365（天）×床位×占床率}{每日工作時數×每年實際工作天數}$$

$$＝(3×365×42×0.9)÷(8×232)＝22.3人≒23人$$

因此考選部公布答案為C，但作者解析後答案為23人。

15. 某加護病房總床數10床，占床率90%，其每天每床平均護理時數為12小時，若護理師每年每人平均休假日130天，此加護病房至少需配置護理師人數為何？(A) 15人 (B) 17人 (C) 19人 (D) 21人。 (105專高一)

解析〉$$護理人員數＝\frac{平均每位病人的護理時數×365（天）×床位×占床率}{每日工作時數×每年實際工作天數}$$

16. 將每一類病人人數乘以嚴重度指數所得之和，為下列何種指標？(A)嚴重度 (B)工作量 (C)病人數 (D)依賴度。 (105專高一)

解答： 13.D 14.C 15.D 16.B

17. 護理病人分類系統中，因素分類法是依下列何種指標分類？(A)護理活動項目　(B)病人診斷　(C)病人疾病嚴重度　(D)疾病階段。（105專高二）

18. 某病房44床，兩班制，占床率75%，16名護理師，一年實際上班天數為264天，則每位病人每天護理時數為何？(A) 2.8小時　(B) 3.88小時　(C) 4.2小時　(D) 5.8小時。（105專高二）

解析 護理時數 $= \dfrac{\text{護理人員數}\times\text{實際工作天數}\times\text{每日工作時數}}{\text{病床數}\times\text{占床率}\times 365\text{天}}$

$= 16\times264\times12 / 44\times0.75\times365 = 4.2$

19. 某病房有40床，今天占床率80%，第一、二、三、四類病人嚴重度，分別是0.3、0.8、1.5和2。病房中四類病人比數分別是3：3：1：1。該病房今天的工作量指數是：(A) 42.6　(B) 34.08　(C) 34　(D) 27.2。（106專高一）

解析 工作量指數是將每一類病人人數乘以嚴重度指數所得之和。即40×0.8=32，32÷(3+3+1+1)=4，(3×4×0.3)+(3×4×0.8)+(1×4×1.5)+(1×4×2)=27.2。

20. 發展病人分類系統的優點，下列何者不包含在內？(A)可預測病人個別性的護理需要　(B)可縮短病人住院天數　(C)可建立分配照護病人的標準　(D)可預測所需的護理人力。（106專高二）

解析 (B)可縮短病人住院天數是運用臨床路徑的優點。

21. 有關休假係數的敘述，下列何者錯誤？(A)護理人員年資會影響病房的休假係數　(B)國定假日放假天數會影響病房的休假係數　(C)病房床數不會影響病房的休假係數　(D)護理人力不受病房的休假係數的影響。（106專高二）

解析 休假係數愈高表示每年工作日數愈少。休假係數＝365÷每年實際工作日數。

22. 一般病房平日護理人力，白班、小夜班、大夜班的比例，下列何者正確？(A) 2：3：5　(B) 5：3：2　(C) 4：4：2　(D) 4：3：3。（106專高二補）

解答： 17.A　18.C　19.D　20.B　21.D　22.B

23. 某醫學中心每位護理師之每月平均護理人力成本為60,000元，每月平均工作150小時，護理師執行胸腔引流瓶更換，共耗時40分鐘，則此項技術之護理人力成本為多少元？(A) 190元 (B) 200元 (C) 267元 (D) 300元。 （106專高二補）

解析 60,000÷150=400元／1小時，(400÷60) × 40≒267元

24. 當日上班護理人數為13人，病人總數為44人，依實際人力分配，請問該病房當日之平均護理時數（小時）為何？(A) 2.26 (B) 2.36 (C) 2.46 (D) 2.56。 （106專高二補）

25. 某醫院的外科病房有25張床，共有12名護理師，一年實際上班天數為245天，若占床率為90%，請問該病房的護理時數為多少小時？(A) 1.8小時 (B) 2.2小時 (C) 2.8小時 (D) 3.1小時。

解析 護理時數＝(12×245×8)÷(25×0.9×365) （107專高一）
≒2.8小時

26. 病房應用日常生活活動量表將病人生理需求予以計分，護理活動則依計分點數分類病人。此為下列何種分類法？(A)原型分類法 (B)因素分類法 (C)客觀分類法 (D)主觀分類法。 （107專高二）

解析 (A)這是一種主觀測量工具，經由比較將病人所需護理加以分級為三、四、五或六等級。

27. 護理長計算單位每天每位病人所得護理時數時，下列何種資料未含括其中？(A)占床率 (B)病人嚴重度 (C)護理人員數 (D)一天工作時數。 （107專高二）

解析 護理時數＝（護理人員數×實際工作天數×每日工作時數）÷（病床數×占床率×365天）

28. 病人分類制度的目的是預測病人照護需求、評估護理時數和所需人力，實施時必須注意下列原則，何者不適當？ (A)為方便使用，不需要考量信效度的問題 (B)為確保資料正確，應該要規劃稽核機制 (C)為省時省力，分類系統不可影響臨床護理照護時數 (D)為強化效益，分類系統應有多功能發展 （108專高一）

解答： 23.C 24.B 25.C 26.B 27.B 28.A

解析 不論使用何種分類法，病人分類量表本身一定要有其信度及效度才能合理應用，並計算出精確所需的護理人力。

29. 某病房所有病人一天所需的總護理時數為150小時，該單位護理師的休假係數為1.4，則該單位所需之護理人力至少為多少人？(A) 20 (B) 23 (C) 27 (D) 29。 (108專高二)

解析 護理人力配置：該病房一天所需的總護理時數，除以8小時，即可算出該病房一天所需護理人力，再乘以休假係數1.4，即可粗估單位所需之護理人力。(150/8)×1.4=26.25，故答案為(C)。

30. 病人分類是根據病人在特定時間內所需照護需求予以分類出不同等級，以護理活動項目設計，換算護理點數，再依點數高低分類病人的嚴重度，這種分類法屬於下列何者？(A)原型病人分類法 (B)因素型分類法 (C)診斷型分類法 (D)病例組合分類法。

解析 因素型分類法是一種客觀的測量工具，以護理的活動項目來設計。每一護理活動以點數來表示其計算單位，再將病人依其總點數分類。 (109專高二)

31. 某病房40床，一年實際上班天數為258天，每日工時8小時，共16位護理師，5月份有3位護理師離職，為維持每位病人每天護理時數為4小時，可以控制下列哪一項？(A)占床率 (B)每日工作時數 (C)上班天數 (D)病人嚴重度。 (110專高一)

解析 護理時數＝（護理人員數×實際工作天數×每日工作時數）／（病床數×占床率×365天）

32. 某病房兩班制，有40床，占床率80%。該單位護理人員每年每人平均休假日為140天，每天每床平均護理時數為8小時，則此病房需配置護理人員數為多少人？(A) 35 (B) 43 (C) 52 (D) 64。

(110專高二)

解析 護理人員數＝每位病人平均護理時數×365×床數×占床率／每日工作時數×實際工作天數＝(8 × 365 × 40 × 80%) / [8 × (365－140)]≒52人，選C。或以全病房護理病人總時數／8小時計算＝40 × 80% × 8 / 8＝32人，選A。

解答： 29.C 30.B 31.A 32.AC

33. 護病比是估算合理護理人力的指標之一，衛生福利部中央健康保險署每月要求各醫院提報全日平均護病比。某醫學中心一般內科病房40床，占床率約90%，若依醫學中心最低平均護病比(1：9)估算，每天上班人力至少應排多少人？(A) 11 (B) 12 (C) 13 (D) 14。 (110專高二)

解析 1：9＝x：40×90%，x＝4，一班4位護理人員，三班共12位。

34. 甲病房50床，占床率75%，護理師有20人，每人1年可休假14天、公假10天參加教育訓練、國定例假日122天，請問甲病房每位病人每天平均可獲得多少護理時數？(A) 1.96小時 (B) 2.04小時 (C) 2.35小時 (D) 2.56小時 (111專高一)

解析 護理時數＝（護理人員數×實際工作天數×每日工作時數）／（病床數×占床率×365天）＝2.56。

35. 某內科病房有40床，占床率為70%，共有12名護理人員，採三班制，該年度實際上班天數為261天，該病房該年度每位病人每天的護理時數為多少？(A) 3.86 (B) 2.54 (C) 2.45 (D) 1.96。

解析 (12×8×261) /(40×70%×365)＝2.45 (113專高一)

解答： 33.B 34.D 35.C

4-7 人員倦勤與流動

1. 勞工無正當理由，連續曠工幾日，被辭退不必發給資遣費？(A)5天 (B)4天 (C)3天 (D)2天。 (103專高一)

解析 依勞動基準法第12條：勞工無正當理由繼續曠工3日，或一個月內曠工達6日者，雇主得不經預告終止契約，因此辭退是不必發給資遣費。

2. 醫院護理人員全年離職人數有65名，其全年平均護理人員數為480名，最近將有15名新進人員報到，則該院護理人員年度離職率為：(A) 8.5% (B) 10.5% (C) 12.5% (D) 13.5%。 (103專高二)

解答： 1.C 2.D

解析 年流動率（即年離職率）(%)＝$\frac{\text{該年全部離職人數}}{\text{年平均護理人員數}}\times 100(\%)$
＝65÷480×100(%)
＝13.5(%)

3. 某一病房7月初平均在職人數有26人，7月間離職5人，而8月初在職人數有24人，此病房7月的流動率是多少？(A) 10% (B) 13% (C) 20% (D) 35%。 （105專高一）

解析 月流動率(%)＝$\frac{\text{該月離職人數}}{\text{該月之平均人數}}\times 100$
（該月之平均人數＝（該月初人數＋次月初人數）÷2）
5 / [(26＋24)÷2]×100＝20%

4. 某病房有40床，占床率80%，每位病人每天護理時數為4小時，共16位護理師，5月份有3位護理師離職，5月份的護理師流動率是多少？(A) 33.33% (B) 23.43% (C) 18.75% (D) 15%。

解析 月流動率(%)＝該月離職人數÷該月之平均人數×100，故3÷16×100=18.75%。 （106專高一）

5. 機構中員工流動率(turnover rate)的理想範圍，下列何者適當？(A) 1%以下 (B) 1.1%~4.9% (C) 5%~10% (D) 10.1%~15%。

解析 高爾克(Gauerke)建議一個組織理想的員工年流動率應維持在5~10%，所以不應視零流動率為管理目標。 （106專高二）

6. 對人員流動之觀念，下列何者錯誤？(A)管理者應致力改善可控制的流動 (B)管理者應視零流動率為管理目標 (C)流動率超出50%時表示組織有問題存在 (D)理想的員工流動率為5~10%。

（106專高二補）

7. 依據現行勞動基準法規定，勞工無正當理由繼續曠工3日，或1個月內曠工至少達幾天時，雇主得不經預告終止契約？(A) 4 (B) 5 (C) 6 (D) 7。 （109專高二）

解析 依據現行勞動基準法第12條規定，勞工無正當理由繼續曠工3日，或1個月內曠工達6天時，雇主得不經預告終止契約。

解答： 3.C 4.C 5.C 6.B 7.C

8. 某加護病房8月份平均有23位護理人力，離職5位，該單位在8月的流動率(%)約為多少？(A) 20.8 (B) 21.7 (C) 22.1 (D) 20.9。 (112專高一)

解析 月流動率(%)＝該月離職人數／該月之平均人數×100%＝5/23×100%＝21.7%

解答： 8.B

4-8 激勵理論

1. 依賀茲伯格(Herzberg)雙因子理論，晉升為護理行政主管屬哪一種滿足？(A)薪資 (B)安全 (C)成就 (D)人際。 (104專高二)

   解析 (A)(B)(D)是屬於影響工作不滿足感的外在因素，又稱維持因素或保健因素；例如：政策、薪水、監督態度、工作環境條件、同僚關係、個人生活、安全感等。

2. 根據Herzberg的雙因子理論之激勵因素，影響授權的相關因素為何？(A)辦公室氣氛佳 (B)工作時受肯定 (C)工作酬勞高 (D)工作條件良好。 (105專高一)

3. 依賀茲伯格(Herzberg)提出的雙因子理論，下列哪一項是屬於激勵因素(motivation factor)？(A)護理長說：「恭喜你已通過個案報告送審，順利晉升N3。」 (B)護理長監督各項護理工作的安全 (C)護理長告訴與新進人員有關的薪資與福利 (D)我喜歡我們單位的工作環境，大家相處也十分融洽。 (106專高二補)

   解析 激勵因素乃是影響工作滿足感的內在因素；例如：從工作中可獲得成就感、被認同、工作的責任感、進步、成長等。而(B)(C)(D)皆屬於維持因素（保健因素）。

4. 對於一位工作意願低，但工作能力極強的護理師，應採用下列那一種管理策略？(A)增強 (B)發展 (C)激發 (D)移轉。 (107專高一)

5. 根據Herzberg的雙因子理論，下列何者屬於激勵因子？(A)表揚優秀員工 (B)員工旅遊 (C)員工加薪 (D)分配宿舍。 (109專高一)

解答： 1.C 2.B 3.A 4.C 5.A

解析 (B)(C)(D)是保健因素(hygiene factor)，屬於影響工作不滿足感的外在因素；如政策、薪水、監督態度、工作環境條件、同僚關係、個人生活、安全感等。

6. 依據Marquis和Huston (2011)創造激勵氛圍的策略，下列何者錯誤？(A)發展工作計畫，給員工參與決策的機會 (B)為避免增加員工的工作負荷，主管應承擔所有工作 (C)了解員工的需求，提供適當的協助 (D)給員工具挑戰性的任務，提供成長機會。 (109專高二)

解析 (B)應該讓員工有參與感，充分授權。

7. 依照馬斯洛(Maslow)的需求層級理論，護理主管應優先注意護理人員下列何種需要？(A)薪資福利 (B)升遷 (C)專業成長 (D)成就感。 (110專高二)

解析 (A)為生理的需要層級，是應最先被滿足的層級。

8. 下列何激勵理論是說明工作滿意度包含激勵因子及保健因子？(A)雙因子理論 (B) X和Y理論 (C)滿足需求理論 (D) ERG (existence-relatedness-growth)理論。 (110專高二)

9. 「激勵產生於員工感受到自己的報酬（如薪資、獎賞）與同儕一樣」，屬於下列何種激勵理論的主張？(A) ERG理論 (B)期望理論 (C)公平理論 (D)增強理論。 (112專高一)

解析 (A)修正自需求理論，以生存、關係及成長需要為核心；(B)認為激勵使人努力工作是源自對成功的期望；(D)透過正向增強鼓勵行為的發生。

10. 護理人員專業能力進階制度，是運用賀茲伯格雙因子理論(Herzberg's Motivation-Hygiene Theory)中的哪一項激勵因素(Motivator)？(A)工作保障 (B)成長發展 (C)薪資福利 (D)同儕關係。 (112專高三)

解析 (A)(C)(D)都是保健因素，一旦不足便會成為員工離職的原因之一。

解答： 6.B 7.A 8.A 9.C 10.B

4-9 護理能力和進階制度

1. 某護理師有3年臨床經驗，有訂定並應用護理計畫的能力，能分析問題原因，描述護理措施執行的步驟，但仍需加強全面性判斷及各項事情間的關連性；依據Benner(1984)技能發展模式，此護理師最接近：(A)進階學習者(advanced beginner) (B)勝任者(competent person) (C)精通者(proficient person) (D)專家(expert)。 (101專高二)

2. 依據台灣護理學會規劃臨床專業能力進階制度，下列哪一層級的護理人員需接受護理行政訓練？(A) N→N1 (B) N1→N2 (C) N2→N3 (D) N3→N4。 (103專高一)

   解析 (A) N→N1：一般病人護理；(B) N1→N2：重症病人護理；(C) N2→N3：教與學，指導新進人員與護生之實習。

3. 下列何種臨床專業能力進階制度是訓練護理人員教與學之能力？(A) N1 (B) N2 (C) N3 (D) N4。 (103專高二)

   解析 (A) N1：一般病人護理；(B) N2：重症病人護理；(C) N3：教與學，指導新進人員與護生之實習；(D) N4：全組病人護理工作之督導，參與行政管理訓練或專科護理之在職訓練課程。

4. 下列何者不屬於護理師臨床專業能力進階制度中N1→N2層級的訓練？(A)護理與法律 (B)重症病人的照護 (C)教與學 (D)照護品質。 (104專高一)

   解析 (C)教與學：N3。

5. 關於基層護理人員專業能力訓練重點，下列敘述何者錯誤？(A) N1：為常見護理技術、護理問題、護理記錄、問題分析與處理（文獻查證與閱讀、案例分析） (B) N2：為重症病患的護理、醫療糾紛案例討論、通過案例分析審查、參與品質保證活動 (C) N3：可擔任N1與N2教育課程教師、主持團體衛教、獨立指導新進人員與護生、具整體性護理能力 (D) N4：為教與學、危機處理、通過個案報告審查、執行護理品管活動。 (104專高二)

解答： 1.B 2.D 3.C 4.C 5.D

解析 (D)N4專業能力訓練重點包含：護理行政、研究概論、問題分析與處理(IV)：專案設計、品質管理(IV)：持續性護理品質業務改善專案設計。

6. 有關我國目前的護理師專業能力進階制度的敘述，下列何者正確？(A)晉升N4護理師的條件之一是能通過個案報告 (B)晉升N3護理師的條件之一是能獨立指導新進人員及護生 (C)晉升N2護理師的條件之一是有能力執行護理品管工作 (D)晉升N1護理師的條件之一是有能力照護重症病人。 (101、105專高二)

解析 (A)晉升N3護理師的條件之一是能通過個案報告；(C)晉升N3護理師的條件之一是有能力執行護理品管工作；(D)晉升N2護理師的條件之一是有能力照護重症病人。

7. 下列何者不屬於專科護理師之角色與功能？(A)執行病人管理工作 (B)開立醫療處方 (C)參與學術研究 (D)制定護理標準。 (106專高一)

8. 下列何者不是基層護理師進階制度的目的？(A)肯定護理師專業能力 (B)依護理師能力分配工作 (C)提升病人滿意度 (D)改變護理作業方式。 (106專高二補)

9. 依據護理臨床專業能力進階制度，各階段護理師應接受的在職教育種類重點，下列何者正確？(A) N0→N1應接受重症護理訓練 (B) N1→N2應接受專科護理訓練 (C) N2→N3應接受臨床教學訓練 (D) N3→N4應接受基本護理訓練。 (106專高二補)

解析 N0→N1應接受基本護理訓練。N1→N2應接受重症護理訓練。N2→N3應接受臨床教學訓練。N3→N4應接受專科護理訓練。

10. 為訓練護理師專業知識、技能，以提供病人整合性與連續性照護。設立下列何種委員會較為適合？(A)品管委員會 (B)人事委員會 (C)教育委員會 (D)研究委員會。 (107專高二)

解答： 6.B 7.B 8.D 9.C 10.C

11. 下列何者屬於護理人員專業能力進階中N2→N3層級的訓練重點？(A)醫療糾紛防範 (B)案例分析 (C)護理倫理 (D)危機處理。 (108專高一)

解析 (A) N2；(B) N2；(C) N1。

12. 臺灣護理學會於1992年接受行政院衛生署委託辦理「醫院基層護理人員專業能力進階制度」，至今 已經在各大醫院實施。小煦畢業後，一直積極參與進階制度培育專業能力，最近她報名參加訓練課 程的主題包括：重症病人護理、困難病人護理、醫療糾紛案例討論，小煦正在準備哪一個層級的進階？(A) N1 (B) N2 (C) N3 (D) N4。 (108專高二)

解析 (A)一般病人護理；(B)重症病人護理；(C) 指導新進人員與護生之實習；(D)全組病人護理工作之督導，參與行政管理訓練或專科護理之在職訓練課程。

13. 護理人員對本身的工作負責，能參與執行重症病人的照護，至少須具備下列何種能力進階層級？(A) N1 (B) N2 (C) N3 (D) N4。 (109專高一)

解析 (A)一般病人護理工作；(C)指導新進人員與護生之實習；(D)全組病人護理工作之督導。

14. 急診護理師小美擔任臨床護理教師角色，指導新進人員基本照護技能，同事也常找他請教個案的整體性照護，小美總能提出具體可行的建議。你若是護理長，會鼓勵小美繼續哪些專業發展訓練？(A)臨床教學能力 (B)重症病人照護 (C)專科領域、參與行政 (D)倫理法律概念。 (109專高二)

15. 從N1要晉升N2，下列何者是必須完成的項目之一？(A)在職訓練課程12小時 (B)病人照護100小時 (C)案例分析報告一篇 (D)通過個案報告審查。 (112專高一)

解答： 11.D 12.B 13.B 14.C 15.C

16. 有關基層護理人員臨床專業能力進階制度，下列敘述何者正確？(A) N1是指臨床工作滿三個月以上，訓練重點為一般性照護，通過讀書報告審查 (B) N2是指臨床工作滿二年以上，訓練重點為重症病人照護，通過案例分析審查 (C) N3是指臨床工作滿三年以上，訓練重點為重症病人照護，通過專案報告審查 (D) N4是指臨床工作滿四年以上，訓練重點為護理行政及研究，通過個案報告審查。 (112專高二)

解析 (A)臨床工作未滿一年；(C)臨床工作滿三年；(D)通過護理專案審查。

17. 護理主管為能讓機構看到護理專業價值，提升護理專業形象，下列敘述何者正確？(A)製作名片列出學位及頭銜，以獲得別人的尊敬與禮讓 (B)以證據說明護理專業意見，提供醫療團隊正確的判斷 (C)護理人員是最重要的多數，要求其他單位配合護理部 (D)為提升護理專業價值，雖人力不足仍配合醫院開新病房。 (112專高三)

18. Benner於1984年根據技能發展模式(Dreyfus Model of Skill Acquisition)，將學習歷程分為五個階段。下列順序何者正確？(A)生手(novice)、進階學習(advanced beginner)、精通(proficient)、勝任(competent)、專家(expert) (B)生手、勝任、進階學習、精通、專家 (C)生手、進階學習、勝任、精通、專家 (D)生手、精通、進階學習、勝任、專家。 (112專高三)

19. 下列哪些臨床專業能力訓練課程，屬於N2進階N3層級的訓練重點？(1)重症病人護理 (2)危機處理 (3)教學原理與方法 (4)護理與法律。(A) (1)(2) (B) (2)(3) (C) (3)(4) (D) (1)(4)。 (113專高一)

解析 (1)(4)為N1→N2時應具備的能力。

解答： 16.B 17.B 18.C 19.B

CHAPTER 05

領導統御

出題率：♥♥♥

- 領導概念與理論
  - 領導的概念
  - 領導理論
  - 有效領導要素
- 職權與影響力
- 授　權
  - 授權的定義
  - 授權原則
  - 授權的障礙
- 護理主管的角色模式
  - 明茲伯格的管理者十大角色模式
  - 史蒂芬的管理者五大角色模式
  - 護理主管的能力與責任
- 問題解決
  - 問題的類型
  - 問題解決的特質與原則
  - 問題解決的思考技巧
  - 問題解決的方法
  - 問題解決的步驟
- 衝突管理
  - 衝突的定義
  - 衝突的過程
  - 衝突處理
- 危機管理
  - 危機的定義
  - 危機管理
- 醫療糾紛的預防與處理
  - 醫療糾紛的概念
  - 病人的權利與義務
  - 醫療糾紛的處理
  - 醫療糾紛之預防
- 溝　通
  - 溝通的模式
  - 溝通的特質
  - 交流分析的理論
  - 溝通途徑
  - 溝通的技巧
  - 溝通障礙
- 改　變
  - 改變過程
  - 改變理論

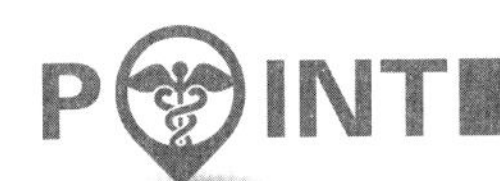

重點彙整

5-1 領導概念與理論

一、領導的概念

領導(leadership)的意義：領導是一種在某特定情境下影響另一人或一群人，使他們朝向某種組織目標努力的人際互動程序。領導係為**影響人們使之自願努力以達成群體目標所採取之行動**，是一種學習的過程。領導者要有願景(vision)，創造組織文化(creative corporate culture)，培養人才，帶動改變，組織需要領導人，不是經理人。領導並非單方面領導者行為，包括：**領導者**、**被領導者**及**情境**等三方面。

1. **管理者**(manager)：**經由指派而獲得正式的職位，且擁有特定職權**，此職權亦經法律賦予其職位上合法的權力；例如督導、護理長，具有正式職位並具備其職位的權力，可依法行使規劃、組織、管理、領導、控制、仲裁等工作，在人群中非常配合，具維持組織平衡的能力，注重結果。
2. 領導者(leader)：領導者的權力是經由授權或是由群體內部自然形成，來自個人特質，在人群中非常突出，並不需以正式職位為基礎即具有影響力；領導者藉著運用人際關係及領導的才能與創新力來發揮其影響力，指導及幫助群眾達成組織的目標，重視團隊的互動過程。

二、領導理論

(一) 特質（屬性）理論(Trait Theory)

領導者擁有某些個人特質或屬性，包括生理、人格、智力和人際關係等方面。特質理論是指領導的天賦能力，例如聰明才智、表達能力佳、精力旺盛等。根據偉人理論，影響歷史的重要人物都具有一些天生的特質，使得他們有別於一般的凡夫俗子。Barnard(1926)認為領導者應具備十大特性，詳見表 5-1。

表 5-1 Barnard 的十大領導者特性

1. 有吸引力的演講	6. 為人正直
2. 好聽的聲音	7. 待人誠懇
3. 有吸引力的身材	8. 有說服的才能
4. 極友善的待人處事態度	9. 有遠見
5. 有同情心	10. 面部帶有正義感

(二) 行為理論(Behavior Theories)

◆ 領導型態(Leadership Styles)

領導型態理論主要將領導者的領導類型分為權威式、民主式、放任式和參與式共四種，詳述於表 5-2。

表 5-2 領導型態

領導型態	說明
集權式領導〔authoritarian leadership（**權威式領導**、獨裁式領導）〕	1. 領導者採獨裁專斷的領導，**所有決策皆由領導者決定**，對組織成員施以強力的控制，**領導者習於發號施令**，憑藉權力與威勢強迫部屬服從，**認為組織成員應該服從命令** 2. 專制型的領導者一切以工作為導向，只關心工作的任務和效率 3. 領導者對團隊的成員不夠關心，領導者與被領導者之間的社會心理距離比較大，他們之間缺乏敏感性，且存有戒心和敵意，容易使群體成員產生挫折感和機械化的行為傾向 4. **適用於急需明確指令的緊急狀況、部屬大多為新進人員時或單位剛成立未上軌道時**

表 5-2 領導型態（續）

領導型態	說明
民主式領導 (democratic leadership)	1. 指領導者採民主開放式的領導，以團體為導向，**成員以自由的互動方式參與在團體中，主要政策均經由群體討論與決定，領導者採鼓勵與協助的態度**，故此類的領導者尊重部屬的人格與人權 2. 在民主型的領導風格下，**團體成員有較強的工作動機，責任心也比較強，團體成員自己決定工作的方式和進度，工作效率比較高** 3. **適用於需長期共事的人群，如醫療組織** 4. 通常在民主型的領導風格下，成員的工作滿意度會比在專制型領導風格下的工作滿意度高
放任式領導 (laissez-faire leadership)	1. 領導者採放任自由式領導，讓部屬自行作決策，工作者有完全的決策權。放任式領導者通常不喜歡，也不會主動下命令、亦不給予任何的建議或批評，如被詢問，僅提供最基本的訊息 2. 領導者採取的是無政府主義的領導方式，對工作和團體成員的需要都不重視、無規章、無要求、無評估，工作效率低，人際關係淡薄 3. **適用於所有成員都是高度自主、自動自發的人；不適用於健康照顧機構**。但可針對資深護理人員，例如 leader，可以自我管理的，而予以授權，此乃運用 L 理論（放任式，laissez-faire） 4. 研究結果發現，放任型領導者所領導的群體的績效低於專制型和民主型領導者所領導的群體
參與式領導 (participative leadership)	1. **由管理者提出初步決策之大方針，員工提出意見或建議（又稱腦力激盪的決策方式），最後由領導者作決策**，此乃是介於權威式與民主式之間 2. 若組織成員技術成熟，尚須克服阻礙及增進動機時，可採用此方式 3. **缺點是會因個人對工作的需求而影響決策**

◆ 任務導向與關係導向(Task and Relationship Orientation)

1. 管理方格理論(Blake and Mouton's Managerial Grid Theory, 1964)：白萊克(Blake)和毛頓(Mouton)以座標方式表現兩構面的各種組合方式：X 軸為**關心生產**(concern for production)及 Y 軸為**關心員工**(concern for people)，各有九種程度，最多可劃出 81 種組合（圖 5-1）。以 X 與 Y 軸分別標出五種不同的領導行為，依方格位置提供領導者發展合適的領導行為。

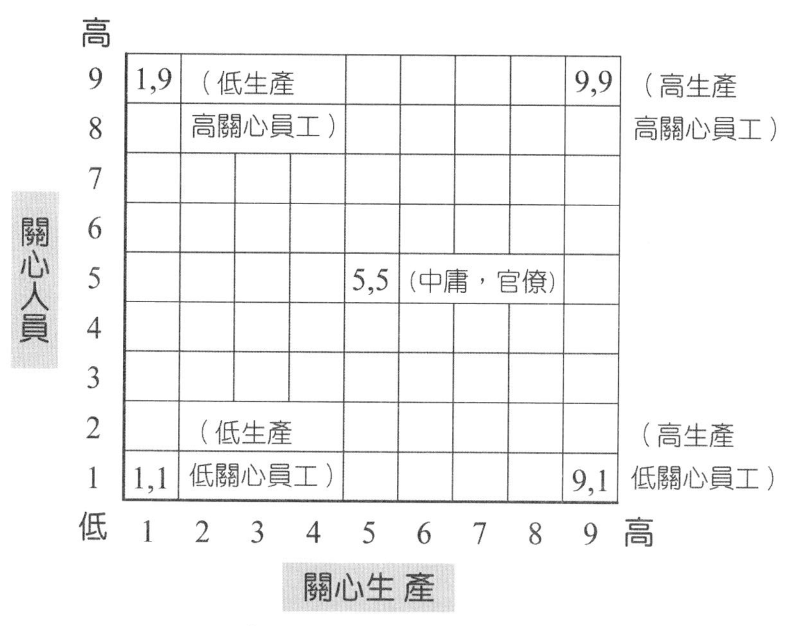

圖 5-1　管理方格理論

*資料來源：Blake & Mouton (1964). *The managerial grid.* Gulf Publishing.

管理方格理論中基本的五種型態為：

(1) **1,1 型（無為型，放任式領導）**：不太督促員工工作，但求得過且過。

(2) 1,9 **型（懷柔型，俱樂部式領導）**：注意滿足人群關係的需要，有舒適友善的團體與工作氣氛。
(3) 5,5 **型（中庸型，平衡型）**：平衡完成工作的需求，並維持員工滿足的士氣，使達成適當的組織成效。
(4) 9,1 **型（業績中心型，職責式領導）**：對於工作之要求很高，而很少顧及員工之需要。
(5) 9,9 **型（理想型）**：經由組織成員的努力完成工作，使組織目標與員工目標達成一致性，屬於最有績效的方式。

2. 「員工中心式」與「工作中心式」理論：1947 年李克及密西根大學社會學研究所的人員發展出兩種基本類型：
(1) 員工中心式(task-oriented)：凡生產力較高的單位，多採用「員工中心式」領導，重視部屬的行為反應及問題，利用群體達成目標，給予員工較多自己裁量的範圍。
(2) 工作中心式(employee-oriented)：生產力較低的單位，則多採用「工作中心式」領導，採任務分配結構化、嚴密監督、工作激勵及依照詳盡規定行事。

3. 兩構面領導理論(two dimensional leadership theory)：為俄亥俄學派理論，分為兩構面以形成四個領導行為座標，較理想的領導為「**高關懷、高規定**」（如圖 5-2）。

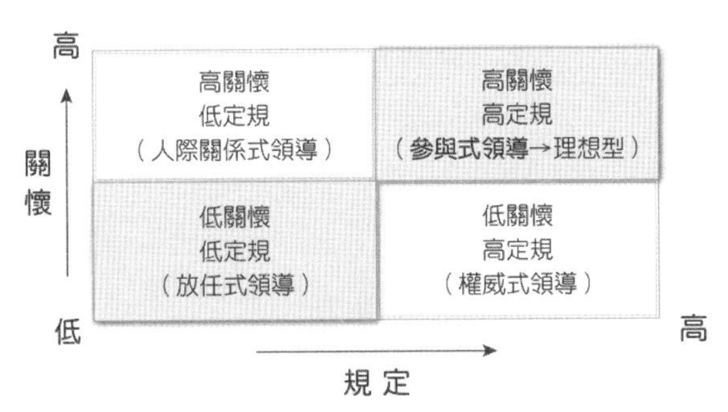

圖 5-2　兩構面領導理論

*資料來源：李麗傳(1999)・*護理行政與病室管理*・華杏。

(1) **關懷因素**(consideration factor)：領導者**對於其部屬所給予尊重、信任以及相互了解的程度**。

(2) **定規因素**(initiating structure factor)：領導者**對於其部屬的地位、角色與工作方式，是否訂有規章或程序**。

(三) 情境理論(Situational Theories）

◆ 路徑－目標理論(Path-Goal Theory)

1974 年豪斯及密契爾(House & Mitchell)提出領導者的任務是設定達成任務的獎酬，及協助部屬辨認達成任務目標和獲取獎酬的路徑，並協助部屬解決可能的障礙。亦即護理長針對有發展潛力的護理師設定挑戰性的目標，激勵其達成績效，因此，領導者的任務會隨著人員工作而定；於此理論中他們提出領導者的效能，亦即是主管對部屬產生影響力的領導行為包含：**工作動機、工作滿足及對領導者的接受程度**。同時豪斯及密契爾提出四種領導行為（如圖 5-3）。

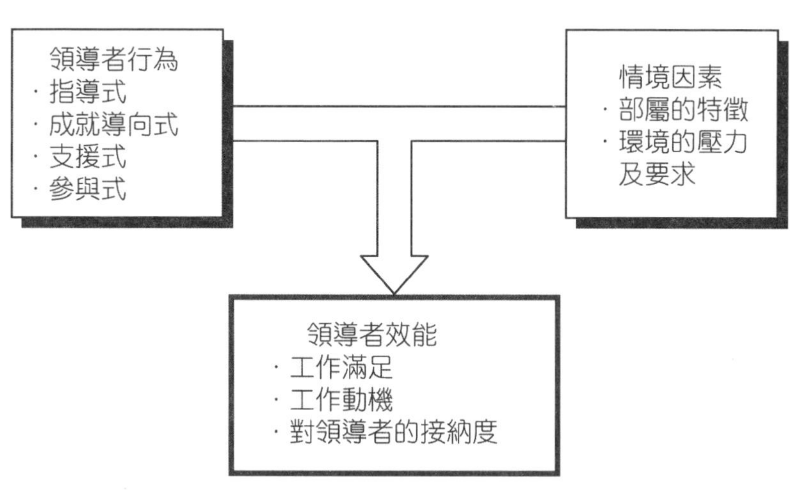

圖 5-3 路徑－目標理論的各要素關係

*資料來源：羅虞村(1999)．*領導理論研究*（第272頁）．文景。

1. **指導式**：以指派工作、**澄清角色**和程序規則為主，**適用於指導新進人員時**。
2. 成就導向式：為工作訂定計畫，並立挑戰性目標，適用於成就需求高且競爭性強之成員。
3. 支援式：對部屬十分友善，關心部屬的需求，並給予支持，適用於進行易引發不滿之工作的護理人員。
4. **參與式**：在需與部屬共同討論計畫、程序與步驟時使用，如在工作需獲得共識時。

◆ 領導生命週期理論(Life Cycle Theory)

荷賽與**布蘭查**(Hersey & Blanchard)所提出的領導生命週期理論，最後定名為情境領導理論(situational leadership theory)（如圖5-4）。領導者的職責在幫助屬員成長，並**依部屬不同的成熟度**(maturity)，**在領導行為的任務導向與關係導向方面需做不同程度的調整**。而所謂的部屬成熟度包括：

1. 能力(ability)：指個人或團體的知識、經驗和技術。
2. 意願(willingness)：指個人或團體的信心(confidence)、承諾(commitment)和動機(motivation)。
3. 成熟度(maturity)：其程度分為 M1, M2, M3, M4，詳見圖 5-4 及表 5-3。
4. 領導者依員工的成熟度的不同，可採取不同的領導型態，詳見表 5-4。

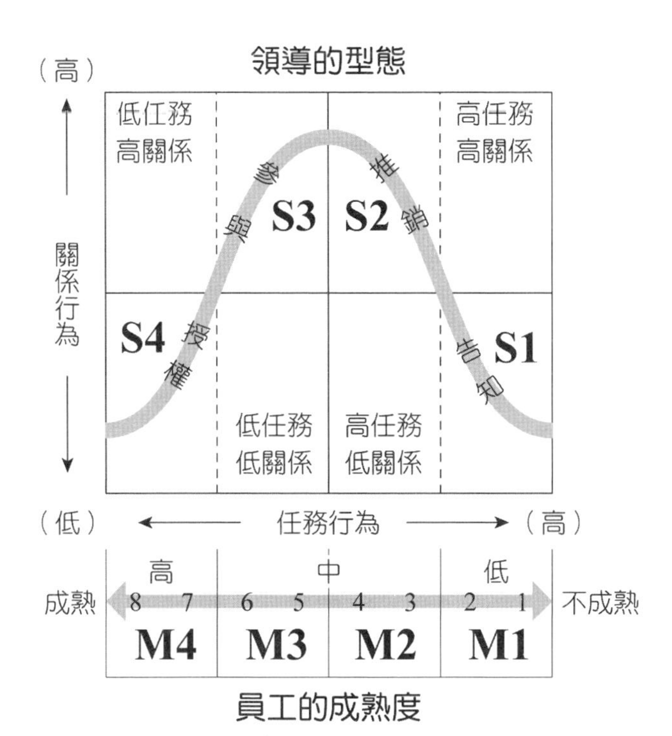

圖 5-4 情境領導理論

*資料來源：Hersey, P., & Blanchard, K. (1993). *Management of organizational behavior: Utilizing human resources*. Prentice- Hall.

表 5-3 成熟度的程度

導向	程度	定義	說明
以領導者為導向	成熟度 1 (M1)	低成熟度	沒有能力、沒有意願、沒有安全感
	成熟度 2 (M2)	低到中成熟度	沒有能力、但有意願、也有信心
以員工為導向	成熟度 3 (M3)	中到高成熟度	有能力、但沒有意願、也沒有安全感
	成熟度 4 (M4)	高成熟度	有能力、有意願、且有安全感

表 5-4 生命週期理論的領導型態

領導型態	員工成熟度	說明
S1：告知 (telling)	低成熟度 (M1)	1. **高任務低關係** 2. **指導式**的領導：**適用於剛畢業之新進護理師欠缺工作經驗**。領導者制訂規則、政策等，告訴員工該如何完成任務。給予員工較多的指導與支持
S2：推銷 (selling)	低到中成熟度 (M2)	1. **高任務高關係** 2. **員工能力不足，但願意負起責任**；員工也許有自信，但缺乏技能 3. 推銷式的領導：領導者給予**指導、說明決策、協助與關心，並提供機會讓同仁澄清疑問**，雙方有溝通
S3：參與 (participating)	中到高成熟度 (M3)	1. **低任務高關係** 2. **員工有能力但不願意負起業務或工作上的責任；原因是缺乏安全感或領導者不適當的激勵技巧** 3. 參與式的領導：**鼓勵雙向溝通和主動傾聽，領導者做決策，但注意與員工的人際關係，付出高度關心**
S4：授權 (delegating)	高成熟度 (M4)	1. **低任務低關係** 2. 放任式的領導：給予員工最少的指導與支持

◆ 費得勒權變模式

費得勒(Fiedler)的權變模式主張有**三種構成領導的情境因素**：

1. **領導者與成員的關係：部屬對主管能力威望之敬重程度**。包括尊重、友誼、信任、合作、接納、**支持以及忠誠程度**，此為最重要的因素。
2. **工作結構**：部屬對工作目標內容之清晰確定程度。包括成果的可測度如何，解決問題的方法是否具有正確性等。
3. **領導者之職位權力**：主管人員職位權力之大小。

領導者必須針對不同情境調整其領導風格（工作導向或人際導向），若三項情境要素都處於有利，稱為領導者最有利的情境，此種情境下，工作導向的領導風格，會有良好的績效，否則須視情況採用人際導向的領導風格。

(四) 管理系統理論(Theory of Management System)

李克(Likert)於 1967 年發表管理系統理論，認為組織的特徵與管理方式之關係可分為四個系統（如圖 5-5）：利用－專制型（系統一）、仁慈－專制型（系統二）、商議型（系統三）及**參與型**（系統四）。

系統型式／組織特徵	系統一（利用－專制型）	系統二（仁慈－專制型）	系統三（商議型）	系統四（參與型）
1.領導歷程	獨裁的 非支援性的			參與的 支援的
2.激勵作用	低			高
3.溝通歷程	弱 被歪曲的			強 正確
4.交互作用－影響歷程	冷淡 有距離			和煦 密切
5.作決定歷程	片面的			共同的
6.目標訂定	片面的			共同的
7.控制歷程	按層級的			利用社團的
8.實際表現目標與訓練	普通			極高

圖 5-5　Likert 的管理系統理論

*資料來源：羅虞村(1999)・*領導理論研究*（第308頁）・文景。

(五) 領導新典範

1. **轉換型領導**(transformational leadership)又稱變革型領導：領導者藉由個人魅力、建立願景、智力的激發及個性化關懷，**以提升部屬工作態度及激發部屬對工作更加努力**，來提升組織效益，並將組織朝向更高層次的目標前進。

2. 交易型領導(transactional leadership)：領導者給被部屬某些東西以交換其被領導。部屬對領導者的順從與忠誠也是建立在交換互惠的基礎之上，這種因為交易的公平性所產生的領導權力，並非完全是物質、金錢或利益上的交換，還包括精神情感的交流。Bass、Avolio 及 Yammarino 等學者將交易式領導分為三個層次：
   (1) 權變式獎賞：根據表現給予適度的獎勵。
   (2) 主動例外管理：主動監控成員的行為。
   (3) 消極例外管理：被動等待問題發生。

3. 魅力型領導理論(charismatic leadership theory)：是指領導者利用其自身的魅力鼓勵追隨者並作出重大組織變革的一種領導理論。Robert House(1977)指出魅力型領導的特性有：
   (1) 支配性的。
   (2) 強烈感染的。
   (3) 充滿自信的。
   (4) 具有強烈的個人道德觀感。

4. 授權賦能領導(empowerment leadership)：是指又能授權給成員，又能設法增進成員能力的一種領導方式。

5. 服務型領導／僕人領導(servant leadership)：一詞是由 R. K. Greenleaf 所倡導，Greenleaf 認為身為一位領導者首要之選擇是選擇為別人服務，若缺乏這項選擇和認知，則他能力所能成就的就相當有限了。

6. 第五級領導(level 5 leadership)：係指領導者結合謙虛的個性(personal humility)和專業的堅持(professional will)，將個人自我需求轉移到組織卓越績效的遠大目標。柯林斯(J. Collins)在他的《從優秀(A)到卓越(A+)：為什麼有些企業向下沉淪，有些企業向上提升》(Good to Great：Why some companies make the leap and others don't)書中提出第五級領導的內涵，它是領導能力五個等級中最高的一級。根據柯林斯的研究，領導能力有五個等級：

(1) 第一級(level 1)是高度才能的個人(highly capable individual)：能運用個人天賦、知識、技能和良好工作習慣，產生有建設性的貢獻。

(2) 第二級(level 2)是有貢獻的團隊成員(contributing team member)：能夠貢獻個人能力，達成組織目標，並且有效地與他人合作工作。

(3) 第三級(level 3)是勝任愉快的經理人(competent manager)：能組織人力和資源，有效率地和有效能地達成預定的目標。

(4) 第四級(level 4)是有效的領導者(effective leader)：激勵部屬熱情追求明確、動人的願景和更高的績效標準。

(5) 第五級(level 5)是第五級領導人(level 5 executive)：結合謙虛個性和專業意志，建立持久績效。

第五級領導者具備的特性：

A. **具有謙沖為懷的個性**。

B. 決策冷靜、溫和，提高員工的積極性和公司的發展。

C. 制定了長期奮鬥目標以後，不管過程多麼困難，堅持奮鬥目標，絲毫不動搖。

D. **會妥善安排接班計畫，讓組織成功地世代交替**。

E. 當公司業績不佳時，嚴於責己，不埋怨別人，不抱怨外部因素，也不抱怨運氣太差。

F. **將個人名利置之度外，以組織的成功為念。**

三、有效領導要素

1. 設定明確一致且有意義的團體目標。
2. 具備足夠領導及專業上的知識與技能。
3. 具有足夠的**自我認識與警覺**(self-awareness)，**具敏銳觀察力**並能盡力去了解個人及他人的需求。
4. 能清楚而有效的與人溝通。
5. 有足夠的活力來貫徹領導功能。
6. 採取實際行動。

5-2 職權與影響力

一、職　權(Authority)

職權是由正式法律途徑所賦與某項職位的一種權力。而於工作上為增加自己在單位中所擁有的權力，可由下列方式著手，包括：(1)對單位的需求具敏感性有助增加自己的重要性；(2)具備他人未有的能力可增加單位對自己的依賴性；(3)強化專業知識與技能可增加自己的不可取代性。

(一) 職權的型式

1. 形式上的職權：與個人職位相關，其所服務的組織或機關認可的，有明文規定（如各院之工作手冊、業務說明等）如護理部主任或護理長有哪些規定的職責。

2. 功能上的職權：與個人的能力素質有關，如加護病房護士，在工作中的能力造成職權是經過別人認可的。又如全責護士對某病人訂的護理計畫，其他接班的護理人員需遵從其計畫，否則就不尊重其職權。

(二) 職權的分類

職權的分類：可分為直線職權、幕僚職權及功能職權三種，詳見表 5-5。

表 5-5 職權的分類與說明

分類	說明
直線職權 (line authority)	**主管對其下屬所擁有指揮的職權，包括發布命令及執行決策，屬直接監督**。各種階段的職務及實際業務與其上屬、下轄階層的職務及業務連結在一起。如護理部主任→副主任→督導→護理長→副護理長→護理工作人員
幕僚職權 (staff authority)	為**提供建議及協助他人執行職責之權利**，包括為直線上司從事調查、研究及提供意見；對組織業務提出協助、諮詢及建議，屬顧問性質。主管可由幕僚人員處獲取建議，並考慮接受或拒絕各項建議，**而幕僚職權人員則無決定權**。護理工作的幕僚職權重點可置於：在職教育、人事業務、會計等
功能職權 (functional authority)	組織中對一些例行事物或專門性工作已有明文規定，主管可授權給幕僚部門或人員，在一定範圍內自行決定並通知有關部門。例如：**醫院傳染控制中心對各單位下達有關環境維護及防止細菌傳染之指示**

二、影響力(Power)

影響力是能夠影響他人行為、改變他人行為或決策的能力。其來源可分為組織性及個人特質性的影響力。

(一) 組織性影響力

1. **強制影響力**(coercive power)：管理者在對方不順從管理者的命令時，運用對他的懲罰的方法以控制或管理他人。**例如：護理長為達行政作業管理上的績效，所採用調職、扣時間、減薪、降級或解聘的方式。**
2. 報酬或獎勵影響力(reward power)：管理者利用報酬或獎勵，例如晉升、**獎賞**（如**機構明定護理師通過專業能力進階制度 N4 的考核即可加薪**）以控制他人的能力，使他們服從領導者的命令或要求。
3. **合法影響力／法統影響力**(legitimate power)：是**由組織賦予管理者的**，因其在組織結構中所占層級之合法職位所形成。例如：護理主任、督導或護理長**分派給部屬的工作**為其合法影響力。

(二) 個人特質性影響力

1. **專家影響力**(expert power)：**是個人表現出特殊的能力、技術、知識而贏得部屬的尊敬和信從**。例如操作人工洗腎機或造瘻口護理之特殊技術知識。
2. **榜樣影響力**(referent power)／參考影響力：由於**個人吸引人的高貴情操或特質影響了他人，如主管的以身作則、待人接物、自**我成長均會造成對部屬的影響。
3. **資訊影響力**(information power)：**指某人因擁有特殊且對他人有價值的資料而形成的影響力。**

4. 敬仰影響力(respect power)：由敬仰而產生的影響力，如部長的德高望重。

5-3 授權(Delegation)

一、授權的定義

(一) 概 論

1. **授權**：是將組織活化，藉由分派職權及責任給部屬，使之完成某種特定的活動。授權**即是授與性權威，是指主管將某項職務的職權交給部屬，但仍需繼續關心這件事的進行，領導掌握這件事，並對事情負責**。
2. 集權(centralization)：組織中主要的規劃、策略之決定掌握在最高行政主管手中。
3. 分權(decentralization)：組織中大部分的規劃、策略的決定權掌握在組織中的每位成員手中。集權與分權的區別在於單位主管的授權程度。
4. 授權的目的：強化組織的結構與力量、**減輕主管負擔**及加強領導、**發展人員的能力**、提高工作效率、增加部屬歸屬感及工作滿足感。

(二) 授權的決定因素

1. 機構**規模**：機構越大，越趨於分權。
2. 科別多寡：科別越多，越趨於分權。
3. 重要程度：越會招致重大損失，則決策由越高層管理人員掌握。
4. **部屬能力**：受能力和意願影響。

(三) 授權的過程

1. 分配職責。
2. 分配工作。
3. **授與權責**。
4. **要求部屬工作**。

二、授權的原則

1. **工作範圍的原則：授權的內容、工作範圍應和部屬的職責有關**。
2. **功能性職權的原則：單位內例行事務或專門性工作**，因組織內部已有明文規定，則可援例授權。
3. 金字塔形狀階層原則：由最高主管開始一直接連到最基層的職員，因任務授權而形成一條連鎖路線。運用逐級授權，職權的授與越多層次，工作範圍與職權越清楚。
4. **統一指揮的原則：就某種行動或活動而言，一位下屬只能接受一位上司的指揮，亦即是單一隸屬關係**。
5. **絕對性職責的原則／持續的責任原則**：當上司授權給下屬時，要追蹤考核，下屬在完成任務時，必須將績效報告上司；但若下屬發生問題，上司必須負起相關之責任。**亦即上司將工作授權於下屬時，他本人對該項工作所負之責任並未因而有所減少，所以授權並非推卸責任**。
6. **職權與職責均衡的原則**：伴隨著職位而來的責任稱之為職責，其任務稱之為職務。為**擔負職責必須具相對等的職權**，所以職責和職權需相當。
7. **授權公開化**。

8. 不可重複授權：同一件事情不可授權給不同的人或團隊，意即他們要完成的事情是相同的，如此會形成競爭、衝突與浪費人力資源，否則可組成一個團隊共同完成一件事情。

三、授權的障礙

授權的障礙可被三方面所影響，包括**組織**、**主管**和**部屬**，各障礙面的原因詳見表 5-6。

表 5-6 授權的障礙

障礙面	組織	主管	部屬
原　因	1. 權責劃分不清 2. 行政程序繁複 3. 法令規章繁瑣	1. 具有強烈優越感 2. 恐懼部屬才能 3. 控制慾強烈 4. **缺乏指導及適當控制的方法** 5. 不願承擔部屬失敗風險	1. 不願冒風險承擔責任 2. 缺乏自信 3. 已承擔過多職責

5-4 護理主管的角色模式

一、明茲伯格的管理者十大角色模式

1975 年，行政家**明茲伯格**(Mintzberg)**將護理長工作的特性分析，並歸類為三大類型：人際關係角色、資源的角色和決策的角色，1979 年，瓊斯**(Jones)**做了一項護理長實際工作的調查發現，護理長每天花費最多時間的是決策的角色**。其每天花費在人際關係角色的時間為 10%，在資訊的角色為 15~20%，在決策的角色為 70~75%。

(一) 人際關係的角色

1. 精神領袖(figurehead)：指在儀式場合代表公司或組織面對外界。
2. **領導者**(leader)：聘任、排班、訓練、激勵員工等。例如：**在單位表現優異，具危機處理的能力，且能營造單位同仁向心力，並達到全人照顧的目標與精神**屬此。
3. **聯絡者**(liaison)：在組織內外建立人際關係網絡。

(二) 資訊的角色

4. **監督者**(monitor)：又稱偵察者，隨時掌握工作環境的狀況，監測部屬照護病人的品質，例如：**審核病房各項護理活動與記錄是否如期完成。**
5. 傳播者(disseminator)：將資訊傳遞給部屬，傳達上司的指示與新政策的宣布。
6. 發言人(spokesman)：代表單位對外發言。

(三) 決策的角色

7. 企業家(entrepreneur)：設法改善單位的績效，並因應環境作變革。包括參與計畫的設計、授權、執行計畫、督導及監測。
8. 騷亂平息者（又稱為**干擾處理者**，disturbance handler）：處理病房內任何騷動事件，包括**部屬與部屬之間的衝突、單位與單位之間的衝突、病房內的資源損失。**
9. **資源分配者**(resource allocator)：對於人力、財力與物力的分配，決定誰能得到什麼、能做什麼。
10. 協商者（又稱為**調停者**，negotiator）：護理長需要有效的說服力，以維護病房整體的利益，代表病房參加各種正式及非正式的磋商及協議。例如：**向護理部要求增加人力**、新購病房所需醫療設備及器材。

二、史蒂芬的管理者五大角色模式

1. **改革者**(innovator)：針對護理業務的缺失，創新改革。配合時代的潮流，提出新的觀念、方法及措施；並使改革步調適當，使改變的生活和工作敏感度降至最低。
2. **拓展者**(expander)：護理長有責任拓展其單位的行政業務與績效，如增加門診的就診人次、提高病房的占床率、提升護理品質等。
3. **淨化者**(refiner)：制訂政策、法則與常規以推行品質保證的工作，提升護理品質。
4. **安定者**(stabilizer)：維持病房工作人員、個案及醫療團隊的和諧，並且提供平衡的工作環境。
5. **革命者**(revolutionary)：徹底的改革單位的弊端，如針對無效率的護理活動、不適當的常規或工作細則等，予以改革。

三、護理主管的能力與責任

(一) 各職級護理主管應具備的能力

各階層主管應具備的核心能力，包括**自我成長能力、團隊合作能力和業務運作能力**。依管理學者羅伯特．卡茲(Robert Katz, 1974)的主張，管理技能的重要性依管理層級而有不同，有效的管理者應當具備三種基本技能：技術性(technical)技能、人際性(human)技能和概念性(conceptual)技能。

1. 技術性技能：指的是管理者對某項特定活動的理解程度和熟練程度，主要是如何「處事」。

2. 人際性技能：指的是管理者作為團隊的一員，而能高效地展開工作，以及促使大家團結合作的能力，主要是怎樣"待人"。
3. 概念性技能：此即決策技能，指的是管理者以整體視野與角度看待企業的能力，即將企業視作一個整體的全局把握能力，此包含政策擬定技能。

顯然地，各個層級的管理人員都需要在一定程度上掌握這三種技能，但是這三種技能的重要性是相對的，隨著管理層級的不同而發生變化。對於**基層管理者，如護理長，技術性技能是最重要；對於中階管理者，如督導，管理成效很大程度上取決於人際性技能；到了高階管理者，如護理部主任，概念性技能就成為管理取得成功的首要技能。**

表 5-7 各職級護理主管應具備的能力與責任

項目	高階主管	中階主管	基層主管
職稱	**護理部主任**	**督導**	**護理長**
能力	**概念性能力**	**人際關係能力**	**技術能力**
責任範圍	整個護理部	被指派的任務或護理部的一部分	病房
責任重點	規劃、指導、評估護理部的各項活動	協調及提供資源，調停基層與高階護理主管，以及各部間的業務協調	實施病房組織總目標
規劃責任	近程和遠程規劃（5~10 年）	近程和中程規劃	年度計畫和短程規劃
醫院責任	參與高階行政主管的決策（包括財務預算和組織目標）	參與並主持病房間委員會（如護理品質管理委員會）	參與委員會

(二) 護理長的責任

◆ 單位管理方面

護理長對護理科負責，配合護理科政策，推展單位業務，使能順利進行，包括：

1. **各科聯繫**：護理長與其他行政部門人員會商，包括參加有關抱怨(complaints)事項之會議。
2. **環境管理**：計畫保持設備與維持環境清潔、秩序與安全。
3. **器材與設備管理**：查明物品清單所列與實際所需物品，審核並簽發申請書。
4. **人員分配**：計畫病房內的工作分配及工作時間表。
5. **公務處理**：監督辦理文書及例行工作，審核及簽核日班及夜班報告，指定書記做某項工作。
6. **表格之編制**：便利工作之進行。

◆ 病人護理方面

護理長最重要的是分析病人的需要及擬訂護理計畫，要達此任務，不僅須熟悉每位病人的診斷，同時亦須**了解其個別情形及問題**：

1. 在特殊情況下執行護理工作。
2. **計畫與評定完整的護理工作。**
3. 檢查與觀察病人情形及對治療的反應。
4. 與醫師交換病情報告及接受醫囑，包括與醫師們共同巡視病房。
5. **查核醫囑執行情形。**
6. 對病人解釋醫院規則，並促進病人與醫院之良好關係。

7. 設法使病人安心，與病人交誼使其感到愉快。
8. **調查過失、疏忽、病人抱怨與意外事件，需完成報告及提出改善方案。**
9. 與社會服務及其他部門密切聯繫，解決病人的困難及問題。
10. 教育病人方面：傳達醫囑給病人及其家屬，指導病人和家屬恢復健康之護理方法，向病人及家屬解釋護理計畫，並監督護理人員對病人所做的衛教工作。
11. 節省病人的費用：護理長管理病房之供應品與裝備，必須使供應品的用途與原定的相符；防止過度或不當之使用。

◆ 對部屬方面

護理長對部屬有兩方面重要任務：一是協助護理人員達成他們的目標，即是提供病人最高品質的護理；二是維持團體的團結合作。

1. **計畫並指派護理工作給護理人員與護生**，包括特殊指示及醫囑的傳達。
2. 對工作人員（對護理人員、書記、工友等）說明工作情形與範圍，以及其他人員關係等。
3. **辦理有計畫或不定期之在職訓練及教育**，並做評核。
4. 指導及評核工作人員。
5. **指導護生實習，辦理有計畫之臨床教學。**
6. 準備、設計及評定教學教材。
7. **護理研究方面**：設計、蒐集及分析資料及其他護理研究之用，負起研究創造新知之責任。

◆ **對醫師方面**

護理長應領導護理同仁建立病人對醫師的信心，相對的，醫師也應建立病人對護理人員之信心。護理人員和醫師之間並需相互合作成為醫療團隊，共同提供病人高品質的照護。

1. **對醫師及實習醫師說明醫務與護理雙方如何達到理想配合程度。**
2. **協調醫護間的衝突，以及醫病或護病間之衝突。**
3. **協助醫師執行醫療行為。**

(三) 成為高效率護理長的要訣

1. 發展有效的溝通網絡。
2. 採用改革策略，增進護理人員士氣和工作滿意度：可運用「目標管理」的技巧來實施革新策略。
3. 組織病房成員，成立互動小組。
4. 有效安排時間：**以事情輕、重、緩、急順序安排日刻表。**
5. 學習發現衝突處理的新方法：首先找出衝突事件的地點、時間及原因，再來可運用七大有效的處理原則及方法處理之：
   (1) 尊重事發的當事人。
   (2) **談判進行時，對事不對人。**
   (3) 解決衝突的責任是屬於當事的甲、乙方及調停者。
   (4) **護理長扮演調停者時，多刺激「沉默的一方」發言。**
   (5) **保持當事人雙方冷靜的溝通氣氛，必須先約法三章。**
   (6) 鼓勵雙方提出解決的可行途徑。
   (7) 衝突的雙方與調停者共商解決的辦法。
6. 有效的運用及快速傳遞資訊。
7. 學習安排護理人員的工作及考核其績效。
8. **病房危急事件前瞻性的防範：護理長應具備敏銳的觀察力，事先警覺到危急事件的徵兆，提早防範。**

9. 有效的成本控制：有效的評估、規劃及運用病房的人力、財力和物力，不可有過剩及浪費情形。

10. 學習與高階行政人員相處：危急事件、處理問題的解決方案、病房工作報告、**特殊患者的護理報告與病情醫療狀況、工作人員的活動狀況等，得與直屬督導保持密切聯繫**。態度宜誠懇，反應需敏捷。

5-5 問題解決(Problem Solving)

一、問題的類型

「問題」是指目標與現況間產生差距，可分為：

1. 單純型問題：此類型僅涵蓋兩個因素，乃是**預期與現況間發生差距。例如：護理人員的工作負荷過重造成護理服務品質降低**。
2. 非結構性複雜問題：基於統計學的觀點，此類型問題為多個變數間的關係，此非現況與目標的差距，而是為了進一步目標作探索，以供未來參考。例如：某一特定地區人口的癌症罹患率與種類，可作為醫療服務的參考指標；又如急診室護理人員的配置，需考慮其每日就診人數、病人嚴重度、留觀時間和緊急醫療網資源等因素。
3. 結構性複雜問題：此類型問題為多個變數間的關係，且在整體中彼此有關聯，**乃是為因應未來環境變化而建立新體制，為長遠目標思考**。例如：醫療機構間的策略聯盟關係，需考慮其機構的願景、結構、政策、財物、人力、設備等。

二、問題解決的特質與原則

1. **確認影響組織利益最大的問題**，以抽絲剝繭的方式，由大問題中分出小問題，先將小問題解決，再周詳的處理大問題。

2. 找出問題點在何處。一般常見的問題點有：(1)看得見與看不見的問題點；(2)不同時間點產生的問題；(3)投入不當的問題；(4)**權限內外的問題**；(5)理想與事實差距的問題。
3. **管理者應懂得運用分權式管理方式，將小問題分派給部屬，指導其依照組織的規定及政策來處理問題**，此不僅**可增強部屬的自主性**，且可**促其了解組織的目標**。
4. 管理者在**處理比較困難或複雜之大問題時，應諮詢組織內部或外部的專家意見或利用標竿學習**，以求突破困境。
5. **管理者在問題解決過程中，找到好的解決方案之條件包括：符合組織目標、應用適當資源、確定性高者、冒險性低者**。
6. 管理者應**具有前瞻性的眼光**，重視問題解決的品質提升；於做決策時，應有足夠的時間與空間，並充分發揮自主權。
7. 凡遇大問題，**管理者應了解絕無任何十全十美的解決之道，懂得應用科學方法解決問題，充分掌握社會脈動**，可視情況作最佳決策並付諸行動，切勿因某些可忽略的細節而猶豫不決，但可備擬腹案。

三、問題解決的思考技巧

1. 分析性思考(analytic thinking)：分析所擁有的資源與經驗，以過去的經驗和知識套入現實的問題結構中，是解決問題的過程中常用的技巧。
2. **創造性思考**(creative thinking)：當遇到**無前例可循的新問題**時，需運用個人的抽象概念(abstracting ideas)、聯想力(associative ability)、想像力(imaging novel)及**與部屬共同的腦力激盪**(brainstorming)等方法，以尋求具體解決問題的方法。為了持續保持競爭力，21 世紀領導者的創造性思考能力尤為重要，因為世界發展的趨勢，由第一波的農業社會，第二波的工業社會，至第三波的資訊社會，未來第四波則將是創造力的社會，故需要懂得解放組織內的腦力，突破個人心智的障礙，激發潛能，以持續創造未來。

3. 歸納性思考(inductive thinking)：根據多次對同類事情現象的觀察得到的經驗所做的判斷，是一種以個人經驗為基礎的推理方式。亦即從觀察到的部分事實來推論至整體的合理化過程。

4. 演繹性思考(deductive thinking)：根據既定的原則去判斷個別的情況。如個別情況符合原則，即可給予肯定的判斷；若個別情況與原則不符，則予以否定之判斷；亦即由既知的原則或存在的種種事實來歸納出某一特殊情況的思考方式。

四、問題解決的方法

1. 嘗試錯誤法(trial and error approach)：此法是最簡單但卻費時的方法，是藉由每次的嘗試和錯誤經歷中獲得問題解決的經驗，此可有效解決設備和空間的實務問題，但由於無法處理較複雜的問題而通常不適用於護理實務中。

2. 科學實驗法(scientific experimentation approach)：以高度控制實驗的過程，必須有確實的資料、充足的時間及嚴謹控制的情況，以探究解決問題的方法。

3. 分階段的情況評論法(multistage situation critique)：針對一事件發生的前、中、後階段，對可能解決問題的行動分階段加以評估。

4. 隱喻為基礎的自由聯想法(metaphor-based free association approach)：於短時間激發聯想，運用腦力激盪，創造出問題解決的方法。此法具有創造性、分析性和演繹性。

五、問題解決的步驟

1. **界定問題**：對一件事情做陳述性的事實描述，以推理和回溯法，逐步去除不相關因素，最後確立問題。
2. **收集資料**：以問題為導向，有計畫地收集資料，過程中以實地勘察、查閱記錄、晤談和觀察等方法，依資料類別（如：人、事、時、地、物）加以整理，並以客觀的態度就事論事，可用特性要因圖（魚骨圖）分析造成問題的原因。
3. **擬訂解決方案**：將所有可能的解決方案列出，評估每一方案的可行性，以找出最有效和最適當的解決之道。此一步驟是問題解決過程中最具創意和挑戰性的。
4. **執行方案**：當方案擬訂後，就要實際付諸行動。
5. **評值**：應評值每一步驟，隨時視需要而修改之。

5-6 衝突管理

一、衝突的定義

衝突是知覺到有不相容的差異存在，導致某種形式的對立。可以是個人內在、兩個或兩個以上的個人、團體或機構間，觀念、價值觀、信念的不和諧所產生，**是一種敵對、對立或想法的牴觸**。但衝突常被認為是一種自然的現象，藉著分歧意見或黨派之爭的協調，有時反而可以增強組織的力量，因此衝突並非全然的分散工作力量，也是可以統合工作的力量，良好的衝突管理(conflict management)可促進團體組織成員的目標一致性及共融。

(一) 衝突的分類

衝突可以**人、性質及結果**三方面來做分類：

◆ 衝突以「人」分類

1. **個人內在的衝突**(intrapersonal conflict)：此種類型的衝突發生於自身，由於人的生活經驗，個人的內在常常有許多不同，甚至不相容的觀點，而產生內在心理的掙扎和矛盾。例如：個人**內在價值觀或能力表現與外在的要求相衝突**、不清楚主管的期望、**工作負荷過重、或是護理人員接受到兩種不同的指示所產生之角色衝突**(role conflict)。個人內在的衝突可分為三種：
   (1) **雙趨衝突**(approach-approach conflict)：指個人在有目的的活動中，同時有兩個具有同等吸引力的目標，但只能選擇其一，此對個體產生「魚與熊掌不可兼得」的難以取捨之衝突心境。
   (2) **雙避衝突**(avoidance-avoidance conflict)：指個人在有目的的活動中，同時有兩個令人想迴避的目標，但又必須選擇其一，此對個體產生「兩害相權取其輕」的強迫接受之衝突心境。例如：期末考要讀枯燥的書和害怕被當掉之間的選擇。
   (3) **趨避衝突**(approach-avoidance conflict)：對於單一目標，同時具吸引力和排斥力，產生進退兩難的衝突心境。

2. **人際間的衝突**(interpersonal conflict)：此乃是人與人互動時產生的衝突，來自於對某件事情不一致的看法或作法。例如：**人生觀、價值觀與領悟力的不同、職務角色的分工不明確、機構內的資源有限或溝通不良**所導致的。

3. **團體間的衝突**(intergroup conflict)：此乃是**同一機構的兩個單位間**，或同一單位的兩個小團體間的競爭，通常是彼此的目標或利益相互對立所產生。例如：立場不同、資源分配不均或工作互相依賴性高時所導致。

4. 組織之間衝突(interorganizational conflict)：通常為兩個同質性高的機構相互間的競爭。

◆ 衝突以「性質」分類

衝突依性質可分為：

1. **任務性衝突**：與工作內容及目標相關所產生的衝突。例如：**進行品管圈的討論時，因成員間無法對主題形成共識，導致延誤進度，甚至無法完成該期的品管圈**。
2. 程序性衝突：與如何完成工作相關所產生的衝突。
3. 關係性衝突：與人際間關係相關所產生的衝突。

另一種依性質分類的方式為：

1. **目標衝突**(goal conflict)：發生於當個人或團體希望達到的目標與別人不同時，在追求目標的過程中所發生的衝突。
2. 認知衝突(cognitive conflict)：發生於當個人或團體所堅持的信念或意見與其他人不同時，所表現在認知上的衝突。
3. 情感衝突(affective conflict)：發生於個人或團體在情感上與其他人不同時所產生的結果，常介入個人情緒，並做人身攻擊。
4. 行為衝突(behavioral conflict)：發生於個人或團體的行為方式不能為其他人所接受時的情況。

◆ 衝突以「結果」分類

1. 良性衝突：又稱為功能性衝突(functional conflicts)，衝突雙方能整合彼此意見，此將產生正面及**建設性**效果，可以促進組織目標的達成及增進利益，可激發員工潛在的能力，提高對組織的向心力。
2. 惡性衝突：又稱為非功能性衝突(dysfunctional conflicts)，衝突雙方意見分歧，無法達成共識，此將產生負面及**破壞性**效果，阻礙組織目標的達成及損耗組織資源，並且危害員工身心健康，最終導致職業疲潰(burnout)。

(二) 衝突的觀點

在傳統的衝突情境中，包括有三種參與者，即攻擊者(aggressor)、**煽動者**(instigator)和**受害者**(victim)。對於衝突有三種不同的觀點，如下所述：

1. **傳統主義者理論：認為衝突都是不好的，會降低績效表現**，只要是衝突就**應該避免**。
2. 行為主義者理論：認為衝突是自然而又不可避免的現象，可以轉化成正面的力量。主張需接受和認識衝突，且將之合理化，尋求適當的途徑來化解。
3. **交互作用主義者理論：認為有些衝突是組織運作所必須的，應維持最低程度的衝突，而不主張完全消除，可以保持組織的活力、自我批判的思考能力和創造力，所以如果太少或幾乎沒有衝突時，應刺激及鼓勵它出現**。就像 Robert Philips 所說的：「衝突並不會造成問題，往往是逃避它造成了問題」。

二、衝突的過程

衝突的過程可分為五個階段：潛在對立或不相容、認知與個人介入、意圖、行為及結果等階段。

1. **階段一潛在對立或不相容**。
2. **階段二認知及個人化**：階段二很重要，因為此時往往可以界定出衝突問題。可分：(1)知覺到衝突：至少要有一方認知到衝突要件的存在。但並不意味個人已介入其中；(2)感受到衝突：當個人情緒涉入時，變得焦慮、緊張、挫折或具有敵意。
3. **階段三意圖**：即是決定以何種方式行動。其意圖包括競爭(competing)、統合(collaborating)、退避(avoiding)、順應(accommodating)、妥協(compromising)。

4. **階段四行為（顯示期）**：行動於此期展開，退縮、競爭、妥協或尋求解決之道，均為有可能的行動，當衝突發展至此，就必須運用其他資源加以解決。**階段三及四是最適合以衝突處理技巧來避免非功能性衝突繼續擴大的階段**。

5. **階段五結果**：此期會使當事者產生正面或負面的結果，如果衝突可以掌握處理得很好，則是功能性結果，此為建設性衝突；如果處理不當，則是破壞性結果，除了衝突會持續存在外，亦會造成更多的衝突，此為破壞性衝突。

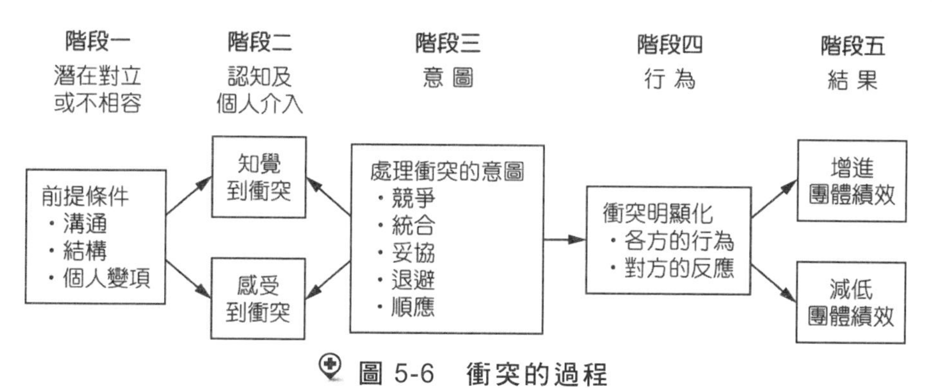

圖 5-6 衝突的過程

*資料來源：Robbins, S. P. & Judge, T. A. (2013)．*組織行為學*（黃家齊等譯）．華泰。

三、衝突處理

(一) 衝突處理的要素

1. 釐清衝突的界限(boundaries of a conflict)。
2. 了解影響有效處理衝突的因素(limits of a solution)。
3. 認清是否涉及不只一個問題(the number of issues involved)。
4. 充分聽取雙方所想表達的觀念、感覺和態度(ideas, feelings & attitudes of those involved)。**勿以權力來壓制雙方的衝突**。
5. 願意接受外界的協助(factors & opinion contributed by outside helpers)。

(三) 衝突處理的策略

◆ Blake & Mouton的衝突處理策略

Blake & Mouton 於 1985 年提出的衝突處理策略，以對工作和員工的關心程度之角度來分析護理管理者對衝突的處理策略（圖 5-7），可分為逃避型(avoidance)、支配型(domination)、安撫型(smoothing)、妥協型(compromising)和整合型(integration)，詳述如表 5-8。

表 5-8 Blake & Mouton 的衝突處理策略

策略	說明	適用
逃避型	1. 此為輸一輸或雙輸的局面(lose-lose) 2. 像烏龜一樣，為了避免衝突而退縮到殼裡 3. 雙方雖意識到衝突的存在，但都不想去解決它 4. 有時先遠離衝突的發生及參與衝突的情境，**待情況緩和再採取其他方式**	有些衝突是無關緊要、情緒激動或潛在的破壞威力強大時，逃避或抑制衝突反而是上策
支配型	1. 或稱為權威命令型，此為一贏一輸的局面(win-lose) 2. 像鯊魚一樣，**將衝突以權勢壓下來**，強迫對方接受 3. 此為犧牲他人權益以滿足個人的需求（我贏你輸）；利用權威使對方屈服，為了達到目標不擇手段，忽視人際關係，此會導致輸方感覺挫敗、生氣或沮喪	1. 衝突的雙方處於不平等的地位 2. 此種方法多用於主管必須迅速作決定，處理困難問題時
安撫型	1. 此為一輸一贏的局面(lose-win) 2. 像玩具熊一樣，希望他人接受及喜愛 3. 滿足部屬的需求，重視人際關係，犧牲自己權益以滿足他人的需求（我輸你贏）	此法在處理輕度歧見問題上是很適當的策略，但很少能解決重大的衝突

表 5-8 Blake & Mouton 衝突處理策略（續）

策略	說明	適用
妥協型	1. 此為贏－贏或雙贏的局面(win-win) 2. 像**狐狸**一樣，將個人目標及人際關係都視為中等重要 3. 利用磋商與折衷的方式，雙方都必須**放棄某些利益或目標，同時也達成部分目標**，結果雙方都可接受，此為小雙贏的局面	1. **雙方都願意協商退讓且有資源限制時** 2. 妥協的處理方法被認為是一種適當的衝突解決策略
整合型	1. 或稱為問題解決型，此為贏－贏或雙贏的局面(win-win) 2. 像貓頭鷹一樣，認為個人目標及人際關係都非常重要 3. 運用問題解決法，**顧及雙方的目標及利益**，尋求雙方均滿意的解決方案	1. 處理時間足夠，且雙方有良好的溝通及訓練 2. 此為**最佳的雙贏**情況

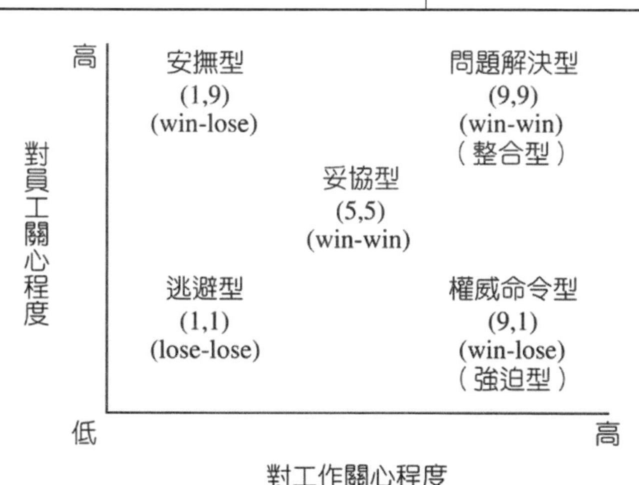

圖 5-7 Blake & Mouton 提出的衝突處理策略

*資料來源：Blake, R. R., & Mouton, J. S. (1985). *Managerial grid*. Gulf.

◆ 季麗絲的面對面策略

季麗絲(Gillies, 1994)指出，**目前最常運用於協商衝突的方法是面對面**(confrontation)**策略**，衝突雙方可以直接表達自己的感覺、想法和經驗，故可釐清衝突的情境，但宜避免負向情緒反應。

◆ Thomas的衝突處理策略

Thomas, K. 提出的衝突處理策略包含兩個向度，即**合作性**(cooperativeness)與**肯定性**(assertiveness)。合作性係指某一方試圖滿足對方需求的程度；而肯定性則指某方試圖滿足自己需求的程度。兩兩相配的結果可以定出五種衝突處理(conflict handling)的方式即：**競爭**（肯定的與不合作的）、**統合**（肯定的與合作的）、**逃避**（不肯定的與不合作的）、**順應**（不肯定的與合作的）以及**妥協**（中等肯定與中等合作）（圖 5-8）。

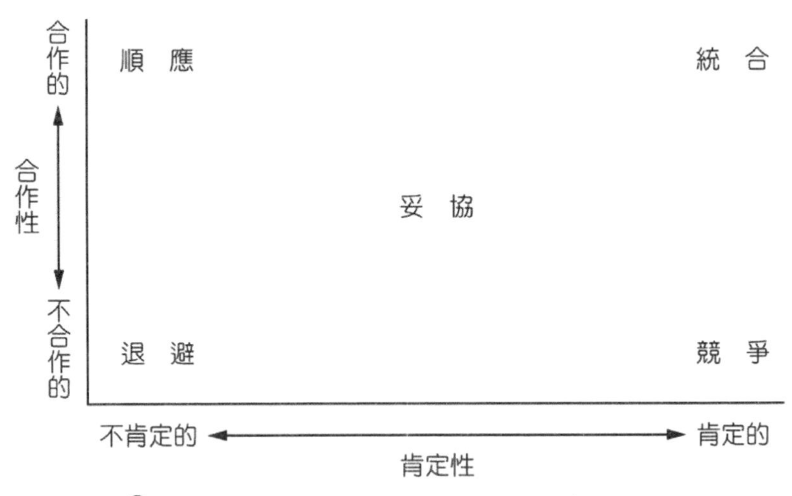

圖 5-8 Thomas, K. 提出的衝突處理策略

1. 競爭(competition)：一個人只追求達到自己的目標和獲取利益，不顧慮衝突對於對方的影響時，只關心自己，此行為即為競爭。在正式團體或組織中，非贏即輸的生存競爭，常會導致某些人為了自身或己方的利益，善加利用自己的職權支配他人。
2. 統合(collaboration)：又稱為**合作**，衝突雙方都希望滿足對方的需求時，便會合作而尋求兩者皆有利的結果，對**自己及他人關心程度均高**，在統合的狀況下，雙方都會著眼於問題的解決，澄清彼此的異同，考慮所有可能的方案，找出有利於雙方的做法，因此**統合被認為是一種雙方皆贏的衝突解決法**。
3. **逃避**(avoidance)：又稱為退避，一個人可能認知到衝突的存在，採取退縮或壓抑的方式，此即為退避，此時並未想到關心自己及他人。
4. **順應／順從**(accommodation)：一個人希望滿足對方時，可能會將對方的利益放在自己的利益之上，高度**關心對方，而關心自己的程度低**；為了維持彼此之間的關係，某一方願意犧牲自我，此即為順應。
5. 妥協(compromise)：當衝突的雙方都必須放棄某些東西時，則會因為分享利益而導致妥協的結果。妥協的特性是雙方都必須付出某些代價，同時也有些許獲益。對自己及他人有中等程度的關心。

(三) 預防衝突的方法

1. **建立組織良好的溝通管道**。
2. **提供申訴管道**。
3. **資源與職掌合理的分配**。
4. 分配穩定、分工明確。
5. **勾勒共同的目標與願景**。

5-7 危機管理(Risk Management)

當一個人或組織在達成重要目標的過程遇到障礙，一時無法以慣用的問題解決所面臨的困難時，而使整個組織個體或機構變的緊張混亂，即是處於危機中。危機管理即在管理損失，因此要注意到如何以最節省的費用，取得最大效果。**危機管理與品質管理的相同任務都是在做「危機確認」及「危機預防」**。

一、危機的定義

(一) 危機的特性

1. 威脅性：危機有可能影響到國家、社會大眾、組織、個人目標或利益。
2. 持續性：危機瞬間發生時，經常會持續一段或長或短時間。
3. 複雜性：危機事件並非單一因素即可說明，也非短時間可以釐清的。
4. 不確定性：面對危機時，在未能了解全部局勢前，原因、狀態都不確定時，對於後續影響及眾人反應，依然具有高度的不確定性。
5. 時間急迫性：危機事件突然發生時，只能以既有的資訊與資源作為基礎，並迅速做出決定與回應。
6. 雙面效果性：危機是危險與威脅，如任其惡化或不能適時化解，勢必面臨失敗或滅亡的命運，但危機也隱含著轉機或契機，如能應付得宜，反而學到經驗。

(二) 危機分類

危機可分為「個人危機」和「醫療機構或組織危機」兩種。

◆ **個人危機**

1. 成長危機：是指成長過程中發生於一個人自身以內的自然性改變，而導致內在的不平衡、衝突、挑戰與矛盾等情緒困擾，如：月經來潮、新婚、懷孕、生子。
2. **情境危機**：是指當基本需求受到剝奪、身陷過多的刺激與抉擇中，或無法預測的重大事件接踵而至，因此威脅到一個人身心及社會上的完整性，如：**當病人因中風造成無法滿足日常生活基本需求時**。
3. 社會危機：是指意外性及少見性的危機對個人造成傷害，如：地震、火災、颱風、天災、戰爭、空難、綁票或謀殺等。

◆ **醫療機構或組織的危機**

1. **經營管理面向**：危機來自人為及**內在因素**，主要是在人事、財務、策略等管理上的失當，所釀成的危機。
2. 災難損害面向：即危機來自於非人為的自然災害，包括地震、水災、颱風、火災等，此類災害對機構本身的建築結構、醫療設備及專業人力造成傷害。
3. 大量傷病面向：危機乃是由非人為、外力因素（如：天然災害、傳染疾病），所引起的大量傷患救護危機。
4. 政經社會面向：政治面有政策管制等危機、經濟面有市場競爭等危機、社會面有醫療糾紛等危機。

二、危機管理

(一) 危機管理的分期

可分為三個時期，其中又包含危機過程必經的四個階段，依各階段不同特性而衍生出不同的應變措施，詳述於表 5-9。

表 5-9 危機管理的分期

時期	階段	特性	措施
危機前管理	緩和期 (mitigation)	管理者可藉由管理內部組織，預知可能會遭遇的「潛在危機」，再依據可能造成的潛在因素，採取演習和預防措施	1. 平時應加強第一線**各層人員的訓練工作**，在面對危機時才不至於陷入慌亂之境 2. 組織決策品質的優劣對組織全體都會有影響，故應以整個組織的利益為考量，提升決策品質 3. 成立智庫團體，使能在各種局勢變化下提供各種意見給決策者參考以做出適當的決定 4. 許多引發危機的根源，多是來自溝通不良，故平時即應建立良好溝通管道 5. 平時應加強天災人禍的**危機預測工作**，對可能發生的情況有所預防，以減少危機的發生 6. **定期舉辦模擬演練**，促進相關人員的臨場感與熟悉度，在真正有狀況時才能從容不迫的處理 7. 平時應隨時向組織內所有成員提醒與強調各種可能發生的危機機率，培養危機意識
	準備期 (prepared-ness)	**成立「危機處理小組」或「緊急應變小組」，並應定期或不定期的演練**，以確保其功能，並熟悉所有的標準作業流程，避免事發時驚慌	

表 5-9 危機管理的分期（續）

時期	階段	特性	措施
危機期間管理	反應期 (response)	通常需要藉由**面臨危機的第一線遵循統一的通報系統完成通報，來啓動危機處理單位的運作**，使能採取各項必要措施	1. 當事件發生時，最重要的管理工作是要迅速掌握危機狀況，解決當前最重要的問題，**在資訊不足的情況下，不應立即做決定**，以使傷害減至最低 2. 第一線**承辦人員必須逐級向上呈報，使上級人員在最短的時間內理解危機的概況**，並作出適切決定；每步驟皆須正確爭取時間，切勿掩飾、提供錯誤資訊或過濾事件真相 3. 在不失原則的情況下，盡量擺低姿態，以利危機的處理與解決 4. **指定發言人適時對外發言說明，掌控媒體報導**，以利危機的問題處理 5. 機構內應全員總動員，並啟動危機處理小組，進行評估工作；**對支援的人力進行分工、組織、行動**
危機後管理	恢復期 (recovery)	危機事件雖可能帶給醫院嚴重的損害，但未必都會造成「災難」。經適切處置後仍有可能成為轉機	1. 危機後管理最重要的工作是檢討改進 2. 危機後除了**應確認危機發生的原因**、**加速復原工作進行**之外，更要**加強危機應變計畫**，以做好各種因應措施

(二) 危機處理原則

在處理危機事件時，基本上應遵守下列處理原則：

1. 確立：在日常作業活動中，隨時收集資料，確立常態的情形，以偵測潛伏的危機狀況及爆發危機的可能性。
2. 評估：著重對未來之預測及強調對過去的檢討，經由檢討以了解過去危機發生的情形，建立防範機制。
3. 去除及降低：由下列途徑達成降低危機的發生機率。
   (1) 改變原本極為不適當的作業流程。
   (2) 改善個案與工作人員間的關係。
   (3) 選用合宜的人選於適當的職位。
   (4) 強化危機意識和應變能力。
   (5) 改變不利於作業活動的硬體結構與設備。
   (6) 促進各單位間及專業間的溝通。
4. 危機轉移：利用某種方法或途徑將機構可能面臨的風險轉由其他團體或個體來承擔，一般常用的保險即為轉移風險的方法之一。

(三) 醫療常用的風險管理工具

在處理危機事件時，有助於醫院風險管理的工具：

1. **失效模式與效應分析**(failure mode and effect analysis, FMEA)：屬於**事前分析**，用於評估和減少系統、產品或服務中潛在的失效模式及其對效應的影響。
2. 根本原因分析(root cause analysis, RCA)：用於確定事件或問題的根本原因，而不僅僅是尋找表面原因。在醫院環境中，可以幫助團隊找出危機事件背後的根本原因，從而針對性地解決問題，並避免未來發生類似事件。

3. PDCA 循環(plan-do-check-action, PDCA)：根據評估結果調整和改進應對措施，以確保持續改進和風險管理，詳細說明請參考「6-2 護理與品質管理」。

5-8 醫療糾紛的預防與處理

一、醫療糾紛的概念

醫療糾紛(medical dispute, medical malpractice)意指病人或家屬親友在醫療過程中，或針對醫療處置造成的結果，**對醫療照護的態度、過程、結果、內容、方式或收費不滿意所導致的爭議、紛爭或擾亂。醫療糾紛可能來自於醫療問題、護理問題或彼此間溝通問題，因此多數是可以預防的。**

(一) 醫療糾紛增加的原因

臺灣醫療糾紛增加的原因主要有以下三點：

1. 醫療供給量的增加：實施全民健康保險制度後，民眾就醫的頻率增高。
2. 醫療和病人關係的變化：醫病關係企業化，病人與醫師多不認識。
3. 一般民眾意識的高漲：民眾對於人類尊嚴、人格權、健康決定權的認知及自我意識的擴張。

(二) 醫療傷害的分類

醫療傷害可分為兩類，一種是「因過失」所引起的，如：醫師的過失、護理上的過失、其他醫事人員的過失和醫院管理上的過失；另一種是「非因過失」所引起的，如：可預見的醫療傷害（如併發症、副作用）以及不可預知的傷害（如醫療意外）。

(三) 醫療糾紛的型態

醫療糾紛的型態主要可分為兩大類，一是「人為疏失」所引發；另一類是「非人為疏失」所引發。例舉如表 5-10。

表 5-10 醫療糾紛型態

人為疏失所引發	非人為疏失所引發
醫療過程未能詳述說明所引起的疏失	瑕疵擔保或無疏忽責任
手術時因疏忽造成傷害	病人或家屬不滿醫療人員的做法或態度
診斷上有重大錯誤導致醫療處置失當	病人自然死亡（病人機能已無法正常運轉，非任何治療可挽回）
延誤治療或轉診延誤致使病人病情加重或死亡	目前醫療水準無法完全控制的範圍（如癌症）
輸血治療時血型不符或檢驗血型時疏忽造成併發症	非人力所能控制的轉診延誤（如交通阻塞）
治療及注射疫苗或針劑時未注意病人的過敏體質	不可避免的院內感染

二、病人的權利與義務

(一) 病人同意權的行使

一個人是否可以自由的行使其同意權，須以其是否具有「自主能力」為前提。我國對行為能力的相關說明如下：

1. 民法第 12 條：「滿 18 歲為成年人」，有行為能力。
2. 民法第 13 條：「未滿 7 歲之未成年人，無行為能力」；「滿 7 歲以上之未成年人，有限制行為能力」。
3. 民法第 14 條第一項：「對於因精神障礙或其他心智缺陷，致不能為意思表示或受意思表示，或不能辨識其意思表示之效果者，法院得因本人、配偶、四親等內之親屬、最近一年有同居事實之其他親屬、檢察官、主管機關或社會福利機構之聲請，為監護之宣告」。

4. 民法第 15 條：「受監護宣告之人，無行為能力」。
5. 民法第 75 條：「無行為能力人之意思表示，無效；雖非無行為能力人，而其意思表示，係在無意識或精神錯亂中所為者亦同」。
6. 民法第 76 條：「**無行為能力人由法定代理人代為意思表示**，並代受意思表示」。
7. 凡無行為能力人、限制行為能力人、無意識或精神錯亂者，應由法定代理人代為意思表示。

(二) 病人的權利

1. 病人及其家人有權被尊重對待。
2. 對照護服務的請求有權得到合理的回應。
3. 病人有權獲得親切而有效的醫療照顧。
4. 病人有權受到合理的持續照顧。
5. 病人有權適度的被告知自己所患疾病的相關訊息。
6. 病人有權選擇治療的方式。
7. 病人有權不接受非絕對必要的診斷檢查。
8. 病人有權在情緒上不受干擾。
9. 病人有權獲致尊嚴的死亡。

(三) 病人的義務

1. 病史資料的提供。
2. 順從治療方案。

3. 維護自身健康。

4. 排除不實際的期待。

三、醫療糾紛的處理

發生醫療糾紛時，應請**專責人員或部門出面處理**和負責對外回應為宜，如**由社工輔導人員協助出面處理**，並需把握以下處理原則：

1. 以**冷靜誠實的態度**面對。

2. 把握第一時間溝通，妥善因應醫療糾紛事件。

3. 盡快釐清事件發生原因及真相，並說明事實及後續處理。

4. **請教法律專家**，進入司法程序時應充分舉證。

5. 事後檢討、記錄及防範事件再發生。

四、醫療糾紛之預防

1. **能依工作標準正確執行護理技術**。

2. 能有良好訓練及在職教育，提升品質。

3. 能正確記錄（說寫做一致）。

4. 建立良好醫病關係，尊重病人、視病猶親。

5. **熟知法規，確實依法執行業務**。

6. **重大醫療糾紛發生後，應做根本原因分析，改正其缺失**。

5-9 溝　通

溝通(communication)是一種將訊息(message)由傳送者(sender)傳送給接受者(receiver)的**過程**(process)，其目標是讓接受者了解，接受訊息與傳送者有相同的認知。溝通並非單向的訊息傳遞，而是雙向的訊息互動過程。溝通過程涵蓋訊息傳送者、訊息、訊息接受者及反應。

一、溝通的模式

1. 線型溝通模式(linear model, S.M.C.R.)：1960 年由大衛．本羅(David Berlo)提出；他提到溝通的品質維繫於四個要素：**來源**(sender)、**訊息**(message)、**管道**(channel)**及接收者**(receiver)；而溝通的方式是呈線型，由發送者發出訊息，經管道將訊息傳給接受者。

2. 環型溝通模式(circular model)：1949 年由尚南和衛佛(Shannon & Weaver)發展出來；除包含 Berlo 的四要素外，環型溝通模式還包含信號、噪音及回饋（圖 5-9）。信號是象徵訊息所代表的有意義符號，噪音是代表一種突如其來的，會造成曲解訊息或阻斷正確解析度的因子，回饋的目的在修正訊息、消除噪音的阻擾，並讓對方分享經驗。

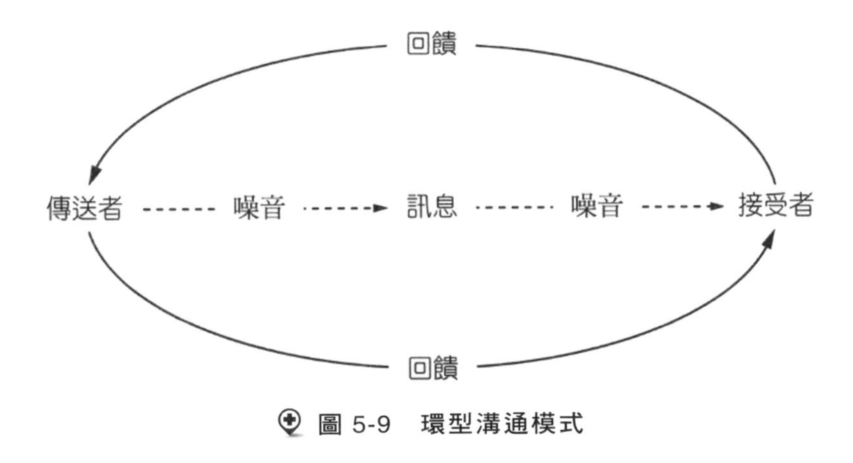

圖 5-9 環型溝通模式

3. 螺旋型溝通模式(helical model)：1967 年由丹斯(Dance)提出，強調在溝通的過程中需經不斷地解析與反應，使傳送者的訊息信號能正確的傳遞到接受者，此方法可以促進雙方的溝通能力和技巧（圖 5-10）。

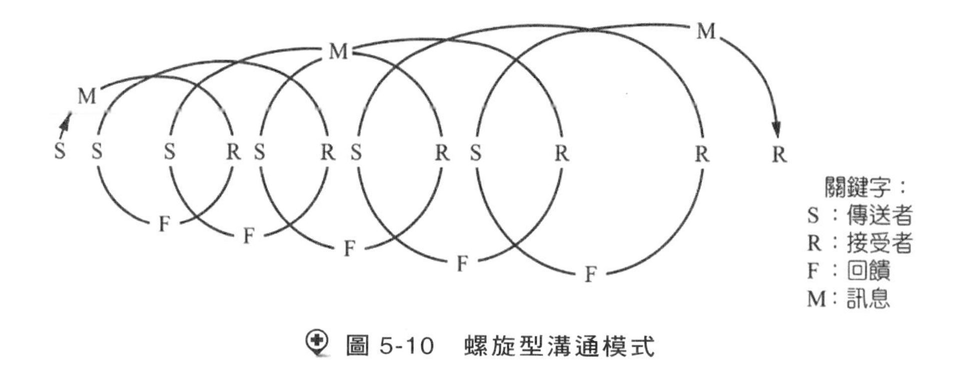

圖 5-10　螺旋型溝通模式

二、溝通的特質

1. **溝通是一種過程。**
2. **溝通會受噪音干擾。**
3. **溝通是訊息的傳遞。**
4. **溝通可以運用語言**（verbal communication，如書寫、語言）**與非語言的訊息**（nonverbal communication，如表情、手勢、身體姿勢、沉默不語等）傳遞。

三、交流分析的理論

交流分析(transactional analysis)又可稱為溝通過程分析或人際交流分析，是艾利・伯恩(Eric Berne)及其部屬自精神科理論所發展出來，是一種以合理的方法來解析人們行為的學說。

(一) 人格結構分析

人格結構分析為研究每個人內在存有的三種自我狀態(ego status)，分為父母型、成人型和兒童型（詳見表 5-11）。

表 5-11 人格結構分析

自我狀態		正向功能	負向功能	使用文字
父母型	**慈愛父母**	善解人意、體貼關懷、原諒、包容、**鼓勵**、**保護**、賞識他人的優點、**支持**、信任的、維護傳統文化的	溺愛、嘮嘮叨叨的、食古不化	你應該… 你必須… 你給我聽著… 你真笨… 不許… 你真爛… 快一點…
	批判父母	批評、糾正、處罰	偏見、吹毛求疵、不信任、苛責的、喜自責的、小題大作的、控制的、霸道的、度量狹窄的	
成人型	德行成人	受「父母」影響，配合當時情境，注重倫理道德之維護及其時代意義的實踐策略	缺乏彈性、工作狂、不苟言笑、數據化	根據… 建議你… 我要… 我考慮… 我個人的看法…
	理性成人	配合現況、收集具體資料、做理性分析與決定、有計畫、有效率、有見解、有建設性		
	感性成人	受「兒童」影響，配合現況注重生活情趣之培養與童年樂趣之流露		

表 5-11 人格結構分析（續）

自我狀態		正向功能	負向功能	使用文字
兒童型	適應兒童	合作、有團隊精神、順從、妥協	壓抑、拖延、叛逆、無奈、不滿現實	我應該… 我必須… 我好想… 要是… 好棒… 我好笨… 我覺得… 我不敢… 但願…
	小教授	小聰明、直覺敏鋭、大膽假設、愛幻想、有創意、幽默的	膽大心細、小時了了、眼高手低、愛作白日夢	
	自然兒童	天真、熱情、爽快、自由自在、好奇的、愛冒險、多話的	自私、糾纏、哭鬧、易分心、好逸惡勞、衝動、膽小、善變、依賴、無耐心的	

*資料來源：蔡稔惠(1985)・交流分析團體的理論與實務・*中華心理衛生學刊*，*2*，151-156。

(二) 周哈里窗

周哈里窗把自我分成四個區塊：開放區、盲目區、隱藏區、未知我。主要是希望每個人都能了解自我的內在與外在的人格特質，使開放區不斷放大，以達到良好的人際溝通。

1. 開放區：指的是自己與別人都知道的區域。例如外表、公開基本資料資料、習慣和特性等。
2. 盲目區：別人知道，但是自己不知道的區域。例如口頭禪、小動作或個性。
3. **隱私區：自己知道，但是別人不知道的區域**。例如往事、不愉快的經驗等。
4. 未知區：自己與別人都不知道的區域。例如尚未開發的潛能。

	我知	我不知
你知	開放區	盲目區
你不知	隱私區	未知區

圖 5-11　周哈里窗

四、溝通途徑

溝通網絡有很多種型式，個人對團體，團體對團體，要利用各種溝通方式，才能達到良好的溝通效果。

(一) 正式溝通

1. 上行溝通：是一種下對上的溝通；**部屬以報告或建議等方式對主管反映其意見**，提供部屬參與的機會，符合民主精神。
2. **下行溝通：是一種上對下的溝通**；組織中的上級主管將員工所需知道的政策、計畫、目標及指導等，下達給基層員工。
3. **平行溝通**：指平行階層間的溝通，常發生在不同命令系統間而職位相當的人員間，可彌補上行、下行溝通之不足，培養彼此之友誼。例如**單位病房會議討論或溝通病房業務及問題。**
4. **斜行溝通：不屬於同一組織層級上的單位或個人之溝通方式。例如護理人員與值班醫師有爭執時，護理長直接與醫師溝通。**

(二) 非正式溝通(Informal Communication)

非正式溝通又稱為葡萄藤式(grapevine)溝通，經由一組織內的各種社會關係，並不是透過組織層級、部門、結構所定義的資訊傳遞管道。非正式溝通具有多種類型，包括:

1. 隨機連鎖(probability chain)：員工傳遞資訊是沒有針對特定人員，隨機性的傳遞。
2. 密語連鎖(gossip chain)：又稱為閒談連鎖或八卦連鎖，由一人告訴組織其他所有人，通常內容比較偏向有趣的，而且跟工作比較沒關係的。
3. 單線連鎖(single-line chain)：係指一個員工將資訊傳給另一個員工，另一個員工再傳給另外一個，一直一個接一個傳下去。
4. 群集連鎖(cluster chain)：員工會將資訊傳給特定幾個人員，而特定幾個人員又會傳達給其他特定幾個人。此為組織中最常見的非正式溝通。

(三) 良好溝通管道的條件

1. 要傳送的訊息是必需的(necessary)。
2. 員工容易得到訊息(access)。
3. 訊息是直接的而且是正式的傳達，一般來說，一個組織中有越多的溝通管道，員工越容易取得訊息，就越容易達到溝通效果。

五、溝通的技巧

(一) 傾聽(Listening)

1. 嘗試了解上級、下屬的談話內容，必須聽完談話內容，切勿草率先下論斷，並深入了解談話背景及隱藏之實，成為一位良好的傾聽者。

2. 面對面正視談話的對方，表示樂意傾聽，並輔以點頭、微笑、嗯聲表示贊同、支持、激勵。

3. 切忌質問對方，教訓部屬。

(二) 回應(Responding)

1. 先經思考再主動適度回饋，且適時回應對方的談話內容、反應及感覺。

2. 同理心(empathy)表現對對方的關心、尊重。

3. 除了以口頭回應，從舉止行動更能顯示關愛、重視。

(三) 釐清(Personalizing)

1. 綜合談話內容，澄清疑難問題，印證彼此的看法。

2. 組織整理所想表達的，提供相關和必要的資訊。

3. 討論問題，而非爭辯，避免用言語作人身攻擊。

(四) 掌握溝通過程

1. 管理者應學會有條不紊的說話技巧。

2. 在溝通過程中，善用沉默、多聽、多觀察，會更容易掌握過程。

3. 接受對方，減少抗拒心理，方能發揮有效地溝通技巧。

4. 集中思考內容於溝通主題。

5. 小心使用專門術語。

6. 合宜的地點。

7. 重點式總結。

(五) 組織系統溝通(Organizational Communication)

1. 組織中的溝通是持續性的，意指每次溝通會延續上一次溝通的感受及關係。

2. 要了解組織訊息溝通系統。
3. 接觸的人多，訊息的接受方式則很重要，管理者要確定每個人所獲訊息正確。

六、溝通障礙

1. 心理障礙：例如溝通者本身拒絕改變、溝通者雙方感情欠佳、有先入為主的概念、未完全了解內容等。
2. 語意障礙：例如說話速度太快或太慢，敘述過於冗長或無意義的**話句過多**，或是溝通時**發音不清**、言詞不當，重點不清等。
3. 溝通方法障礙：例如有**溝通內容不符的身體語言**或溝通方法的選擇使用不當。
4. **資訊超載**：例如護理長**一次交代太多任務給護理人員**。
5. 時間壓力：例如準備時間過於倉促。
6. 護理行政主管之領導型態傾向於獨裁式。
7. **環境因素**：例如環境吵雜或有外來事務干擾，使其注意力無法集中。

5-10 改變(Change)

一、改變過程

(一) 改變的定義

改變是一種變化，也是一個過程和手段，是指突如其來或計畫性的去做一些變化，使事情的運作過程或結果有所不同。如是突如其來或意外發生所做的改變，稱為反應性改變(reactive change)；如是計畫性的預先安排所做的改變，稱為計畫性改變(planned change)。例如：護理人員使用平板電腦輸入病人相關資料，此為因應電腦資訊環境的變遷所做的計畫性改變。

改變的影響可以是對於組織或個人的，**例如：當病房護理的型態由成組護理改變為全責護理時，會使護理人員產生「角色改變」的問題**。

現今社會所講求的是創新(innovateion)，尤其在快速變遷的醫療環境，護理主管若仍遵循傳統模式，而不向未來挑戰，則註定要被環境所淘汰，故應在工作環境中不斷求改進。改革進展的速度須適當，使改變工作的敏感度降至最低。

(二) 改變過程的要素

改變的過程應具備之基本要素有四：

1. 主導改變者(change agent)：是指具有改變的知識和技術，能夠計畫及促進改變的人，例如護理主管、單位主管等。
2. 改變標的(change target)：是指改變的目標或對象，例如病人、家屬或護生等。
3. 改變環境(change area)：是指改變發生的地點，例如醫院、病房、學校等。
4. 改變速度(change speed)：是指改變進行的速度。

二、改變理論

(一) 路因的改變過程理論

改變是一種動態的過程，路因(Lewin)於 1953 年所提出的改變理論被廣泛應用，他指出**改變過程應經過三個階段：解凍期、改變期**及**再凍結期**；而影響改變成功與否的驅力和阻力兩大力量在各階段都存在，**驅力越大，越易成功；反之，阻力越大，越不易形成改變**（表 5-12）。

表 5-12 路因的改變過程

改變階段	說明
解凍期 (stage of unfreezing)	1. 此階段為**激發主導改變者改變動機的階段，已意識到問題的存在**，改變標的已確認，**認為有改變之必要** 2. Lewin 認為**造成改變的原因**有三： (1) **目前的狀況與自己的期望不符合**，而產生不確定感(lack of confirmation) (2) **對目前的工作狀況感到不妥，而產生罪惡或焦慮感**(guilt or anxiety) (3) **認為改變可以消除目前狀況的不當之處**，而得到心靈上的安全感(psychological safety)
改變期 (stage of change)	1. 此階段為**實際操作及改變的時期** 2. 須不斷地收集資料，以了解改變的狀況及反應 3. 改變過程中，需有具專業知識與能力或影響力之人參與，以協助問題的解決或確認(identification) 4. **主導改變者應選擇最適當的解決方法，以增進參與者的接受度**
再凍結期 (stage of refreezing)	1. 此階段為使改變後的新制度或行為模式穩固及安定，使新行為模式能持續進行 2. 參與者應將此改變融入自己的價值觀中，使組織穩定並繼續成長 3. 主導改變者要適當的授權，並給予指引與繼續監督

(二) 羅傑的改變過程理論

羅傑(Rogers)於 1983 年提出另一個五階段的改變過程，包括意識需要(awareness)、激起興趣(interest)、評價(evaluation)、試行(trail)以及採用(adoption)。Rogers 認為改變計畫如果具有下列特質，較易被接受：

1. 相對利益性(relative advantage)：所提出的改善方案優於舊有的，使改變對象能感受到改變對其有利。
2. 相容性(compatibility)：改變若與現有的價值觀、原則、行為型態以及需求相一致。
3. 複雜性(complexity)：新的行為模式容易執行、簡單和易了解，即複雜性低，則越易被採用。
4. 溝通性(communicability)：溝通性越高，越容易被採用。
5. 採決性(divisibility)：若藉由簡易的工具即可評值改變效應，則較易被採用。
6. 可試用性(available)：改變若能先於小範圍試行，則較容易推行。
7. 可觀察性(observable)：改變若能看得見結果，則有鼓勵之效果。

表 5-13 比較 Rogers 與 Lewin 之改變過程

Rogers 改變過程	Lewin 改變過程
意識需要 激起興趣	解凍期
評　價 試　行	改變期
採　用	再凍結期

(三) 季麗絲的改變理論

1. 改變程度：季麗絲(Gillies)於 1994 年提出的改變理論中提到改變的程度可依困難度由低而高分類，相對地，依時間性亦可由短而長分類，依序為：知識→態度→個人行為→團體行為；故改變的程度可分此四級，詳見表 5-14。

表 5-14 季麗絲的改變理論

等級	說明
第一級改變	**指改變標的在知識或認知上的變化**
第二級改變	**指改變標的在態度上的變化**
第三級改變	指改變標的的**行為**變化
第四級改變	指**團體行為或組織行為**的改變，影響整個社交系統的複雜驅力的變化

2. 改變時的權力分配：Gillies 提出改變時的權力分配，與所要選擇的改變策略有關，而權威又可分為下列三種：
   (1) 單向性權威(unilateral authority)：改變的計畫與設計均由最高主管所掌控。
   (2) **授與性權威**(delegated authority)：主管不負責改變過程的責任，而將權力交由部屬來決定需改變之事項。
   (3) **分享性權威**(shared authority)：**由主導改變者來做指引**，並與部屬相互協調，確認問題所在及選擇適當的解決辦法，**此乃發生於改變開始的初期，即激勵工作人員參與改變過程的動機，因此最具有改變效益。**

3. 改變的策略：Gillies 提出改變的策略，目標在於將抗拒力減至最低，使改變得以成功執行（詳見表 5-15）。

表 5-15 改變的策略

改變策略	說明
結構式	**經由線型人員結構**(line personnel)**來改變組織的結構**。結構改變主要著重於**改變組織圖和變更工作人員間的工作權威關係**，例如：**修改工作說明書**、部門之基本架構、與工作人員之線型關係等
系統式	以**輸入**（提供知識、技能與態度給全體工作人員）、**轉換**（制訂改變流程）、**回饋環**（提出工作成員之團體性報告與討論）和**輸出**（將改變目標與成果作比對）**的觀點來看改變過程**。例如：改變任何一個護理單位的甄選或組織架構等，即可能影響整個單位內護理人員的行為
逐步式	**適用於較複雜且需較長時間的改變計畫**。需制訂完整的流程計畫及明確的時間表，依照計畫時間逐一說明並執行完成
循環式或環式	組織必須有效地修正其組織架構、功能、目標與宗旨，以順應快速多變的環境
權威式	主導改變者採取命令方式促成改變，並以監督、威脅及懲戒來加強改變過程的執行，但員工會因缺乏自主性和參與感，而使改變無法持續達成預期目標。適用於短時間內必須做改變的應急策略
說服式	主導改變者以強調改變後的情境所具有的優點與利益，並要求在短時間內試行新法，且提出試用之優缺點及改進意見
路因式(Lewin)	以提升及酬謝工作人員的行為表現，來刺激未來預期改變情境的產生，最後運用權力及約束力(sanction)方式維持新的行為模式並加以穩固
權力再分配式	此策略需要有高階職權或對其有影響力者主導，主導改變者企圖縮減老式或傳統式的領導權力，以增加強化革新的新領導階層，此須修正組織架構，以使正式或非正式領導者的權力能合法化

QUESTION 題庫練習

5-1 領導概念與理論

1. 依據赫爾塞(Hersey)及布朗查(Blanchard)提出領導型態應配合員工的成熟度，對於低或低到中成熟度的員工，下列何種領導型態最不適當？(A)告知型　(B)參與型　(C)授權型　(D)銷售型。

   解析 授權型適合高成熟度的員工。（101專高二）

2. 護理長針對有發展潛力的護理師設定挑戰性的目標，激勵其達成績效。護理長是應用下列何種領導理論？(A)途徑目標理論　(B)特質（屬性）理論　(C)情境模式理論　(D)管理方格理論。

   解析 途徑目標理論於1974年由豪斯及密契爾)所提，指出領導者的任務是設定達成任務的獎酬，及協助部屬辨認達成任務目標和獲取獎酬的路徑，並協助部屬解決可能的障礙。（101專高二）

3. 當一位領導者以管理方格理論(managerial grid theory)剖析領導型態，發現自己是高關心生產但低關心員工（9,1型管理），則其屬於下列何種領導風格？(A)團隊管理　(B)放任管理　(C)職責管理　(D)鄉村俱樂部管理。（102專高一）

4. 護理部在緊急的情況時，宜採用下列何種管理方式？(A)集權式　(B)分權式　(C)均權式　(D)參與式。（102專高一）

   解析 集權式管理指領導者運用既有的職位或職權，以工作為中心，採權威的執事方式，指令的下達通常以命令方式，適用於財物管理、人事管理、處理例行而有規律之事務、單位未上軌道時和緊急情況時。

5. 下列何者為參與式領導型態的缺點？(A)降低員工之工作滿意度　(B)降低獨立思考的能力　(C)因個人對工作的需求而影響決策　(D)降低員工自尊感。（102專高一）

解答：　1.C　2.A　3.C　4.A　5.C

6. 醫院啟動大量傷患機制，要求各單位立即派員支援急診室，護理長休假無法處理，督導命令該病房至少派一名護理師前往支援，並將病房工作重新分配，此督導是採何種領導方式(leadership style)處理此情況？(A)集權式　(B)參與式　(C)放任式　(D)民主式。　(102專高二)

解析 集權式領導為領導者運用既有的職位或職權，以工作為中心，採權威的執事方式，指令的下達通常以命令方式，適用於財物管理、人事管理、處理例行而有規律之事務、單位未上軌道時和緊急情況時。

7. 由單位護理長做預算計畫，是下列哪種管理原則的應用？(A)集權式　(B)分權式　(C)放任式　(D)君權式。　(102專高二)

8. 下列何種領導理論是依據員工的成熟度作調整？(A)情境理論(situational theory)　(B)需求理論(needs theory)　(C)方格理論(grid theory)　(D)屬性理論(trait theory)。　(102專高二)

解析 荷賽與布蘭查(Hersey & Blanchard)所提出的領導生命週期理論，最後定名為情境領導理論(situational leadership theory)，屬於情境理論的其中一種。其主張領導者的職責在幫助屬員成長，並依屬員不同的成熟度，在領導行為的任務導向與關係導向方面做不同程度的調整。

9. 依Hersey & Blanchard(1993)情境型領導型態之學說，剛畢業之新進護理師欠缺工作經驗，應採取何種領導方式較為適宜？(A)指導式　(B)參與式　(C)銷售式　(D)放任式。　(103專高一)

10. 下列何者不是費德勒(Fiedler)權變理論(contingency theory)的三個情境因素？(A)工作結構　(B)職位權力　(C)溝通模式　(D)領導者與部屬的關係。　(104專高一)

11. 領導者感受到部屬的忠誠及支持的程度，是屬於下列何種理論的情境因素？(A)權變理論　(B)特質理論　(C)行為理論　(D)管理方格理論。　(104專高一)

解答：　6.A　7.B　8.A　9.A　10.C　11.A

12. 藉由謙虛的個性和事業的堅持，建立持久的卓越績效，下列哪一項不屬第五級領導人(the fifth leadership)的特質？(A)具有謙沖為懷的個性 (B)在逆境中會歸咎於運氣不好 (C)將個人名利置之度外，以組織的成功為念 (D)會妥善安排接班計畫，讓組織成功地世代交替。 (104專高一)

解析 第五級領導人特質還包括：(1)決策冷靜、溫和，提高員工的積極性和公司的發展。(2)制定了長期奮鬥目標以後，不管過程多麼困難，堅持奮鬥目標絲毫不動搖。

13. 「領導者藉由個人魅力、建立願景及激勵部屬，以提升部屬工作態度及激發部屬對工作更加努力」，上述的描述是屬於下列何種領導理論？(A)情境領導 (B)交易型領導 (C)分享型領導 (D)轉換型領導。 (104專高一)

14. 有10位病人在急診室處理完畢後，立即送往A病房，因該病房當晚只有兩位資歷較淺的護理師，所以他們向夜班護理長求救。依據Hersey與Blanchard發展的情境領導理論，當晚的夜班護理長應運用下列何種領導行為較為合適？(A)不必提供太多的協助與指導，可授權讓他們學習完成任務（授權型） (B)參與他們的照護，透過溝通促進他們能共同做決定完成任務（參與型） (C)向兩位護理師提出自己的決策並讓他們澄清疑問，協助完成任務（推銷型） (D)給予明確的指導告知他們該做什麼、如何做，協助完成任務（告知型）。 (104專高一)

解析 S1告知(telling)、M1低成熟度／指導式的領導：適用於剛畢業之新進護理師欠缺工作經驗。領導者制訂規則、政策等，告訴員工該如何完成任務。給予員工較多的指導與支持。

15. 某位護理長因為精力充沛、具影響力、能自我控制情緒、有良好判斷與決策力，因而深受其他護理人員的愛戴。請問這位護理長是符合下列哪一種領導理論？(A)屬性理論 (B)情勢理論 (C)目標理論 (D)情境理論。 (104專高二)

解答： 12.B 13.D 14.D 15.A

16. 某日約下午七點時刻，醫院失火，該院護理部主任當時仍未下班，緊急通知該院住在單身宿舍護理人員立即回到醫院協助照護與搬移住院病人事宜，並要求各單位立即派一名護理人員前往支援加護病房，此時護理部主任採下列何種領導方式？(A)權威式 (B)民主式 (C)放任式 (D)參與式。 (104專高二)

解析 (A)權威式：適用於急需明確指令的緊急狀況、部屬大多為新進人員時或單位剛成立未上軌道時。

17. 護理督導僅依照護理部政策、制度和紀律執行任務，並宣導組織目標與宗旨。其擔任的角色為：(A)管理者 (B)策劃者 (C)諮詢者 (D)領導者。 (104專高二)

解析 管理者(manager)：經由指派而獲得正式的職位，且擁有特定職權，此職權亦經法律賦予其職位上合法的權力，可依法行使規劃、組織、管理、領導、控制、仲裁等工作。

領導者(leader)：領導者的地位是經由授權或是由群體內部自然形成，並不需以正式職位為基礎即具有影響力；領導者藉著運用人際關係及領導的才能與藝術來發揮其影響力。

18. 以路徑一目標理論而言，下列何種領導類型適用於培育有發展潛能的未來領導者？(A)指導型 (B)參與型 (C)成就導向型 (D)支援型。 (105專高一)

解析 成就導向式：為工作訂定計畫，並立挑戰性目標，適用於成就需求高且競爭性強之成員。

19. 在Hersey及Blanchard所提出的情境領導理論中，領導行為判斷最關鍵的要素為：(A)上下的溝通 (B)員工的成熟度 (C)主管的直覺 (D)組織的型態。 (105專高二)

解析 領導生命週期理論(情境領導理論即領導者的職責在幫助屬員成長，並依部屬不同的成熟度(maturity)，在領導行為的任務導向與關係導向方面需做不同程度的調整。

20. 領導者主要藉由角色澄清與工作要求，引導或激勵員工，此為下列何種領導理論？(A)魅力領導 (B)交易型領導 (C)轉換型領導 (D)參與式領導。 (105專高二)

解答： 16.A 17.A 18.C 19.B 20.B

21. 有關轉換型領導(transformational leadership)，下列何者不屬於其構成要素？(A)生產力(productivity) (B)影響力(influence) (C)啟發力(stimulation/inspiration) (D)激勵(motivation) (105專高二)

解析 轉換型領導是一種能結合組織成員共同需求與願望的組織變革過程，透過領導作用建立部屬對組織目標的共識與承諾。這種領導者會激勵員工，超越自我。其構成要素包括：(1)個別化關懷：關心個人；(2)激勵：動機的啟發與精神感召；(3)啟發力：建立能夠激發組織上下才智的互動創造過程；(4)理想化的影響力：上下之間是相互影響的關係。

22. 突然大量的傷患湧入急診室，你是急診室護理長，下列處理何者適當？(A)設置傷患緊急處理應變小組 (B)馬上指派護理師任務 (C)進行危害分析 (D)指定對外發言人。 (106專高一)

解析 權威式領導（集權式領導或獨裁式領導）適用於急需明確指令的緊急狀況。

23. 路徑目標理論中對部屬十分友善，關心部屬的需求，作為自己決策的參考，是屬於下列哪一型領導行為？(A)指導型 (B)支持型 (C)參與型 (D)成就型。 (106專高一)

24. 有關Blake等人提出的管理方格理論，下列何者錯誤？(A) X軸是領導者對員工的關心程度 (B)以X與Y軸分別標出五種不同的領導行為 (C)屬於一種行為理論的觀點 (D)依照方格位置可提供領導者發展出合適的領導行為。 (106專高二)

解析 管理方格理論以座標方式表現兩構面的各種組合方式：X軸為關心生產及Y軸為關心員工。

25. 在醫院評鑑準備過程中，請每位護理長主動選擇負責的部分，是屬於下列何種領導型態？(A)參與式領導 (B)放任式領導 (C)權威式領導 (D)說服式領導。 (106專高二補)

解答： 21.A 22.B 23.B 24.A 25.A

26. 有關「管理者」與「領導者」角色比較的敘述，下列何者正確？(A)管理者具有創新力，而領導者具維持組織平衡的能力　(B)管理者的權力來自職權，而領導者的權力來自個人特質　(C)管理者在人群中非常突出，而領導者在人群中非常配合　(D)管理者重視團隊的互動過程，而領導者注重結果。　(106專高二補)

27. 最能夠激勵部屬不斷提升自我能力是屬於下列何種類型的領導？(A)魅力型領導　(B)轉換型領導　(C)獨裁式領導　(D)交易型領導。　(107專高一)

28. 要達成群體目標時，民主式領導者較少藉助下列何項？(A)影響力　(B)職位權威　(C)人際關係　(D)溝通協調。　(107專高二)

解析 (B)乃是權威式領導者所採用。

29. 護師節將至，護理長請單位護理同仁票選出最優良的護理人員，此護理長領導型態為下列何者？(A)參與式　(B)放任式　(C)民主式　(D)權威式。　(108專高一)

30. 某護理長常以組織目標運用激勵人心方式與護理師溝通，讓部屬激發其才智，並感覺被尊重及認同，此屬於何種領導類型？(A)轉換型領導　(B)交易型領導　(C)魅力型領導　(D)分享型領導。

(108專高二)

解析 轉換型領導：領導者藉由個人魅力、建立願景、智力的激發及個性化關懷，以提升部屬工作態度及激發部屬對工作更加努力，來提升組織效益，並將組織朝向更高層次的目標前進。

31. Blake及Mouton (1978)提出管理方格理論，下列何者為其領導最關鍵的要素或構面？(A)增加員工的成熟度　(B)激勵部屬　(C)領導者行為　(D)關心部屬及工作。　(109專高二)

解析 管理方格理論以座標方式表現兩構面的各種組合方式：X軸為關心生產及Y軸為關心員工。

解答：　26.B　27.B　28.B　29.C　30.A　31.D

32. 在單位中若大部分的護理同仁為資淺且臨床能力較不足，但仍有意願完成工作，基於情境領導理論，此時護理長宜採取下列何項領導行為？(A)說明決策並提供機會讓同仁澄清疑問 (B)借助協調與溝通與同仁分享想法 (C)給予同仁明確命令與指導 (D)讓同仁參與建立標準作業流程。 (110專高一)

33. 有關管理方格理論(managerial grid theory)的構面，下列何者正確？(A)關懷與法規 (B)關係與目標 (C)績效與酬勞 (D)生產與員工。 (110專高二)

解析 其構面X軸是領導者對生產的關心程度、Y軸是領導者對員工的關心程度。

34. 有關管理與領導的敘述，下列何者正確？(A)領導者是組織任命，有正式職位 (B)管理者擁有特定的影響力和權力 (C)領導者是引導部屬，把事情做對 (D)管理者是引導群體，做對的事情。 (111專高二)

解析 (A)管理者是經由指派而取得正式的職位與特定的職權；(C)領導者指導與協助群體完成組織既定的目標；(D)管理者須有政策、規定及條文協助執行任務。

35. 依據Hersey及Blanchard (1993)提出的情境領導理論，領導者應依下列何種要素來決定領導型態？(A)上下的溝通 (B)員工成熟度 (C)主管的直覺 (D)組織的型態。 (112專高一)

解析 該理論認為領導者的職責在幫助屬員成長，並依員工的成熟度來做調整。

36. 有10位急診病患同時到達，由於當天上班的護理師技術熟練且資深，護理長就將任務交待後即離去。護理長是運用Douglass 提出的哪一種領導型態？(A)集權式 (B)民主式 (C)放任式 (D)參與式。 (112專高二)

解答： 32.A 33.D 34.B 35.B 36.C

37. 林護理師於病房工作1.5年，對病人整體性照護在指導下可完成，剛晉升為N1層級。護理長對於林護理師的領導，適合採用赫爾賽(Hersey)與布朗查德(Blanchard)之情境領導理論(situational leadership theory)中的何種領導型態？(A)告知型(telling) (B)推銷型(selling) (C)參與型(participating) (D)授權型(delegating)。

解析 該護理師已累積一些工作經驗，因此員工成熟度要求最低的(A)不適用；但從年資而言該護理師仍屬資淺，因此員工成熟度要求較高的(C)(D)不適用。 (113專高一)

解答： 37.B

5-2 職權和影響力

1. 癌症病房的某位護理師擁有豐富的癌症護理知識與技能，同事們都相當尊敬、信服，常請教他如何照顧病人，他所發揮的是下列哪一種影響力？(A)法統影響力 (B)榜樣影響力 (C)敬仰影響力 (D)專家影響力。 (100專高二)

解析 (A)組織階層中所賦予的權力而影響他人；(B)個人特質影響他人；(C)因德高望重、受人敬仰而影響他人；(D)因具備專業知識、技能而影響他人。

2. 某醫院院長採取減薪或降級的方式來要求同仁達到績效表現，依Glueck(1977)提到的7種影響力，是屬下列何種影響力？(A)專技(expert) (B)資料(information) (C)脅迫(coercive) (D)敬仰(respect)。 (101專高一)

3. 護理長對同仁不清楚醫院評鑑的內容親自教導及說明，是應用下列何種「影響力」？(A)專技 (B)法統 (C)獎酬 (D)脅迫。

解析 專技影響力指因具備專業知識、技能而影響他人。 (101專高二)

4. 機構明定護理師通過專業能力進階制度N4的考核即可加薪，是屬於下列何種影響力？(A)榜樣 (B)脅迫 (C)資料 (D)獎勵。

(102專高二)

解答： 1.D 2.C 3.A 4.D

5. 護理長查房時以關懷的態度對待病人，無形中護理人員也能主動關懷病人，是屬於下列何種影響力？(A)專技　(B)榜樣　(C)知識　(D)獎酬。 （104專高二）

解析 榜樣影響力由於個人吸引人的高貴情操或特質影響了他人，如主管的以身作則、待人接物、自我成長均會造成對部屬的影響。

6. 護理長在工作完成後邀請同仁一起去慶功歡唱，是應用下列何種影響力？(A)法統　(B)獎酬　(C)資料　(D)專技。 （105專高　）

7. 護理師為增加自己在單位中所擁有的權力，下列敘述何者錯誤？(A)對單位的需求具敏感性有助增加自己的重要性　(B)具備他人未有的能力可增加單位對自己的依賴性　(C)強化專業知識與技能可增加自己的不可取代性　(D)權力最重要在於互斥關係。 （105專高二）

8. 某新進護理師，兩個月來常延遲下班，心力交瘁，尋找護理長討論自己在照護知識及技能上有哪些需要改善。此時護理長應運用下列何種權力影響他？(A)強制權　(B)專家權　(C)合法權　(D)資訊權。 （105專高二）

解析 專家影響力(expert power)：是個人表現出特殊的能力、技術、知識而有的影響力。

9. 某新進護理師在護理長輔導下，第二年獲頒「進步小天使」獎，護理長是運用下列何種權力影響？(A)強制權　(B)專家權　(C)合法權　(D)獎勵權。 （106專高一）

解析 報酬或獎勵影響力(reward power)是管理者利用報酬或獎勵，以控制他人的能力。

10. 單位主管要求每位員工每月須從事4小時之義工服務，員工雖不滿但仍配合，此乃主管具有下列何種權力？(A)參考權　(B)獎賞權　(C)強制權　(D)專家權。 （106專高二）

解答：　5.B　6.B　7.D　8.B　9.D　10.C

11. 單位主管利用減薪、降級或解僱的方式達到行政管理的績效，是採用下列哪一種影響力？(A)資訊　(B)專技　(C)脅迫　(D)獎酬。　(108專高二)

12. 當單位內因占床率低時，在不違背勞動基準法規範下，要求護理人員拿休假不必來上班，此來自於管理者具有下列何種權力？(A)連結權　(B)專家權　(C)參考權　(D)合法權。　(109專高一)

解析 (D)是由組織賦予管理者的，因其在組織結構中所占層級之合法職位所形成。

13. 因個人擁有高度專業知識技能而贏得部屬的尊敬和信從，是屬於下列何種影響力？(A)榜樣的影響力　(B)專家的影響力　(C)獎勵的影響力　(D)合法的影響力。　(110專高一)

14. 李督導長學有專精，待人接物頗獲好評，王護理師主動找她諮詢個人生涯規畫及未來發展，督導長是運用下列何種影響力？(A)法統影響力(legitimate power)　(B)強制影響力(coercive power)　(C)榜樣影響力(referent power)　(D)專家影響力(expert power)。

(112專高二)

解析 (A)以其制已度規定、合法取得的權威作為影響力；(B)以暴力或脅迫方式取得權力；(D)以其卓越專業能力取得影響力。

15. 某新進護理師找護理臨床教師(preceptor)討論須改進的知識及技能，護理臨床教師可使用下列何種權力影響此新進人員？(A)資訊權　(B)強制權　(C)獎勵權　(D)專家權。　(112專高三)

解析 專家影響力是依據護理臨床教師個人表現出特殊的能力、技術、知識而贏得部屬的尊敬和信從。

解答：　11.C　12.D　13.B　14.C　15.D

5-3 授權

1. 急診室護理長將護理作業資訊化之任務交給副護理長組成小組處理，但要她每天報告進度及細節，其最可能的原因為何？(A)副護理長無碩士學位　(B)副護理長有環境壓力障礙　(C)副護理長有授權障礙　(D)護理長有授權障礙。（97專高一）

   解析 該護理長無法建立有效的掌控與追蹤進度，為授權者障礙的情況之一。

2. 每天督導都會來請示主任各學會舉辦之研習會應如何派人參加，這位主任未做好下列何種領導技巧？(A)授權(delegation)　(B)賦權或灌能(empowerment)　(C)決策(decision making)　(D)控制(control)。（97專高一）

3. 急診室護理長將護理作業資訊化之任務交給有能力之組長解決，必要時與會提供意見，此符合授權之何項原則？(A)工作範圍原則　(B)事必躬親原則　(C)規避責任原則　(D)危機管理原則。

   解析 (A)授權的內容、工作範圍應和部屬的職責有關。（97專高二）

4. 醫院因一年一度的望年會即將來臨，於是醫院管理部委託福委會全權辦理，此行為屬下列何種授權原則？(A)工作範圍　(B)功能性職權　(C)統一指揮　(D)金字塔狀的階層。（101專高一）

   解析 功能性職權指單位內例行事務或專門性工作，因組織內部已有明文規定，則可援例授權，故管委會屬此。

5. 根據授權的原則，下列何者較不適宜？(A)單位護理人員之排班　(B)裁撤績效不彰的護理人員　(C)處理病人抱怨問題　(D)規劃、執行員工旅遊。（97、102專高一）

   解析 (A)(C)的內容與部屬工作相關；(D)屬於功能性職權。

6. 當護理長不在時，授權給資深護理師代理其職務，但本病房有副護理長也在上班，此違反了下列哪一項授權原則？(A)職權與職責均衡　(B)指揮統一　(C)絕對的職責　(D)金字塔形狀數量。

   解析 (A)職責必須具相對等的職權，職責和職權需相當。（103專高一）

解答：　1.D　2.A　3.A　4.B　5.B　6.A

7. 依指揮統一原則，下列授權情境何者較為適合？(A)護理主任未經督導同意直接授權於護理長 (B)甲督導授權給乙督導所管轄的單位護理長 (C)教育與行政兩位副主任同時指揮一位督導舉辦相關活動 (D)教育副主任授權甲督導及其所屬單位護理長辦理在職教育活動。 （103專高一）

8. 護理長發現護理師未依標準流程洗手，於是在洗手檯放置計時器，訪問護理師卻不清楚放置計時器的目的。以上敘述是屬管理中的哪一個障礙？(A)護理師警覺性低 (B)專案管控不當 (C)缺乏溝通與協助 (D)未制定標準作業流程。 （104專高一）

9. 護理部主任請各督導協助外科系病房護理長，完成護理部之年度中心工作目標「完成外科系臨床路徑(clinical pathway)之書寫」是屬於何種領導技巧？(A)授權(delegation) (B)賦權(empowerment) (C)決策(decision making) (D)控制(control)。

解析 主管依照授權原則之工作範圍的原則：授權的內容、工作範圍應和部屬的職責有關。 （104專高二）

10. 強調領導者協助成員提升自我效能及增進自我管理的能力，屬於下列何種領導方式？(A)賦權 (B)道德 (C)轉型 (D)策略。

（105專高二）

11. 下列何者不是促進主管授權的因素？(A)能減輕主管自己的時間限制 (B)能卸除主管本身的責任 (C)能拓展主管的威勢 (D)能培育員工。 （106專高二）

12. 有關授權原則的敘述，下列何者錯誤？(A)只限於例行性工作 (B)逐級授權 (C)不可重複授權 (D)公開授權。 （106專高二）

解析 授權的原則之一的功能性職權的原則：單位內例行事務或專門性工作，因組織內部已有明文規定，則可援例授權。

解答： 7.D 8.C 9.A 10.A 11.B 12.A

13. 護理長授權三班組長保管麻醉藥品，且每班必須清點數目。若麻醉藥品數量出現問題，下列敘述何者正確？(A)護理長已經授權給組長，故由組長負最後管理責任　(B)應是取用藥品者個人的疏失問題，與管理無關　(C)護理長是病房的管理者，應負最後管理責任　(D)由組長與取用藥品者共同負最後的責任。

解析 (C)為絕對性職責原則／持續責任原則：依職務所需，主管將一項工作授權分派給部屬完成時，主管仍須對那項工作的成果負責。 **(108專高二)**

14. 護理部主任未經督導長同意，直接請護理長負責某專案，不符合下列何項授權原則？(A)單一隸屬關係　(B)授權非授責　(C)相互信賴　(D)量力授權。 **(111專高一)**

解析 單一隸屬關係即統一指揮原則，一位部屬只能接受一位主管的指揮。

15. 有關護理長授權給單位組長執行的任務，下列何者最適當？(A)單位護理人員的排班　(B)追回遺失的麻醉藥物　(C)擬定單位的年度計畫　(D)提振單位低迷的士氣。 **(111專高二)**

16. 有關Spreizer (1995)的心理賦權(psychologicalempowerment)策略之敘述，下列何者正確？(A)護理長於會議向同仁說明進行專案改善的必要性和意義　(B)護理長指定某位N1護理師為圈長，籌組專案改善小組　(C)護理長要求專案小組需要定期回報改善專案的執行進度　(D)護理長請專案小組自行找相關單位協商變更作業流程。 **(111專高二)**

解答：　13.C　14.A　15.A　16.A

5-4 護理主管的角色模式

1. 病人由急診室因疑似急性心肌梗塞住入病房，急需EKG monitor，慌亂中發現病房之儀器年久失修，由其他病房借到之儀器卻缺少記錄紙，之後護理長應該做何處理？(A)責罵上班同仁未依規定檢視儀器 (B)報告護理部協助解決 (C)重新訂定儀器檢視規則 (D)組成病房品管圈解決。 (96專高二)

2. 卡茲(Katz, 1974)主張不同管理層級應有不同管理技能，護理長是基層主管，則其管理技能應著重下列何者？(A)概念性技能 (B)人際關係技能 (C)技術技能 (D)決策技巧。 (97專高一)

   解析 中階主管主要管理技能為人際關係能力，如督導；高階主管主要管理技能為概念性能力，如護理部主任。

3. 當護理長發現單位內一位護理人員於大夜班執行給藥時，因為沒有確實核對醫囑而造成給藥錯誤，對於此案例之責任歸屬，下列何者正確？(A)因醫師醫囑輸入錯誤，所以護理人員不必負責 (B)因大夜班一人需照顧20多床，所以無法完全核對醫囑，造成的給藥錯誤可以接受，不必負責 (C)因沒有對病患產生傷害，所以不必過度苛責 (D)此為護理人員之業務過失，需負起絕對責任。 (99專高一)

4. 護理長發現李護理師未出勤，經連絡後其立即出勤。事後李護理師向護理長請示該如何處理，護理長的回應，何者不適當？(A)依員工出勤規定辦理 (B)列入考勤紀錄 (C)扣工作時數 (D)下次改善即可。 (99專高一)

5. 行政學家Mintzberg的護理長角色模式中，下列何者不屬於決策的角色？(A)騷亂平息者 (B)資源的調配者 (C)聯絡者 (D)調停者。

   解析 (C)聯絡者：是屬於人際關係的角色，包括精神領袖、領導者、聯絡者。 (103專高二)

解答： 1.C 2.C 3.D 4.D 5.C

6. 當護理長在審查護理師麻醉藥點班情形時，依Mintzberg角色模式，他／她是在扮演：(A)代表者(representative) (B)監督者(monitor) (C)領袖(leader) (D)聯絡者(liaison)。 （104專高一）
7. 護理長規劃一連串的病房活動，並依照醫院願景，指派負責人員並有效授權。護理長是在執行下列哪一種角色功能？(A)促進者 (B)生產者 (C)指導者 (D)創新者。 （105專高二）

   解析 明茲伯格的管理者十大角色模式之人際關係的角色包含有精神領袖(figurehead)、領導者(leader)和聯絡者(liaison)。
8. 護理長早上突然接獲通知有兩位護理師同時發生車禍意外必須請病假，在短時間內均無法到醫院上班，護理長的處理，下列何者較為適當？(A)用書面報告請求督導協助 (B)請受傷之護理師自行尋找代班人員 (C)護理長協調安排上班人員 (D)請別的病房支援。 （106專高二補）
9. 護理師抱怨延遲下班，護理長利用排班表分析護理時數與護理人力後，發現護理師工作負荷過重，護理長處理之措施，下列何者適當？(A)責成小組長處理 (B)告知護理師須共體時艱 (C)規定每位護理師之病人照護數不得超過6人 (D)向上級爭取人力。

   解析 (D)為明茲伯格的管理者十大角色的協商者角色。 （106專高二補）
10. 護理長巡房時，發現某護理師的病人臉色發黑，氧氣面罩的開關未開，護理長應立即執行何種處理？(A)當面教導護理師正確的做法 (B)嚴肅的糾正護理師的錯誤 (C)將此事件列入護理師的績效考核 (D)調整正確的氧氣流量並通知醫生。 （107專高一）

解答： 6.B 7.C 8.C 9.D 10.D

11. Benner (1984)提出護理專業技能成長模式，主張護理專長訓練由生手到專家可以分為5個階段，小雯是一位進階學習者，有時無法區分輕重緩急，護理長進行下列哪一項措施協助小雯改善較適當？(A)護理長決定找照護相關知識的文章讓小雯閱讀 (B)護理長決定調整派班，減少小雯照顧的個案數 (C)護理長決定下達清楚指令，以助小雯判斷輕重緩急 (D)護理長決定用情境模擬教學，訓練小雯因應複雜情境。 (108專高一)
12. 護理主管要求護理人員上班時應穿戴醫院規範制服及識別證，此領導者的權力為下列何者？(A)資訊權 (B)強制權 (C)合法權 (D)專家權。 (108專高一)

    解析 (C)是由組織賦予管理者的，因其在組織結構中所占層級之合法職位所形成。
13. 某病房甲組長允諾護理長籌辦今年單位的忘年會，經過2週後，甲組長表示籌辦忘年會工作繁瑣，請護理長另外指派其他較有能力的同仁負責，下列何項護理長的處置最適宜？(A)了解甲組長的困難，從旁協助籌辦工作 (B)接受甲組長的困難，另指派乙組長辦理 (C)鼓勵甲組長，並指派乙組長一起籌辦 (D)指派數位同仁協助甲組長籌辦忘年會。 (112專高一)

解答： 11.D 12.C 13.A

5-5 問題解決

1. 收集資料主要屬於下列問題解決模式中之哪一期？(A)評估 (B)計畫 (C)實施 (D)評值。 (99專高二)

解答： 1.A

2. 急診室在推行護理作業資訊化之過程中，同仁抱怨急診護理記錄之困難，下列何者為護理長較適當之解決方法？(A)交給副護理長處理，但要她每天報告進度及細節　(B)交給有能力之小組長召集成員，擬定解決問題計畫，必要時與會提供意見與支持　(C)將同仁的抱怨反應給護理部　(D)自己召集全體同仁腦力激盪直到解決為止。（100專高二）

3. 管理者在問題解決過程中，找到好的解決方案之條件，不包括下列何者？(A)符合組織目標　(B)應用較多資源　(C)確定性高者　(D)冒險性低者。（102專高一）

4. 有關「問題」的定義，下列何項敘述最正確？(A)一定是明顯且看得見的　(B)不會因職位不同而不同　(C)是目標與現況間產生差距　(D)僅是因個人所產生的。（102專高二）

5. 有關解決問題的原則，下列何項敘述最正確？(A)無論問題的大或小，主管都必須親自解決以免耽誤時間　(B)必須先確認哪個問題是影響組織利益最大以免耽誤時間　(C)組織內的問題不可透過院外專家來處理以免與現況脫節　(D)主管必須把焦點放在每個小細節以免錯誤再次發生。（103專高一）

6. 某病房跌倒發生率高，經檢討分析後，歸納跌倒原因為病人夜間如廁、無人扶持，造成此問題的原因可歸類於下列何者？(A)人力問題　(B)技術問題　(C)營運問題　(D)設備問題。（106專高二）

7. 為解決病人抱怨抽血等候時間過長，品管中心專員開始收集資料，到門診實地勘查、查閱紀錄或晤談方式進行資料整理，依據問題解決過程之分析資料，下列何者不是這個階段應執行的工作？(A)依資料篩選出最省錢且容易執行的解決方案　(B)依資料類別（如：人、事、時、地、物）加以整理　(C)依資料時間順序排列找出等候過程與時間的關聯　(D)利用魚骨圖整理資料間的因果關係。（106專高二）

解答：　2.B　3.B　4.C　5.B　6.A　7.A

8. 某護理師，白班早上備藥時按照規範進行三讀五對，赫然發現藥局配的藥物出現每日劑量與醫囑不一致，應該是每日一顆0.5 mg／顆，藥局配成每日一顆1.0 mg／顆。此時護理師最應先執行的行為，下列何者正確？(A)先重新核對醫囑確認劑量及每日應有的顆數 (B)先打電話到藥局澄清該藥物是否是新包裝 (C)直接將藥物自行撥一半給病人以免耽誤吃藥時間 (D)直接打電話問醫師確認應該給的劑量。 (106專高二)

9. 承上題，經核對醫囑後，護理師將藥物退回藥局請他們重新配置藥物。所幸該錯誤之藥物尚未發給病人使用。上述的情況是屬於下列何種異常事件？(A)意外事件(accident) (B)哨兵事件(sentinel event) (C)跡近錯失(near miss) (D)無傷害事件(no harm event)。 (106專高二)

10. 護理長將過去單位曾發生之意外疏失列入新進人員訓練之範疇，以避免再次發生病人照護安全的問題，此種問題解決法為：(A)直覺法 (B)嘗試錯誤 (C)自我解決 (D)經驗談。 (107專高一)

11. 糖尿病病人住院時訂醫院的素食，但送餐有誤，營養部門進行檢討及改進，下列處理方法何者最不適當？(A)應仔細檢討伙食送錯的導因為何 (B)應找出犯錯者並將他調到其他單位 (C)檢討員工的知識技能是否足夠 (D)加強伙食準備正確性的稽核。

解析 可運用問題解決步驟，採用特性要因圖分析造成問題的原因，並擬定解決方案。 (109專高二)

12. 值班護理長在巡房時，發現樓梯間有火花且冒濃煙情形，故緊急辨識問題，解除危機。依據決策者思考方式，此位主管採用下列何者以解決問題？(A)邏輯思考 (B)直覺思考 (C)理性思考 (D)創意思考。 (109專高二)

13. 依據Keeney (1994)建議的最佳的問題解決方案，下列敘述何者最適宜？(A)符合組織目標 (B)使用較多資源 (C)選擇高冒險性 (D)預期效果受限。 (112專高一)

解答： 8.A 9.C 10.D 11.B 12.B 13.A

14. 下列何者屬於護理長層級的管理決策？(A)大量傷患應變 (B)單位間人力調度 (C)醫療糾紛處理 (D)病人問題解決。

（112專高二）

解析 (A)(B)(C)屬於院級、整合各單位的管理決策，護理長為病房單位的主管，處理病房事務。

15. 有關預防護理業務糾紛的發生，下列敘述何者最不適當？(A)護理人員需不斷充實自己的護理專業知識 (B)尊重病人及保護隱私，善盡說明解釋義務 (C)病人抱怨時，待明日護理長上班時再處理 (D)執行護理照護時，正確遵守標準作業程序。

（112專高二）

16. 有關問題解決的過程，下列敘述何者正確？(A)問題發生時，應單刀直入針對最大問題立即處理 (B)透過團隊腦力激盪，評估各方案優缺點再做選擇 (C)為達問題解決的目標，不須回應護理同仁的疑問 (D)方案評值時只要達成目標，無須再調整解決步驟。（112專高三）

解析 (A)(C)當問題發生時，可以諮詢外部專家或組織成員的意見，甚至參考其他組織解決問題的方法，進行標竿學習；(D)方案進行中需過程評估，檢視每個步驟哪裡有問題，並適時的調整。

17. 醫院擬新建醫療大樓，現有病房需進行科別變更或縮減床位，護理主任為因應改變，下列何者應優先執行？(A)擬定護理師轉換科別後所需的教育訓練 (B)收集資料、分析及確立可能出現的問題 (C)依現有人員數，調整護理人員配置計畫 (D)建立各病房轉換科別後之單位管理目標。（113專高一）

解答： 14.D 15.C 16.B 17.B

5-6 衝突的基本概念

1. 態度是分析衝突時三要素之一，分析時常將個人態度分為四種型式，其一為「我好、你也好」，下列敘述何者屬於此一型式？(A)有自信期望他人成功 (B)不獨斷、不肯定 (C)對他人給予高度評價 (D)事不關己。 (99專高二)

2. 颱風天，醫院希望你能去上班，女兒希望你能在家陪她，此時你所面臨的衝突型態為何？(A)個人內在衝突 (B)個人外在衝突 (C)人際間內在衝突 (D)人際間外在衝突 (100專高一)

3. 下列何者是達成雙贏的衝突處理措施？(A)逃避法 (B)整合法 (C)安撫法 (D)支配法。 (100專高二)

   解析 (A)易造成雙輸；(C)結果是一輸一贏（犧牲自己、滿足他人）；(D)結果是一輸一贏（犧牲他人、滿足自己）。

4. 當護理長將年度考核的成績公布於布告欄時，甲君與乙君在私底下辯論考績之公平性與客觀性，此種行為屬衝突過程中的哪一期？(A)前驅期 (B)感知期 (C)顯示期 (D)再生期。 (100專高二)

5. 當有魚與熊掌無法兼得的狀態時，是屬於下列何種衝突？(A)雙避衝突 (B)雙趨衝突 (C)趨避衝突 (D)認知衝突。 (101專高一)

6. 有關「衝突」的敘述，下列何者較為正確？(A)衝突對了解問題沒有幫助 (B)衝突會降低員工解決問題之能力 (C)衝突發生時管理者最好不要介入 (D)衝突會產生建設性或破壞性的結果。 (101專高二)

7. 醫院行政者希望能有效利用醫院床位，故要求病患在一定的治療期間出院；而病患則希望多住幾天等身體康復後再出院。雙方衝突產生之原因為：(A)雙方溝通阻斷 (B)雙方權力與地位不同 (C)雙方目標不同 (D)雙方個性不同。 (101專高二)

8. 在處理衝突的行為中，下列何者是關心自己程度較低，但關心他人程度較高？(A)競爭 (B)順從 (C)妥協 (D)逃避。 (102專高一)

解答： 1.A 2.A 3.B 4.C 5.B 6.D 7.C 8.B

9. 進行品管圈的討論時，因成員間無法對主題形成共識，導致延誤進度，甚至無法完成該期的品管圈，是屬下列哪一種衝突？(A)任務性衝突　(B)功能性衝突　(C)程序性衝突　(D)關係性衝突。
（102專高二）

10. 下列哪一種衝突處理行為是對自己及他人關心程度均高？(A)順從　(B)妥協　(C)逃避　(D)合作。　（103專高一）

解析 (A)順從：高度關心對方，而關心自己的程度低；(B)妥協：對自己及他人有中等程度的關心；(C)逃避：逃避時並未想到關心自己及他人。

11. 下列何者是「衝突」概念的傳統觀點？(A)衝突會促進組織的創新，應鼓勵　(B)衝突會降低績效表現，應加以避免　(C)衝突會自然產生，不必去壓制它　(D)衝突會促進員工互動，有利組織發展。　（103專高一）

解析 (A)交互作用主義者理論；(C)行為主義者理論；(D)交互作用主義者理論。

12. 遇到衝突時，雙方彼此迴避，採取拖延戰術，此種衝突處理為何？(A)妥協　(B)順應　(C)強迫　(D)逃避。　（103專高一）

13. 護理長為了減少護理人員間的衝突，請護理人員經協商後提出之過年期間排班表，此為下列何種衝突處理行為？(A)競爭　(B)逃避　(C)順從　(D)合作。　（103專高二）

14. 病人空腹等待16小時後得知檢查被取消，氣沖沖的去找護理長抱怨，下列何種處理較為適宜？(A)不理會該病人的抱怨　(B)馬上接受病人的抱怨並道歉　(C)先傾聽該病人的抱怨並找出問題所在　(D)立即找督導長或公關室人員來協助處理。　（103專高二）

15. 在衝突發展的過程中，會正式定義衝突的議題是屬於下列哪一個階段？(A)潛在對立　(B)意圖與行為　(C)認知與個人化　(D)顯示期。　（104專高一）

解答：　9.A　10.D　11.B　12.D　13.D　14.C　15.C

16. 單位兩位護理師因排班起衝突找護理長理論，而護理長就說：「我現在很忙，這件事改天再談」，她所採用的衝突處埋措施為：(A)逃避(avoidance) (B)順應(accommodation) (C)妥協(compromise) (D)協同合作(collaboration)。 (104專高二)

17. 病房某資深人員因晉升護理長失敗，於是在網路上抨擊護理部甄選不公，此種反應為何？(A)退行性行為 (B)攻擊反應 (C)折衷或妥協 (D)固著行為。 (105專高一)

18. 急診護理長處理醫護同仁間之衝突，下列處理態度何者較為適當？(A)盡力使單位護理人員不要與醫師有衝突情況發生 (B)有衝突發生時盡量大事化小事，小事化無 (C)有衝突發生時請督導長或護理部主任來協助解決 (D)運用衝突解決的基本策略，控制衝突在適當的程度即可。 (108專高一)

19. 根據Douglass (1988)衝突解決模式，當衝突發生時，解決衝突的步驟中下列何者為最優先？(A)確認問題 (B)尋求可行方案 (C)團體互動 (D)尋求外在資源。 (109專高二)

解析 當衝突發生時，首先需經由團體互動才能共同解決衝突。

20. 病人因水腫氣喘至急診求助，經檢傷分類後至內科急診區域等候。護理師幫該病人抽血後，等候50分鐘才取得抽血報告。家屬因不耐久候、情緒失控，大吵大鬧。約10分鐘後醫師來看病人並解說病情。家屬抱怨等了2個小時，非常生氣，不聽醫療人員的說明。醫師見狀「冷處理」，家屬情緒更加激動。根據上述情境，醫師為了等待抽血結果才能進行後續醫療處置，但病人家屬是希望醫師趕快緩解病人氣喘及水腫的問題。依據Daft & Marcic (2001)之分類，此為下列何種原因所產生的衝突？(A)急診人力不足 (B)雙方個性價值觀不同 (C)雙方目標不一致 (D)雙方權力與地位不同。 (110專高一)

解答： 16.A 17.B 18.D 19.C 20.C

21. 承上題，醫師看到家屬正在氣頭上，於是以「冷處理」應對，並希望收集更多資料後再做進一步反應。依據Thomas (1976)的衝突處理行為，醫師的應對是屬於下列何種行為？(A)逃避 (B)順從 (C)競爭 (D)妥協。 (110專高一)

22. 衝突發生時，雙方都認為自己是對的，而不聽對方或旁觀者的意見，有關緩解衝突的原則，下列何者較不適當？(A)審慎的選擇要處理的衝突問題 (B)評估衝突當事人 (C)分析衝突原因和根源 (D)以權力來壓制雙方的衝突。 (110專高二)

23. 在衝突的發展過程中，哪一個階段最適合運用衝突處理技巧來避免非功能性衝突繼續擴大？(A)潛在對立階段 (B)認知與個人化階段 (C)意圖及行為階段 (D)結果階段。 (111專高一)

24. 下列何種衝突管理策略可達到雙贏？(A)迴避 (B)合作 (C)順從 (D)支配。 (111專高一)

解析 此為Thomas的衝突處理策略，合作會使雙方著眼於問題的解決，找出有利於雙方的做法，因此被認為是一種雙贏的衝突解決法。

25. 藥劑部主管與護理部主管在審查年度預算時發生預算協調上的衝突，屬於下列何種衝突類型？(A)目標間衝突(inter-goalconflict) (B)團體間衝突(inter-groupconflict) (C)組織間衝突(inter-organizationalconflict) (D)個人內在衝突(intra-personalconflict)。

解析 團體間衝突為發生在同一機構的兩個單位間之間的衝突；組織間衝突是兩個機構互相競爭。 (111專高二)

26. 衝突的發展過程中，當個體感受知覺衝突，且產生情緒反應時，屬於下列哪一個階段？(A)潛在對立階段 (B)認知與個人化階段 (C)意圖及行為階段 (D)結果階段。 (112專高一)

解答： 21.A 22.D 23.C 24.B 25.B 26.B

27. 李護理長從事護理工作超過10 年，面對需同時完成碩士班進修及評鑑任務的壓力，難以抉擇取捨，他正面臨下列何種內在衝突？(A)雙避衝突 (B)趨避衝突 (C)組織衝突 (D)雙趨衝突。

解析 (D)即面對兩項同樣重要之活動時，個體產生「魚與熊掌不可兼得」無法取捨的心態。 (112專高二)

解答： 27.D

5-7 危機管理

1. 當高速公路出現大車禍，醫院突然接到大量傷患，下列何種處理較不適當？(A)建立通報系統讓上級可以迅速知道事情本末 (B)對支援的人力進行分工、組織、行動 (C)雖在資訊不足的情況下，仍應立即做決定 (D)由適當的發言人掌控媒體的報導。

(102專高一)

2. 當病人因中風造成無法滿足日常生活基本需求時是屬於：(A)成長危機 (B)情境危機 (C)社會危機 (D)組織危機。 (103專高一)

解析 (A)成長過程中發生於自身以內的自然性改變，導致內在的不平衡；(B)當基本需求受到剝奪，因此威脅到一個人身心及社會上的完整性；(C)意外性及少見性的危機對個人造成傷害；(D)可分經營管理面向、災難損害面向、大量傷病面向、政經社會面向。

3. 為讓員工體認緊急災難應變措施，醫院必須針對可能的危害建置緊急災難應變措施計畫及作業程序，下列何者不是醫院風險管理部門規劃時必須採取的事前風險管理？(A)建立異常事件通報系統 (B)進行危害分析 (C)建置個別災難應變指引 (D)每年定期教育訓練及評值成效。 (105專高二)

4. 以危機管理策略而言，醫學中心應採取下列何項較為適宜？(A)全員參與任務分工計畫 (B)任務編組分工計畫 (C)常態固定編組分工計畫 (D)彈性編組分工計畫。 (106專高一)

解析 因醫學中心規模較大，故採取常態固定編組分工計畫較為適宜。

解答： 1.C 2.B 3.A 4.C

5. 有關危機處理的步驟，下列何者應先執行？(A)評估對壓力事件的感受、對生活上的影響　(B)找出過去面臨新事物常用的調適方法　(C)訂出減輕或降低壓力的方法及期望達到的目標　(D)評值改善計畫是否有效。（106專高二補）

6. 某醫學中心急診室接獲消防局的通知有大量氣爆傷患送至該院，該醫院急診室主任針對此緊急事件首先應執行下列那項工作？(A)立即召開記者會，說明到本院接受治療的人數及傷害的程度　(B)立即停止急診室現有的照護工作，並挪出空間以利災區傷患使用　(C)立即組織風險管理小組，評估該氣爆是否危害醫院的設備及安全　(D)立即啟動大量傷病患機制，支援人員緊急至急診室提供緊急救護。（107專高二）

解析 於危機管理的危機前管理之準備期時，可成立「危機處理小組」或「緊急應變小組」，並應定期或不定期的演練，以確保其功能，並熟悉所有的標準作業流程，避免事發時驚慌，故此急診室主任應立即啟動大量傷病患機制。

7. 有關危機發生時處理的敘述，下列何者正確？(1)偵測＞防範＞控制＞學習＞回復　(2)全體同仁共同參與危機討論　(3)評估風險危害程度　(4)建立指揮中心　(5)危機發生時對媒體的因應。(A) (1)(2)(3)　(B) (2)(3)(4)　(C) (3)(4)(5)　(D) (1)(3)(5)。（108專高一）

8. 臨床上若有病人自殺或意外而導致死亡，當班護理師處理順序，除保留現場狀況外，下列何者順序較為適宜？(1)通知當班主管馬上報警　(2)通知家屬　(3)書寫護理紀錄。(A) (3)(2)(1)　(B) (3)(1)(2)　(C) (2)(1)(3)　(D) (1)(2)(3)。（109專高一）

9. 有關造成醫院危機的外在因素，下列何者錯誤？(A)大量傷患擁至　(B)發生醫療糾紛　(C)財務結構不良　(D)媒體負面報導。

解析 (C)為院內人為且內發的因素所致。（111專高一）

解答：　5.A　5.D　7.C　8.D　9.C

10. 有關醫院風險危害分析(hazard vulnerability analysis)，下列敘述何者正確？(A)依據標準作業程序執行，就不會發生風險 (B)評估對組織衝擊程度，考量財產損失即可 (C)需要定期評估組織規劃及各項資源準備度 (D)危害風險由小到大排序，高迫切性者優先。 (111專高二)

11. 有關醫療常用的風險管理工具，下列何者屬於事前分析？(A)失效模式與效應分析(failure mode and effect analysis, FMEA) (B)根本原因分析(root cause analysis, RCA) (C) PDCA循環(plan-do-check-action, PDCA) (D)個案報告(case report)。 (112專高二)

解析 (A)失效模式與效應分析用於評估和減少系統、產品或服務中潛在的失效模式及其對效應的影響，屬於事前分析。

12. 有關護理主管面對危機應有的職責，下列敘述何者正確？(A)熟悉當今護理業務相關法令、規則及醫院危機事件報告機制 (B)督導護理同仁依時序完成護理紀錄，不須要求書寫內容品質 (C)上班期間應掌握危機事件及處理，非上班時間則完全交由值班人員負責危機管理 (D)學校應已培育護理師危機預防的能力，不須特別安排危機訓練。 (112專高三)

解析 危機管理可以分為危機發生前、中、後三個階段。危機發生前應建立危機偵測機制、對所有人員安排訓練計畫，並訂好SOP，才能在危機發生時有效因應。

解答： 10.C 11.A 12.A

5-8 醫療糾紛的預防與處理

1. 有關醫療糾紛處理的重點，下列何者正確？(A)可更改紀錄以保護自己 (B)要與病患保持距離以免關係破裂 (C)一定要爭取醫院的利益 (D)請專責部門出面協助處理。 (101專高一)

解答： 1.D

2. 下列情況何者最容易產生醫療糾紛？(A)家屬有不滿時，醫護人員的態度從容、誠懇，盡量溝通說明 (B)進行任何照護措施前，先向病患及家屬說明清楚 (C)緊急救護醫師未到前，護理人員可先行幫病患插管、電擊 (D)向病患及家屬說明時，將重點放在事實，且使用當事人聽得懂的用語。 (101專高二)
3. 當醫療糾紛發生，護理師面對及因應時，下列何者最不適當？(A)態度冷靜誠懇 (B)在現場由當事人向病人解釋發生原因 (C)請教法律專家 (D)由社工輔導人員協助出面處理。 (103專高一)
4. 下列何者為醫護人員預防醫療糾紛的有效方法？(A)能依工作標準正確執行護理技術 (B)醫護人員能向病患保證治療之成效 (C)給藥錯誤時能立即通報 (D)護理人員能力不足但態度良好。 (103專高二)
5. 糖尿病病人住院時訂醫院的素食，但送餐有誤，病人請護理人員幫忙。下列何種處理方式較不合適？(A)護理人員應立即向病人承認錯誤並道歉 (B)立即通知營養室更換一份正確的餐點 (C)營養室負責人到病房向病人道歉後更換正確飲食 (D)護理人員立即拿自己的餅乾或食物給病人吃。 (103專高二)
6. 有關「醫療糾紛」的敘述，下列何者錯誤？(A)醫療的過程、方式、結果或服務態度不好有可能產生醫療糾紛 (B)任何醫療行為均可能有其風險性，因此無法預防醫療糾紛的產生 (C)醫療糾紛發生後應找出原因、改正缺失，進而彌補病人的不滿 (D)醫療糾紛可能來自於醫療問題、護理問題或彼此間溝通問題。 (105專高一)
7. 護理師準備向病人打胰島素，該病人之兒子說：「我媽媽又沒有糖尿病，平常的血糖都很正常，為什麼要打胰島素？」此事件屬於下列何者？(A)給藥錯誤 (B)跡近錯失 (C)不可逆事件 (D)醫療過失。 (106專高二補)

解答： 2.C 3.B 4.A 5.D 6.B 7.B

8. 病人接受子宮全切除手術的前一天晚上，護理師忘記告訴他要禁食，導致原定手術的進度延期，此屬於下列何種問題？(A)因時間不同而產生的問題　(B)因地點不同而產生的問題　(C)因投入過程不當產生的問題　(D)因權限不同而產生的問題。

（106專高二補）

9. 何者是異常事件通報最主要目的？(A)避免同樣的事件重複發生　(B)進行懲罰　(C)避免醫療糾紛　(D)釐清責任。　（108專高二）

10. 有關醫療糾紛處理後的省思與預防，下列何者較為適當？(1)徹底檢討追究事故當事者之疏失　(2)給予事故當事者關懷，協助走出傷痛　(3)加強在職教育，提升照護品質　(4)為防事故再發生，所有醫囑均須請醫師說明。(A) (1)(2)　(B) (1)(3)　(C) (2)(3)　(D) (2)(4)。　（108專高二）

11. 有關醫療糾紛的敘述，下列何者錯誤？(A)醫療過程、方式、結果、收費或服務態度不好所導致的紛爭　(B)任何醫療行為均可能有風險，因此無法預防醫療糾紛的產生　(C)重大醫療糾紛發生後，應做根本原因分析，改正其缺失　(D)醫療糾紛可能來自於醫病或護病溝通不良所產生。　（110專高二）

解析 (B)大部分的醫療糾紛始於溝通不良，因此是可以避免的。

12. 有關護理人員預防醫療糾紛發生之敘述，下列何者正確？(A)多說話容易出錯，故護理師應儘量減少與病人／家屬單獨會談　(B)護理師需熟知法令規範，確實依法執行業務，以免誤觸法網　(C)護理師不管態度如何，都應能與病人／家屬建立良好的人際關係　(D)經驗豐富的護理師，不需依照醫院標準作業執行護理照護工作。　（111專高一）

解析 (A)(C)醫療糾紛常始於溝通不良、對態度的不滿；(C)護理人員應依法執行護理業務。

解答：　8.C　9.A　10.C　11.B　12.B

13. 有關發生護理業務糾紛時的處置，下列敘述何者最適當？(A)請當事人誠懇冷靜面對病人及家屬　(B)理智處理、分析及了解事件的始末　(C)尋求法律途徑，釐清業務糾紛責任　(D)安排諮商輔導人員舉辦員工教育訓練。（113專高一）

解答：　13.B

5-9 溝通

1. 在行政會議中宣讀護理部之年度中心工作目標「完成外科系臨床路徑(clinical pathway)之書寫」，要求各護理長在年底交出，此屬於下列何種溝通？(A)上行性　(B)下行性　(C)平行性　(D)斜行性。（100專高二）

   解析 上級下達計畫、命令、指導等給員工是下行性溝通。

2. 若領導者期望以激勵方式與部屬溝通，願意展現支持部屬意見的行為，且能為組織帶來創新的力量，則其運用下列何種領導？(A)交易型　(B)轉換型　(C)分享型　(D)魅力型。（101專高一）

3. 當護理長因病房內有多位護理師同時離職，很難排班，主動找護理督導長請求支援，此溝通行為是下列何種溝通模式？(A)上行溝通　(B)下行溝通　(C)平行溝通　(D)斜行溝通。（101專高二）

   解析 下級以報告、建議等方式對主管反應意見或尋求幫助屬上行性溝通。

4. 有關溝通的敘述，下列何者是完全正確的？(1)溝通是一種過程 (2)溝通不受噪音的干擾 (3)溝通是訊息的傳遞 (4)溝通可以運用語言及非語言傳遞訊息。(A) (1)(2)(3)　(B) (1)(2)(4)　(C) (1)(3)(4)　(D) (2)(3)(4)。（102專高一）

   解析 環型溝通模式除了有Berlo的四要素外（來源、訊息、管道及接收者），還包含信號、噪音及回饋。信號是象徵訊息所代表的有意義符號，噪音是代表一種突如其來的，會造成曲解訊息或刪除、阻斷正確解析度的因子，回饋的目的在修正訊息、去除噪音，並使對方分享經驗。

解答：　1.B　2.B　3.A　4.C

5. 病房會議中討論臨床業務問題，是屬於何種溝通方式？(A)下行溝通　(B)上行溝通　(C)平行溝通　(D)斜行溝通。　(102專高二)

解析 平行溝通指平行階層間的溝通，常發生在不同命令系統間而職位相當的人員間，病房會議中討論臨床業務問題屬此。

6. 醫院護理年終獎金發放辦法尚在主管會議討論中，而護理師間流傳由2個月年終獎金變成年資2年以上護理師才有年終獎金。屬於下列哪一種溝通？(A)上行溝通　(B)下行溝通　(C)平行溝通　(D)葡萄藤式溝通。　(105專高二)

解析 非正式溝通又稱為葡萄藤式(Grapevine)溝通。

7. 病房小組長常中斷工作夥伴的說話，且不斷的表達自己的想法。這是違反下列哪一項建設性的溝通技巧？(A)澄清彼此看法　(B)傾聽　(C)提供相關訊息　(D)說話有條不紊。　(106專高一)

8. 病房小組長常中斷工作夥伴的說話，且不斷的表達自己的想法。這是違反下列哪一項建設性的溝通技巧？(A)澄清彼此看法　(B)傾聽　(C)提供相關訊息　(D)說話有條不紊。　(106專高一)

解析 溝通的技巧之一為傾聽，嘗試了解下屬的談話內容，必須聽完談話內容，切勿草率先下論斷，並深入了解談話背景及隱藏之實，成為一位良好的傾聽者。

9. 護理長表示：「你沒有請假就私下換班，造成我管理困擾，讓我有不被尊重感覺，請你以後遵守換班規定。」以上敘述是屬於下列何種溝通行為？(A)諒解型　(B)提示型　(C)直言型　(D)警戒型。　(106專高二補)

10. 學校學生至醫院實習，單位護理長交代該老師實習時需注意之事項。此為下列哪一項溝通管道？(A)上行溝通　(B)下行溝通　(C)平行溝通　(D)斜行溝通。　(106專高二補)

解析 斜行溝通：不屬於同一組織層級上的單位或個人之溝通方式。

解答：　5.C　6.D　7.B　8.B　9.C　10.D

11. 組織中的溝通是持續性的，意指：(A)不是對所有人都進行同等深度的溝通　(B)溝通的雙方同時發送及接收訊息　(C)傳達出的訊息不可重新來過　(D)每次溝通會延續上一次溝通的感受及關係。　(107專高二)

12. 有關臉書等社群網站的溝通原則，下列何者不適當？(A)不回應個人的醫療問題，而是建議當事人去醫療機構檢查或看病　(B)可使用本名或匿名方式進行貼文　(C)談論公事時，即使沒有洩漏病人隱私，也有可能洩漏工作上的祕密　(D)應檢查並刪除不適當的留言。　(108專高一)

13. 採用結構化溝通模式“ISBAR”進行醫護間的溝通，下列所指的涵意何者錯誤？(A) S是share，是與醫療照護團隊一起分享　(B) B是background，是病人的背景資料　(C) A是assessment，是評估結果的問題為何　(D) R是recommendation，是建議需要做什麼。

解析 (A) situation狀況，是病人發生了什麼事。　(108專高二)

14. 護理部與藥劑部為了送到病房的藥品是否要依每餐用藥分開包裝，或以藥品名稱包裝每日用量而各堅持己見，因此請副院長主持協調會議。請問護理部與藥劑部間的溝通是屬於下列何種方式？(A)上行溝通　(B)下行溝通　(C)平行溝通　(D)斜行溝通。

(109專高二)

15. 下列哪一項溝通屬於不同層級單位人員間的溝通方式？(A)下行溝通　(B)上行溝通　(C)平行溝通　(D)斜行溝通。　(111專高一)

16. 有關線性溝通模式中溝通品質之關鍵要素，下列敘述何者正確？(A)來源、訊息、溝通者及接收者　(B)訊息、管道、溝通者及接收者　(C)員工、傳遞者、管道及接收者　(D)來源、訊息、管道及接收者。　(111專高一)

解答：　11.D　12.B　13.A　14.C　15.D　16.D

17. A病房甲醫師經常出現情緒性字眼，護理人員無法忍受請護理長協助。護理長找A病房的病房主任（醫師）溝通，屬於下列何種溝通類型？(A)上行溝通 (B)下行溝通 (C)平行溝通 (D)非正式溝通。 **(111專高二)**

解析 平行溝通發生於系統而職位相當的人員或部門，主要在協調工作、解決問題。

18. 針對有效溝通技巧之敘述，下列何者最適宜？(A)傾聽應以點頭及微笑為主 (B)先經思考再被動適度回應 (C)與對方討論問題而非爭辯 (D)任何議題皆可隨時隨地溝通。 **(112專高一)**

解析 (A)點頭、微笑僅是輔助技巧；(B)先經思考後可主動給予回饋；(D)溝通時亦須考量溝通的時間與場合。

19. 護理人員與值班醫師有爭執時，護理長直接與醫師溝通，屬於下列何種溝通類型？(A)上行溝通 (B)下行溝通 (C)平行溝通 (D)斜行溝通。 **(112專高二)**

解析 (D)斜行溝通為不同組織層級的單位或人員之間的溝通。

解答： 17.C 18.C 19.D

5-10 改變

1. 護理主管在多變的醫療環境中常扮演主導改變的角色，依據Lewin的改變理論，改變必須經過三個過程，下列過程何者最正確？(A)解凍期→改變期→再凍期 (B)解凍期→再凍期→改變期 (C)再凍期→改變期→解凍期 (D)改變期→解凍期→再凍期。 **(95專高)**

2. Lewin提出的改變理論分為三期，已確定問題存在並感到改變是必須的，是屬於何期？(A)解凍期 (B)改變期 (C)再凍期 (D)於改變期與再凍期中間。 **(100專高一)**

解析 (B)是針對問題實際施行計畫行動；(C)是改變後出現新的行為模式且穩定下來。

解答： 1.A 2.A

3. 依據Lewin之改變理論，任何一個組織要作改變時應會經過下列哪一個順序？(A)改變期→啟動期→再凍期　(B)解凍期→改變期→啟動期　(C)解凍期→改變期→再凍期　(D)啟動期→改變期→再凍期。（102專高二）

4. 護理部計畫門診半年後門診護理師將參與醫院社區醫療服務，此作業的改變過程，門診護理師屬於：(A)主導改變單位(Change Agent)　(B)改變標的(Change Target)　(C)改變區域(Change Area)　(D)改變速度(Change Rate)。（106專高一）

解析 (B)改變標的：是指改變的目標或對象。

5. 組織變革理論中之「解凍(unfreezing)、改變(change)及再凍(refreezing)」是由下列何者提出？(A)柏拉圖(Pareto)　(B)帕金森(Parkinson)　(C)路因(Lewin)　(D)羅傑式(Rogers)。（108專高二）

解答：　3.C　4.B　5.C

CHAPTER 06

控　制

出題率：♥♥♡

- 控　制
  - 控制的意義
  - 控制的程序
- 護理與品質管理
  - 全面品質管理
  - 持續品質改善
  - 護理品質保證
  - 護理品質管理的理論
  - 護理標準的概念
  - 護理品質管理活動的實施
  - 品管圈
  - 護理品質的評估工具
  - 護理品質管理工具應用
- 臨床路徑
  - 臨床路徑的意義
  - 實施臨床路徑的目的
  - 實施臨床路徑的優點
- 績效考核
  - 績效考核的目的
  - 績效管理與績效考核的區別
  - 績效管理工具：平衡計分卡
  - 績效考核的方法
  - 績效考核的注意事項
  - 績效考核的步驟
  - 考評會談目的
  - 績效考核的問題
- 護理生產力
  - 生產力
  - 效率與效能
  - 提高生產力要訣
  - 護理人力生產力的計算
- 護理評鑑
  - 評鑑的定義
  - 評鑑的目的
  - 護理作業評鑑的重要性
  - 醫院評鑑評量項目
- 護理資訊系統
  - 護理資訊系統的功能
  - 護理資訊系統的效益
  - 在護理行政上的應用
- 全民健康保險
  - 健康保險制度
  - 健康保險支付制度

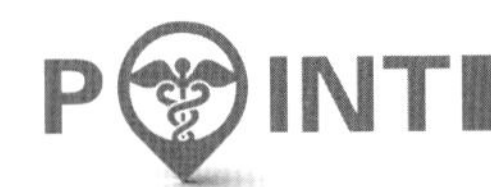

重點彙整

6-1 控制(Controlling)

一、控制的意義

控制表示「檢討」或「核對」，即注意事物之實際發展，是否符合預期狀況，故依據原計畫進行控制。**其功能在衡量及改正工作人員的行為績效**，以保證目標及計畫得以達成；具體的說，也就是先制定標準，再依據標準監督工作的進行，並與實際成果相比較，若有差誤，立即採取修正措施。

控制的範疇包含所有的組織活動，只有在與規劃、組織、領導等其他數項管理職能緊密聯繫的情況下，控制措施才能對組織有所貢獻；而規劃與控制的關係尤其密切，控制的標準及預期的結果乃根源於規劃。

二、控制的程序

1. 建立衡量績效的標準，讓**成果的衡量可被量化**。
2. 依所設定的標準，進行資料收集，查核實際績效與進度；**會產生重大影響的活動為控制重點**。
3. 比較實際績效與預期績效間的差距。
4. **訂定閾值以確定可以容忍的範圍**，如差距甚遠，應在**過程中即時修正行動**。

6-2 護理與品質管理

一、全面品質管理(Total Quality Management, TQM)

全面品質管理是以滿足顧客需求為導向，藉由**進行成本效益、人力與品質的分析**，強調品質是每位員工的責任，全體員工以主動追求成長與進步的精神，提升生產效率，以零缺點為最終目標，達成員工共同設定的績效水準，以滿足組織內部與外部顧客的需要和期望。

戴明(Edwards W. Deming)、裘蘭(Joseph M. Juran)和克勞斯比(Philip B. Crosby)，被譽為品管界的「西方三聖」，三位大師對全面品質管理皆有獨到之理念。日本**石川馨**教授為特性要因圖（魚骨圖）的創始人，並提倡**全公司品質管理**(company wide quality control, CWQC)，被世人公認為「**品管圈之父**」。

(一) 戴明(Deming)

戴明博士於 1950 年提出有效運作 PDCA (Plan-Do-Check-Act) 循環（圖 6-2），及 1986 年著名之「十四點原則」，奠定日後品管最高指導原則。他更定義品質是：「一種文化、一種習慣，是不斷提升的移動目標(Quality is a moving target of continues improvement.)；品管是滿足並超越顧客的需求與期望，並需不斷持續地改進」。戴明的十四點原則及其理念詳見表 6-1。

表 6-1 戴明的品管十四點原則及理念

1. 建立一貫的目標	8. 消除恐懼
2. 接納新理念	9. 打破部門之間的藩籬
3. 摒除許多品質考核的依賴	10. 拋棄教條式的口號
4. 終止以價格為決定交易的準據	11. 消除數字目標、限額及工作標準
5. 經常改善產品及服務的系統	12. 去除傷害工作自尊的障礙
6. 制定在職訓練	13. 建立具有活力的教育與自我改善計畫
7. 建構領導者的角色	14. 以結構化的管理完成改造

(二) 克勞斯比(Crosby)

克勞斯比 1961 年首先提出「零缺點(zero defect, ZD)」的品質理論，及 1984 年提出十四個品質改進(quality improvement)的步驟與品管的「四大定理」，詳見表 6-2。

表 6-2 克勞斯比的品質改進步驟與四大定理

品質改進步驟	品管四大定理
1. 行政管理者的使命感 2. 成立品質促進小組 3. 測量品質 4. 品質提升過程之成本 5. 品質之危機意識 6. 付諸改變之行動 7. 成立零缺點計畫諮詢小組 8. 督導訓練 9. 設立零缺點項目 10. 目標設定 11. 修改錯誤 12. 成功的認知 13. 移除錯誤的因素 14. 對需要改進的一一改善	1. 品質就是合乎需求 2. 品質系統是預防，而不是檢驗所謂「預防」，就是事先了解行事程序，而且知道怎麼做才對 3. 工作的唯一標準就是「零缺點」，在全面品質中絕無可接受的品質水準(acceptable quality level, AQL) 4. 應以「產品不符合標準的代價」衡量品質

(三) 裘蘭(Juran)

裘蘭提出的「品質管理三部曲」中提出品質唯有用心去努力，非一朝一夕或憑空而來。步驟如下：

1. 品質規劃：產品與服務的過程符合顧客需求。
2. 品質控制：實際測量執行績效，並與標準比較，針對其差異研擬改善措施。
3. 品質改善：創造有力的改變，進行突破性改善。

二、持續品質改善 (Continuous Quality Improvement, CQI)

持續品質改善以全面品質管理為根基，強調持續不斷地改善與追求更好。在臺灣許多醫院護理部即是以全方位護理品質管理為理念，並以持續品質改善之方法推行護理品質管理，設置護理品質管理委員會，即是透過 TQM 的方法達到 CQI 之境界。選擇品質改善項目之優先順序，則是以**發生頻率最高的為優先項目**，方可達到最高效益。

三、護理品質保證(Quality Assurance, QA)

Smeltzer (1984)指出護理品質保證的定義是：依據所訂立的護理標準，透過連續和客觀地評價護理結構、過程與結果三層面，確保個案可獲得高品質的護理。「品質是我們的生存之道(Quality is the way of our life.)」乃是 IBM 公司的名言，正如同對病人的優良照護品質也是醫療群體生存的不二法門。Lang 則認為護理品質會隨下列三項因素而改變：社會價值、專業價值及科學知識。

四、護理品質管理的理論

(一) 杜納貝迪恩醫療品質評估模式

杜納貝迪恩(Donabedian)於 1966 年提出「醫療品質評估模式」，亦即是「SPO 理論模式」，評估品質的內容包含結構標準、過程標準及結果標準，此即為系統化概論。結構、過程、結果三者環環相扣，最後影響護理服務品質（圖 6-1）。

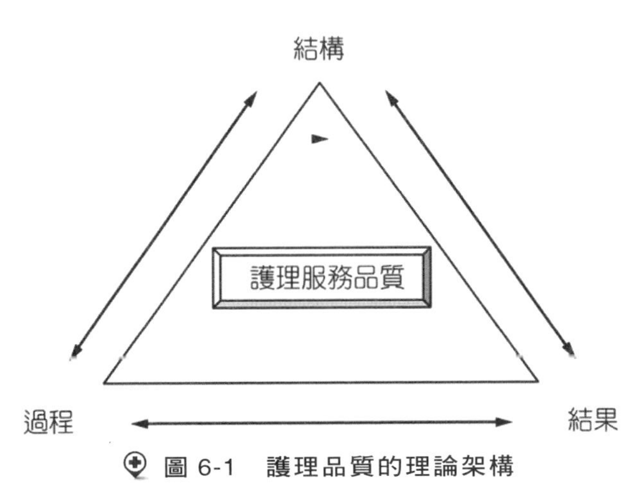

圖 6-1 護理品質的理論架構

*資料來源：Donabedian (1966)。

1. 結構(structure, S)標準：**指提供病人醫護服務相關照護時之所有設置要合乎標準**，包括了材料和人員的資源及組織架構，例如醫療機構的行政體制、政策（如**肌肉注射技術指引包含無菌技術原則**）、目標、**人員資格**（如護理人員持護理師證書比率）**與素質**、**人員配置**等，和病房單位內的**設備**、**設施**、耗材數量等是否符合病人照護之需求。

2. **過程**(process, P)**標準：指醫護人員於提供治療或照護時所執行的活動要合乎標準**，例如：**評值導尿技術、給藥的正確性、接觸嬰兒前正確洗手率、護理指導完整率、護理記錄完整性、同意書填寫完整率、手術前預防性給與抗生素比率等**。通常在評鑑過程標準時對工作人員而言，**因為可以得到立即或早期的回饋而得知工作優缺點，所以心理反應一般比較舒適**。

3. **結果**(outcome, O)**標準**：指病人在照護處置前後狀態的改變，乃是**以護理結果的好壞來評定護理品質的高低**，例如：**病人滿意度、給藥異常發生率、監測導尿病人的尿路感染率、跌倒造成之傷害比率、病人死亡率等**。

(二) 羅斯麥迪可斯模式(Rush Medicus Mode, RMM)

此乃**以病人為中心的品質評值模式**，此模式包含兩構面：護埋過程和病人需要的滿足、護理服務需達成的六大目標（詳見表 6-3）。

表 6-3 RMM 的護理服務六大目標

1. 擬訂護理計畫	4. 執行護理目標之評值
2. 確保病人生理需要	5. 遵守病房常規以保護病人
3. 確保病人心理及社會需要	6. 行政管理部門對護理業務之支援

(三) 戴明(Deming)的「PDCA 模式」

PDCA 循環的概念最早是由美國質量管理專家戴明提出來的，所以又稱之為「戴明環」，**適合作為事後分析工具**。戴明(1986)認為**推動持續性的品質改善**(CQI)**的理念，可以依據**「FOCUS P-D-C-A」方式執行（圖 6-2），此亦**可作為品管圈之推行步驟**。

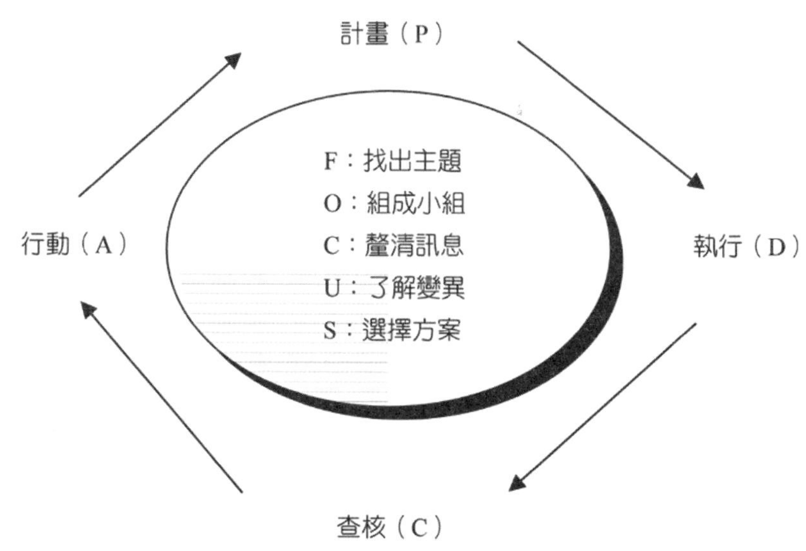

圖 6-2 PDCA 模式

*資料來源：Deming, W. E. (1986). *Out of the crisis*. Massachusetts Institute of Technology.

1. F (find)：**發現問題**，找出欲推動改善之過程。
2. O (organizing)：**組織了解此過程之小組。**
3. C (clarify)：釐清此過程之最新資訊。
4. U (understand)：了解此過程變異的原因。
5. S (select)：選擇改善方案。
6. P (plan)：**確定方針和目標**，收集相關資料及**擬訂活動計畫**。
7. D (do)：實地執行活動計畫，並**監測與分析相關資料**。
8. C (check)：查核、**評值行動的結果**，**發現問題**。例如：進行**病患服務滿意度調查分析**。
9. A (act)：**採取持續改善的方案**，將改善的作法制度化和標準化。未解決的問題可以再進入到下一個 PDCA 循環來計畫處理。

(四) ANA 的「護理品質保證模式」

美國護理學會(ANA)的「護理品質保證模式」之七步驟：

1. 確立價值觀(identify values)：價值觀念的確立是依據機構的宗旨或理念、社會的期望、護理人員和醫療消費者的觀念而產生，會隨著時空而變遷。
2. **制訂結構、過程及結果的標準及準則**(identify structure, process, outcome standards and criteria)：以結構、過程及結果三方面來設定標準及準則。
3. 選擇適當評量方法(secure measurements)：依據標準選擇適當的評量方法，例如觀察法、自我評量或病人評量等。
4. 以測量結果來解釋優缺點(make interpretation about strengths and weaknesses based on measurements)。

5. 設計改善行動(identify possible courses of action)。

6. 選擇行動的步驟(choose course of action)。

7. 採取行動(take action)。

(五) 連恩(Lang)的品質保證模式

連恩的品質保證模式和美國護理學會的模式相似。由價值確認→設定服務結構、過程和結果的標準及準則→選擇確定達成標準之測量工具→依據測量結果解釋優缺點→確定可能執行途徑→選擇執行方案→採取行動→再評值。

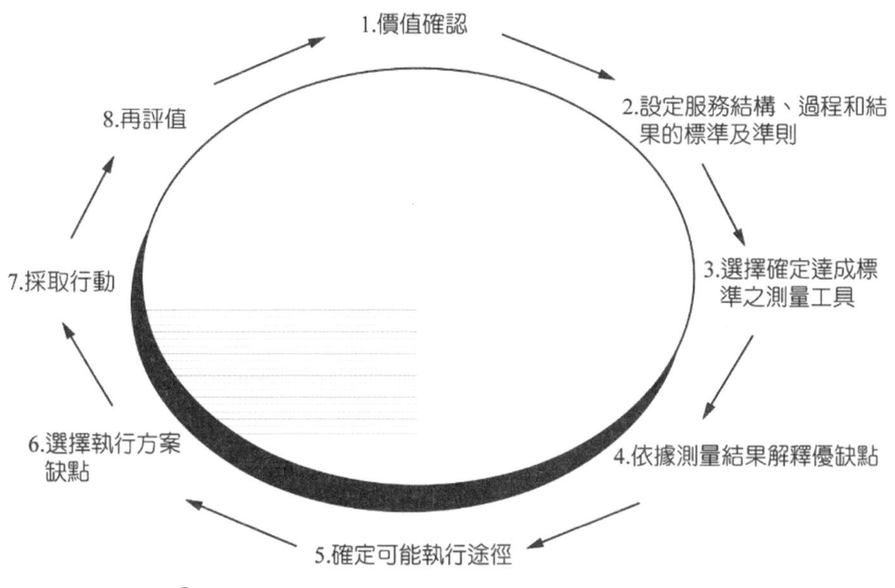

圖 6-3　連恩的品質保證模式(Lang, 1976)

(六) 阿丹兒(Adair)的品質管制圈模式

阿丹兒(1982)提出「**品質管制圈的模式**(QUACERS)」，即為品管圈模式（圖 6-4），其理論架構建立於問題解決方法上，此模式的四目標為：

1. **品質保證**(quality assurance)：對病人的照護符合**結構標準、過程標準**和結果標準，以達到品質保證。
2. **成本效益**(cost effectiveness)：評估各單位的人力和物力運用的適當性。
3. **危機管理**(risk management)：考慮**病人與工作人員的安全**措施。
4. **工作人員的需要**(staff needs)：滿足工作人員的需要，包括薪水、福利、升遷和成就感等。

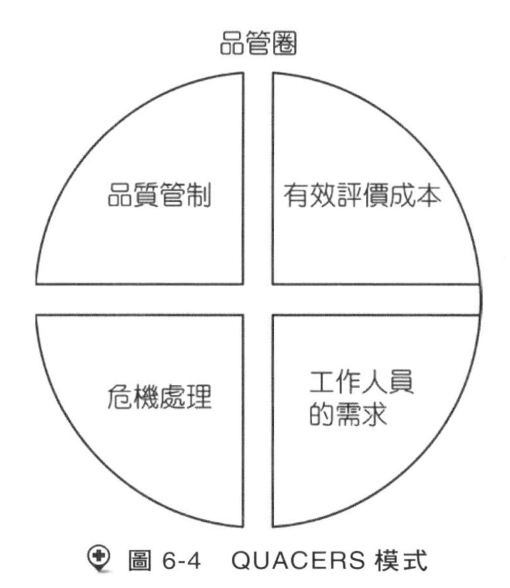

圖 6-4 QUACERS 模式

*資料來源： Adair, M. N. (1982). *Quality circles in nursing service.* Jones & Bartlett Pub.

五、護理標準的概念

(一) 護理標準修正原則

1. 標準會受價值、科技、政策等改變而改變。
2. 標準不明確或無法達成時應修正或放棄標準。
3. 若要發揮標準的功能，標準必須是朝漸高層次做修訂。
4. 當護理照顧改善已達到期望標準時，就需再重新修訂標準。
5. 標準的建立應考慮結構、過程和結果標準。
6. 標準的建立應是全院各部門可以接受的。
7. 護理標準的特徵包括：
   (1) 是預設的。
   (2) 是可衡量的。
   (3) 是可達到的。
   (4) 不是永久性的。

(二) 護理標準的臨床應用

1. 護理人員依據標準的需求與期望達到的結果來執行護理活動。
2. 護理標準可做為病人照護的藍本。
3. 護理標準是計算護理成本的依據。

六、護理品質管理活動的實施

美國醫療機構聯合評鑑協會(The Joint Commission on the Accreditation of Healthcare Organization, JCAHO) 1992 年提出品管十步驟(ten step model)，此為醫療機構實際推動全面品質管理活動時遵循之依據，其十項步驟詳見表 6-4。

表 6-4 JCAHO 的品管十步驟

十項步驟	說明
指定責任 (assign responsibility)	必須先確定各項步驟的負責人，才能有效率的達成目標
界定照護範圍 (delineate scope of care)	臨床護理專業人員以護理過程為準則，提供照護行為包括診斷性、治療性和預防性
界定重要照護面 (identify important aspects of care)	以專業的、科學的和社會的價值三構面來決定目前最為優先改進的主題，如**可優先選擇最高發生頻率的項目，達到最高效益**
訂定指標 (identify indicators)	品質指標可以監測及評估病人的照護品質，此為客觀和量化的衡量工具
設定評值閾值 (establish thresholds for evaluation)	需設定品質指標應達到的理想或可接受的程度
收集與整理資料 (collect and organize data)	資料收集須有系統性、目的性、計畫性和可行性，收集工具必須具信度和效度，將所收集的資料整理和統計
評值品質 (evaluate care)	進行資料的結果分析和討論，評值照護品質是否達到閾值，並加以檢討問題所在及原因
採取行動 (take action)	針對問題採取行動，以解決問題
評值並記錄活動之成效 (assess the effectiveness of the action and document improvement)	由專業人員依計畫時程追蹤改善成果，並記錄存檔
溝通相關訊息 (communicate relevant information)	以口頭或書面方式向相關單位報告活動成果，作經驗的交流、溝通與分享

根據美國醫療機構聯合評鑑協會(The Joint Commission on the Accreditation of Healthcare Organization, JCAHO)於 1993 年提出十項護理照護品質的決定要素為：

1. 照護的可近性(accessibility of care)。
2. 照護的適時性(timeliness of care)。
3. 照護的效益性(effectiveness of care)。
4. **照護的效果性**(efficacy of care)。
5. 照護的適當性(appropriateness of care)。
6. **照護的效率性**(efficiency of care)：照護病患成果與被照護時使用資源之比率。
7. 照護的持續性(continuity of care)。
8. 照護的隱私性(privacy of care)。
9. 照護病人和家屬的參與性(participation of patient and family in care)。
10. 照護環境的安全性(safety of care environment)。

七、品管圈(Quality Control Circle, QCC)

品管圈是指工作中自願負責品管活動的小團體。**每個品管圈約 3~7 人**，由醫院第一、二線人員組成，因為這些成員真正執行日常作業，因此對問題癥結的發現、分析與解決方法，會比管理階層了解。此為護理單位改善問題常用之策略。

1. **品管圈的功能**包括：**提高工作士氣、增加溝通管道以改善各單位間的協調與聯繫、提供高品質的照護服務及降低成本。**
2. QCC 之推行步驟為配合 FOCUS-PDCA。

3. 品質管制圈的過程：先從計畫開始著手，擬定對策實施並做檢討，確認效果以利改進，其過程可為**找尋問題→收集資料→分析問題→找尋解答**。找尋解答時應依「**找出最好的(BEST)**」解決途徑原則來評估，包括四個要素：
   (1) B (budget)：**考慮到預算**，是否合於經濟的原則。
   (2) E (efficiency)：**有效率**，即最有效，最徹底。
   (3) S (staff needs)：**工作人員所需**。
   (4) T (timing)：**時間**，需要耗費多少時間來解決。
4. 護理部品管委員會一般分組方式和工作內容如下：
   (1) **護理標準組**：負責**技術標準制訂**。
   (2) 護理臨床稽核組：負責**護理臨床稽核**。
   (3) 護理品質指標監測組：負責**護理品管指標監測**。
   (4) 護理成本控制組：負責**護理用品及成本控制**。

八、護理品質的評估工具

1. 績效管理：是現代企業廣泛運用的一種以開發人力潛能為中心的科學管理模式。首先採用科學的方法對員工所規定的職責履行程度和工作目標完成情況，進行公正的評定；然後將評定結果作為分配、晉級和人力甄選的考量；最後，透過績效考核指導機構人力資源開發計畫。
2. 目標管理。
3. 國際標準組織(The International Organization for Standardiz ation, ISO)：是一全球性的國家標準聯合組織，擬訂多種國際品質管理標準。ISO 認證制度的精神強調將制度或流程予以標準化，以提供相同品質的服務。
4. 護理評鑑(nursing audit)：內容包含 50 個評估項目，用以測量病人在某個特定時段內所得到的護理品質，例如住院護理或居家護理等。評鑑的內容則包括執行醫囑、觀察病情、照護病人、適當的記錄和報告、護理知識與技術的運用及病人的衛教等方面。

5. 史拉特量表(Slater scale)：內容包括 84 個評估項目，分別評估護理人員照護品質上的六大方向：
   (1) 對病人個別的社會心理需要（18 項）。
   (2) 對團體中個別病人的社會心理需要（13 項）。
   (3) 對病人身體上的需要評估內容（13 項）。
   (4) 滿足病人一般的需要（16 項）。
   (5) 與病人的溝通（7 項）。
   (6) 由護理工作中所表現出的創造性和責任感，來評估護理人員的工作能力，並發現護理人員之優缺點，以改進護理工作（17 項）。
6. 病人照顧品質量表(quality patient care scale, QualPaCS)：病人照顧品質量表主要是由病人所接受到的護理來評價護理品質，屬於現況分析的方法。此量表是由史拉特量表改變而來，其中 68 項評測項目內容與史拉特量表相同。

九、護理品質管理工具應用

1. 甘特圖(Gantt chart)：是條狀圖的型式，顯示專案、進度以及其他隨著時間進展的情況。
2. 派圖(pie chart)：又稱圓形圖，主要在於呈現整體中各部分的組成和比例。
3. 直方圖(histogram)：又稱柱狀圖，將資料以直觀地分布狀態相互比較，可清楚看出數據分布或集中情形。
4. **魚骨圖**(cause-effect diagram)：又稱特性要因圖或因果關係圖，**此可分析事件的結果與原因間關係**，或期望與策略間的關係，例如**解決病房儀器設備使用的問題**，可利用此工具來分析問題的因果關係。

在決定原因的主要類別之分類方式可用：

(1) 4P 法：人員(people)、政策(policy)、設備(plant)、流程(procedure)。

(2) 4M 法：人員(manpower)、方法(method)、材料(material)、機器(machinery)。

5. 流程圖(flow chart)：利用各種不同圖形符號，表示工作中各步驟發生順序的圖形，可清楚的看出某一工作過程中有哪些相關的決策與活動。

6. **柏拉圖**(Pareto chart)：以直方圖加上折線圖可呈現出問題相對頻率及大小，**統計發生的次數以找出事件的導因**，藉以**掌握改善重點**，此乃應用 80/20 法則，**因日常事務中緊急且重要者只占少數**，只要控制 20%重要少數，即能取得 80%成效，有助於快速找出關鍵性問題，進而發展品質改善策略。

7. 控制圖(control chart)：或稱管制圖，**用來判斷流程的穩定性**，可區分引起品質波動的原因是偶發或是系統性問題所造成的，以判斷某一段時間生產過程是否處於控制的狀態。此圖包含三條線－中心線、管制上限和管制下限。

8. 趨勢圖(trend chart)：又稱為折線圖或推移圖，此用來確認某一事件的進展或數量的變化。

9. 散布圖(scatter diagram)：用以了解兩變項間之關聯，用點來表示其分布情形。

10. **查檢表**(check list)：為收集資料最簡單的工具，將某一特定事件其過程中必備的要件、要項、關鍵點等依序列出以作為查核的依據。

6-3 臨床路徑(Clinical Paths, Clinical Pathway)

一、臨床路徑的意義

臨床路徑是將「持續品質改善」之理論應用在臨床上，為了避免醫療資源的浪費，並且能夠提升病人的照護品質，醫院通常都會運用許多措施來達成醫院管理的目標。例如：全面品質管理(total quality management)、個案管理(case management)、**成果管理**(outcomes management)和臨床路徑(clinical path)等。臨床路徑提供一個固定的治療模式，可做為臨床照顧的指引與參考，病人亦可獲得一定程度的護理服務與醫療照顧，可達到控制醫療成本及改善醫療品質。

二、實施臨床路徑的目的

1. 建立疾病或手術之標準住院天數、流程與內容，讓病人由住院到出院都依此模式來接受治療，作為醫療人員照顧病人之參考與指標，不易因人員的素質差異，影響到醫療品質的穩定。
2. 組織內成員可依據臨床路徑結果分析、評估及檢討每位病人的差異，找出一種最適當的治療方式，避免下一個住院病人發生同樣的錯誤，依此方式來控制整個醫療成本費用，並維持或改善醫療品質。
3. 臨床路徑希望找出最有成本效益(cost-effectiveness)的治療模式，而達到過去一樣的治療效果，或甚至比過去更好的醫療品質。所謂最有成本效益的治療模式，就是最短的住院日數(length of hospital stay)，在一定時間內不會為了同一種疾病再次住院，而且是大部分的醫師都可以接受的治療方法。

三、實施臨床路徑的優點

1. 增加病人照護的一致性，並改進病人照護的品質。
2. 標準化之處置使醫護人員的決策品質提高。
3. 有清楚描述及可預期的病人治療結果，故可有具體的評值。
4. 可達成本控制。
5. 可減少因照護疏失而引起之法律糾紛。
6. 可增加醫院中健康照護成員的合作性關係。
7. 可提升病人的知識。

6-4 績效考核

以醫療機構經營管理者的角度而言，績效指的是醫療資源應用的有效性。對於**績效考核，每位員工均應清楚認識考核的項目與內容，且與醫院的目標、理念和個人職責相配合**，並應了解績效考核的過程。因應醫護服務內容的快速變遷，其**考核過程及項目應能隨時修正，且考核系統應是被支持的，最初的考核者必須是被評估者的直屬上司**。

一、績效考核的目的

1. **用以達成組織目的的控制方法之一**。
2. 做為**員工表現的回饋：鼓勵績效良好員工的表現，提醒績效不好的員工以尋求改進**。
3. 作為**升遷**及**薪資調整**的依據。
4. **提供行政和督導儲備人才之人事資料**，使能適才適所的安置員工。
5. 確認員工在訓練和發展上的需要。

6. **促進上司和部屬**(superior-subordinate)**間的溝通效能**，以達成對工作目標的共識。
7. 建立員工輔導的基本資料。
8. **建立工作績效的標準。**
9. 檢視工作團隊成員間的相互關係，改善工作績效。
10. **協助組織發展以提供目標設立之資料。**
11. 用來甄選合適的新進人員。

二、績效管理與績效考核的區別

績效考核只是完整績效管理過程中的一個環節，績效管理與績效考評的主要區別詳見表 6-5。

表 6-5 績效管理與績效考核的差異

績效管理	績效考核
一個完整的管理輔導過程	管理過程中的局部環節和手段
著重於資訊溝通和績效提高	著重於判斷和評估
伴隨著管理活動的全部過程	只出現在特定時期
事先的溝通與承諾	事後的評價

三、績效管理工具：平衡計分卡

1992 年，美國哈佛商學院(HBS)教授 Robert S. Kaplan 與 David P. Norton 有感於傳統的績效評核制度，過度重視財務面表現，故發展出平衡計分卡(Balanced Scorecard; BSC)，此乃是一套全方位的**績效評核指標之管理工具，以機構願景與策略訂定可衡量指標，且可作為與員工間溝通的工具**，分別從**「財務」**、**「顧客」**、**「企業內部流程」與「員工學習成長」等四個構面**，衡量企業內外部績效，協助企業透過自我監督發掘問題，進而擬定長程戰略目標。

(一) 平衡計分卡的四個構面

1. **財務面**：旨在評量企業過去的績效。
2. **顧客面**：其衡量區分為核心成果衡量（如市場占有率、顧客滿意度、顧客抱怨的次數、顧客延續率等）和特性價值主張（如服務屬性、顧客關係、形象與商譽等）。
3. **企業內部流程**：其衡量指標包括時間、品質及成本的表現（如產品不良率、退貨率、作業成本等）。
4. **員工學習與成長**：其衡量區分為員工（如員工滿意度、員工延續率、員工生產力、員工適應新技術和持續學習能力）、資訊系統（如策略資訊覆蓋率）、和組織配合率（如考核制度、內部溝通管道、團隊績效）。

平衡計分卡的重點，在於達成此**四個構面**的平衡，其反應了財務與非財務衡量方法之間，長期目標與短期目標之間，企業外部和內部，結果和過程，管理業績和經營業績等多方面的平衡。

四、績效考核的方法

表 6-6 績效考核常見用法

方法	說明
評語法 (essay technique)	1. 又稱自由反應報告法(free response report)。評值者寫下有關部屬的行為和能力表現，此可仔細說明被評估者的工作績效或行為特質，但可能較主觀 2. **此屬絕對標準：評值者將員工的績效與設定之固定工作標準比較**，不與別人做比較

表 6-6 績效考核常見用法(續)

方法	說明
圖形評分法 (graphic rating)	1. 將各種績效設計出不同的分數或等級,例如 5 表示極優,4 表示優,3 表示尚可,2 表示不滿意,1 表示極不滿意。此法節省時間,且可做計量分析和比較,但無法提供有深度的資訊 2. 此屬絕對標準
查核表(check list)	1. 又稱稽核表。查核表的項目為護理人員期望達到的績效和行為特性。**評值者依據被評估者的行為表現於評分欄上「是」或「否」處做記號。此可清楚的呈現護理人員的績效及行為特性,適用於員工數量多的情況下** 2. 此屬**絕對標準**
重要事件記錄法 (critical incident technique, CIT)	**評值者需了解實際情況,以每單一事件完整記錄護理人員的表現或績效**,此法是護理主管記錄部屬個人績效資料最實際的方法,因要常記錄,故較費時
目標管理 (management by objectives, MBO)	1. 主管與部屬共訂工作目標,並定時討論成效,再定下一個目標。此法能客觀的評值績效,部屬共同參與評值,可激勵員工士氣與自我成長 2. 此為**客觀標準:以先行預設達成工作目標的標準來評值執行效果**
簡單排列法 (simple ranking)	1. 考核表的設計是護理人員間的行為比較,加以排列分數高低。此法較不實用 2. 此屬**相對標準:將員工的績效與別人相比較**

五、績效考核的注意事項

1. 考核表含多種評核項目,如專業行為、人格特質及工作成效等。
2. 所有護理人員應分層級,**使用不同的考核表**,考核內容須與各層次工作人員的職責相配合,較具公平性。

3. 考核項目應以病房單位為主，且應考慮醫院的目標與理念。
4. 考核所寫的行為評語**必須與當事者進行考評會談**，此可**建立考核者與工作人員的關係，感覺被關心與分享，雙方於考核書上簽名**，並且存檔。
5. 一個測量工具可以測得的真實程度，即為此測量工具的**效度**(validity)；亦即**一個量表能真正衡量出它所需評量的標準或內容**。
6. 一個測量工具在多次反覆測量時，其測量值的相同度，即為此測量工具的**信度**(reliability)；亦即一個測量工具在測量同一對象時，所得測量值的可重複性。

六、績效考核的步驟

弗思特(First)在 1990 年提出績效考核的幾個步驟，且強調此步驟是一種循環性的過程，從員工就任到離職為止不停的進行。良好的績效考核計畫應是：**目標設立或職位說明→工作標準與績效測量→工作表現與回饋→考評會談→績效考核→改正行動**。

1. 考核者需明訂工作範圍，**設立工作目標或職務說明**。
2. **訂定工作標準，宣示績效標準：管理者應與被考評者討論考評標準，以讓被考評者了解項目與目標**。
3. **工作表現與回饋**：針對不同員工，管理者應具體說明令人滿意及應改善之工作事項。
4. 要有**考評會談**以提供管理者與員工溝通的機會，且考評報告應有固定結構格式。
5. **考核績效**：須在考評會談結束後才予以評價績效，並應使考核結果透明化，避免因雙方誤解而彼此樹敵。

七、考評會談目的

1. 為澄清被考核者在此機構中工作之目的及目標。
2. 避免誇大不實的考評，例如太過優異或極差的行為。
3. 促進達成個人的工作目標，提升個人於工作上得到的滿足感和建立新目標。

八、績效考核的問題

績效考核應力求公平客觀，如有任何偏頗，則會造成考核不公，難以服眾。常見的績效考核問題詳見表 6-7。

表 6-7 常見的績效考核問題

績效考核的問題	說明
光圈效應（halo effect，**環暈效應；月暈效應**）	**乃是指對部屬行為表現評值過高的現象**，績效考核時主管可能因此給予其較高的分數。例如：**員工具有討人喜歡的特質、良好的社交技巧或與同儕相處融洽**、在某一方面表現不錯
觸角效應(horns effect)	乃是指**對部屬行為表現評值過低的現象**。例如：部屬於評核考績前，在工作上出了差錯或與主管意見相左而起爭執，但其實在平時的表現是很不錯的，卻得到比實際更差的考績，此為近因誤差
霍桑效應(Hawthorne effect)	乃是由於**對新環境的好奇和興趣，在初期常會有積極努力的表現**。或者，**知道自己將被評核**，而**展現出符合期望的行為，盡力表現得更好，此即霍桑效應**
中央趨勢（central tendency，集中趨勢）	評值者**對所有被考核者均給予平均分數，其原因是考核者不了解工作之標準，因而無法判斷工作績效**
膨脹壓力	評值者**擔心如果分數評核太低，會帶來一些負面的影響，所以刻意將分數打高一些；導致評核嚴謹度不佳，與實際狀況的偏差值較大**

表 6-7 常見的績效考核問題（續）

績效考核的問題	說明
向日葵效果 (sun flower effect)	評值者對所有被考核者都給予高分，以表示自己的領導很好
盲點效應 (blind spot effect)	評值者不察某些缺點，因為那正是自己的缺點
類同偏誤 (similar error)	當考核者認為自己是積極進取的，則會以積極進取為評核重點

6-5 護理生產力

一、生產力(Productivity)

(一) 定　義

1. 歐洲經濟同盟(EEC)指出：生產力即是輸出物除以生產要素所得之商，亦即輸出物與勞力、資本、原材料等要素之關係，依生產力分為勞動生產力、資本生產力、原料生產力、設備生產力之謂。
2. 國際勞工局指出：生產力是各種生產要素的輸入量(input)與因此投入而收穫的輸出量(output)間的比率，用公式表示為：

生產力＝輸出量／輸入量

(二) 生產力衡量

余朝權教授認為衡量生產力的基準有四類依據：

1. 個人過去資料（如今年與去年比）。
2. 期望目標（與期望達到的目標比）。
3. 平均數（與產業中的平均生產力比）。
4. 標準生產力（與工業工程發展很好的領域中建立出的標準比）。

二、效率與效能

護理生產力(nursıng productivity)講求的是提高工作效率(efficiency)與工作效能(effectiveness)，是指**做事不但做得好，還要做得對**；也就是說**效率與效能要兼顧**。

(一) 效率(Efficiency)

1. 是指「把事情做好(to do the thing right)」，以正確方法做事。
2. **效率＝投入／產出**。
3. **為達成目標所運用資源的能力及狀況**。
4. 其指標包括速度夠快、數量夠多、品質夠美、不浪費夠儉、影響夠深、迷你化夠小、精細夠薄、成本夠低、士氣夠高、正確性夠準等。

(二) 效能(Effectiveness)／效果

1. 是指「做對的事(to do the right thing)」，做正確的事。
2. **指目標達成的程度**。
3. 不涉及成本。
4. **其指標包括所做的事符合工作的宗旨、政策、方針、理想、目標、特性、判斷、導向、卓越、整體性等**。

(三) 精實生產(Lean Manufacturing)

核心概念即「用最少工作，創造價值」，透過**促使員工積極參與工作**，共同持續性的改善，達成團隊合作、提高員工士氣，降低營運成本。醫院導入精實生產著眼點是**以病人需求為核心，精簡流程**，避免不必要的浪費，提升醫療品質和病人安全，以及病人滿意度。

三、提高生產力要訣

提升護理生產力的策略，可運用：(1)**創造組織學習文化**；(2)**發展護理資訊系統，改善作業環境**；(3)**良好的排班管理**；(4)**運用績效考核制度，激勵護理人員等方式**。護理生產力是在衡量病人所得到的護理照顧服務品質（輸出）與護理人員所投入時間（輸入），而非只是衡量護理人員投入的時間。生產力＝輸出量／輸入量。**生產力係數＝當日病人所需總護理時數／當日所提供總護理時數。**

提高生產力之要訣有：

1. 輸入減少，輸出增加。
2. 輸入不變，輸出增加。
3. 輸入減少，輸出不變。
4. 輸入、輸出皆增加，但輸出增加率較大。
5. 輸入、輸出皆減少，但輸出減少率較小。

四、護理人力生產力的計算

病人每天所需護理時數(hours per patient day, H.P.P.D.)可以作為計算護理人力生產力的參數。計算護理人力生產力的目的：

1. 可提供病房護理人員排班之參考。
2. 護理主管派用人員的依據。
3. 人事編算之參考，由實際人力生產力更可以作為考核以及行政改善之參考依據。

6-6 護理評鑑

一、評鑑的定義

評鑑(accreditation)是指由一專門機關或組織，依事先擬訂之基準或標準，對某些特定機構或研究計畫予以審核，並評定其合格之過程，與發照(licensure)和給證(certification)之涵義相同，只是評鑑的對象為機關或事件，而發照或給證是以人為對象。醫院經營管理實務中，經營策略決定醫院的定位及政策，透過每項政策的規劃、實質的領導，建構符合醫院定位的文化。目前評鑑強調**以病人為焦點的查證模式**(PFM)，以病人為中心系統性規劃評鑑查證路線，如觀察環境、人員交接班、接待病人動線、感控動線等。

二、評鑑的目的

1. 促進醫療照護品質。
2. 確保醫療設施完善。
3. 強化醫院行政管理。
4. 確立醫療分級系統。
5. 確立公正且客觀的資料檔案。
6. 確保學生獲得合適之實習場所。

三、護理作業評鑑的重要性

1. 可提升護理品質，故對醫療品質亦有影響。
2. 可幫助護理行政人員有組織、有系統的規劃護理業務。
3. 可幫助護理人員更清楚臨床工作的重點及方向。
4. 對教學醫院而言，有助於保障臨床實習品質。

四、醫院評鑑評量項目

目前國內的醫院評鑑(accreditation of hospitals)是由衛生福利部委託「財團法人醫院評鑑暨醫療品質策進會」執行，其評分內容、評鑑結果及合格效期見表 6-8。

依照醫院評鑑及教學醫院評鑑作業程序明訂評鑑申請類別包括：(1)醫院評鑑：含「醫學中心」、「區域醫院」、「地區醫院」等三類評鑑；(2)教學醫院評鑑：含「醫師及醫事人員類教學醫院」、「醫事人員類（非醫師）教學醫院」等二類評鑑。衛福部於 2015 年正式將醫院護病比納入評鑑項目，列為醫院評鑑重點條文，訂定全日平均護病比醫學中心為 1:9，區域醫院為 1:12，地區醫院為 1:15，且醫學中心「白班平均護病比」應達 1:7 之標準，未達標準者限期 2 個月內改善，屆時未改善者即評鑑不合格。

表 6-8 各類別醫院評鑑評分基準、結果及合格效期

類別	評分內容		結果／效期
醫院評鑑	經營管理	醫院經營策略；人力資源管理與員工支持；員工教育訓練；病歷、資訊與溝通管理；安全的環境與設備；病人導向之服務與管理；風險與危機管理	·特優／4 年 ·優等／4 年 ·合格／3 年
	醫療照護	病人及家屬權責；醫療照護品質與安全管理；醫療照護之執行與評估；特殊照護服務；用藥安全；麻醉及手術；感染管制；檢驗、病理與放射作業	
教學醫院評鑑	教學資源與管理、師資培育、跨領域教學與學術交流、教學與研究成果、實習醫學生及醫師之訓練與成果、其他實習學生及醫事人員之訓練與成果		·優等／4 年 ·合格／3 年

表 6-8 各類別醫院評鑑評分基準、結果及合格效期（續）

類別		評分內容	結果／效期
精神科醫院評鑑	醫院經營策略及社區功能、合理的醫院經營管理、病人權利及病人安全、完備的醫療體制及運作、適當的醫療作業、適切的護理照護、舒適的醫療環境及照護、人力素質及品質促進		· 優等／4 年 · 合格／3 年
精神科教學醫院評鑑	教學資源與管理、師資培育、跨領域教學與學術交流、教育與研究成果、實習醫學生及醫師之訓練成果、其他醫事實習學生及醫事人員之訓練與成果		· 優等／4 年 · 合格／3 年
兒童醫院醫學中心評鑑	經營管理	醫院經營策略、員工管理與支持制度、人力資源管理、員工教育訓練、病歷、資訊與溝通管理、安全的環境與設備、兒童導向之服務與管理、危機管理與緊急災害應變	· 優等／4 年 · 合格／3 年
	醫療照護	兒童及家屬權利與義務、醫療照護之執行與評估、緊急醫療作業、用藥安全、麻醉與手術、感染管制、檢驗、病理與放射作業、出院準備及持續性照護服務	

資料來源：衛生福利部網頁。

6-7 護理資訊系統

護理資訊系統(nursing information systems, NIS)**是結合護理科學、電腦科學及資訊科學的一種知識，必須包含資訊結構、資訊過程、和資訊技術**，乃是指應用高科技方式，將病人照護的相關業務資訊化，從病人的生理監測相關儀器到批價掛號的電子作業，都屬於 NIS 的範疇，其**建構過程與護理過程一樣，同時必須**

注意病患資料的保密性，依據國際醫療資訊協會規定，護理師執行護理資訊系統時，應注意(1)善盡保管帳號及密碼的責任；(2)考量病人資料安全及隱私；(3)離開護理工作車時，隨時關閉電腦畫面；(4)不可隨意下載病人受傷圖片作為教學內容，需經病患書面同意；(5)不可私自列印病人檢驗值供病人或家屬參考，因病患或家屬欲了解其病情，解釋病情乃是醫師的責任。

一、護理資訊系統的功能

1. 可收集大量資料。
2. 可儲存大量資料。
3. 可快速正確處理資料。
4. 可利用光筆擷取資料。
5. 可快速顯示資料。
6. 可輸送傳遞訊息。

二、護理資訊系統的效益

護理資訊系統可應用於臨床、行政、研究和教育上，推行護理資訊系統主要目的在提升對病人之服務品質，其推行效益包括：

1. 擬訂正確護理計畫，**改善護理資源運用**，**減少護理記錄時間**。
2. **能提供標準化之護理照顧**，使護理服務品質的提升。
3. **自動化作業**：使心跳、血壓、血液氣體分析等護理監測自動化。
4. **改進護理管理效率**，提供管理訊息，增加自動管控機制。
5. **促進病人安全**：例如將藥物資訊列印於藥袋標籤、利用條碼協助藥物辨識、線上查詢藥物交互作用等。
6. **應用電子病歷提升病歷的記錄完整性及持續性**。

7. 降低成本，**監控病人床位數及病人住院天數**。

8. 易於擴展業務，激發人員創造力。

9. **提供研究資料**，增加對現況的了解。

三、在護理行政上的應用

1. **可協助安排護理人員的在職教育計畫**。

2. **可協助分析護理人員的能力及人力的分配**。

3. **可協助單位護理成本分析**。

4. 可協助病人床位控制與住院天數控制。

6-8 全民健康保險

全民健康保險自 1995 年 3 月實施，全民健康保險實施的目的是為達到就醫的公平性、互助性、可近性及成本控制。

一、健康保險制度

1. 傳統的疾病保險制度：透過就業市場的方式，由私人（或民營）廠商來提供保險，政府只負責制定相關的法令，來規範廠商所提供的保險給付內容，並補助一部分的保費，德國是此保險的代表。

2. **全民健康保險制度**(national health insurance, NHI)：在此制度下，一個全國性的健康保險制度是由政府來負責提供與經營，但醫療服務則大部分由民間的醫師或醫院提供。**臺灣即是採取這個方式**，加拿大則是這個制度的典型代表。

3. 國民保健服務(NHS)：在此制度下醫療服務直接由政府提供，英國與大部分實行社會主義的國家皆採取這個方式。

4. 混合制度(mixed system)：同時具有上述兩種以上制度的特性，美國與日本則是此一型態的代表。

二、健康保險支付制度

(一) 論量計酬(Fee For Services)

根據醫師（或醫院）所提供的醫療「服務量」來付款，故又名回溯性的支付制度。而付款的標準主要是根據醫療服務提供者所定的價格或實際發生的成本。

(二) 預先設定支付標準(Prospective Payment System, PPS)

此一制度即是由保險公司事先針對每一種醫療服務，設定單一的支付標準，故又名前瞻性的支付制度，如**論病例計酬制**(case payment)，**即以病人疾病診斷、年齡及合併症等關係群作為給付標準**。

(三) 論人計酬制(Capitation)

此一制度主要應用於美國的健康維護組織(health maintenance organizations, HMOs)。主要特徵之一就是保險公司本身同時為醫療業務的提供者。在此一制度下，消費者通常事先繳一筆固定的費用給 HMOs，然後即可獲得享受 HMOs 所提供各種醫療服務的權制。由於消費者已事先繳費，在就醫時並不須再付任何額外費用，因此對 HMOs 的醫師而言，其收入是固定的。

QUESTION 題庫練習

6-1 控制

1. 下列有關「控制原則」的陳述，何者正確？(A)控制會壓制個人的自由及創意，故不需控制 (B)控制範圍要越多越好才能順利達成組織目標 (C)控制時只需把重點放在活動結束後的反省 (D)注意力要放在能產生80%績效的20%的活動上。 (95專高二)
2. 護理長和教育委員會委員為了解新進人員分享團體之實施成效，特制定評值指標與作業準則，此種管理過程屬於下列哪一項？(A)計畫 (B)組織 (C)協調 (D)控制。 (96專高二)

   解析 指先制訂標準，再依據標準監督工作的進行，並與實際成果相比。
3. 在執行控制的過程中所應用的原則，下列何者不適當？(A)成果的衡量需要被量化 (B)會產生重大影響的活動為控制重點 (C)訂定閾值以確定可以容忍的範圍 (D)在過程中不宜即時修正。 (102專高一)
4. 造成醫院環境危害因素，下列何者錯誤？(A)化學因素 (B)物理因素 (C)金屬因素 (D)生物因素。 (103專高二)
5. 以實地訪查的方式追蹤病人接受醫療服務過程中實際經歷照護、治療與服務。此種訪查方式的精神，下列敘述何者錯誤？(A)該訪查的方法為導入追蹤評量法 (B)該訪查關心的是醫院行政系統的完整性 (C)該訪查關心的是醫院的營運盈虧 (D)該訪查關心的是專業人員如何與病人溝通。 (104專高一)

解答： 1.D 2.D 3.D 4.C 5.C

6-2 護理品質管理

1. 下列何者是學者Donabedian所提出品質管理模式的重要構面？(A)品質保證、品質管理、品質控制 (B)品質規劃、品質管制、品質改善 (C)認定品質、必要品質、魅力品質 (D)結構品質、過程品質、結果品質。 (101專高一)
2. 下列何種品管工具最適合用於分析病患發生跌倒的因素？(A)甘特圖 (B)樹狀圖 (C)矩陣圖 (D)控制圖。 (101專高一)
3. 某病房病患泌尿道院內感染率連續三季超過閾值，病房工作人員有系統的以箭頭表示過程中問題產生的因果關係。這是屬於下列何種分析型態？(A)矩陣法 (B)系統圖 (C)要逕法 (D)計畫評核術。 (101專高二)
4. 執行侵入性檢查前，作病人辨識，此屬於下列何種控制？(A)策略 (B)結構 (C)過程 (D)結果。 (101專高二)

   解析 醫護人員於提供治療或照護時所執行的活動要合乎標準，執行侵入性檢查前，作病人辨識屬此。
5. 品管圈的手法中運用FOCUS-PDCA步驟，有關英文字母縮寫，下列何者錯誤？(A) F：發現問題 (B) O：組成改善小組 (C) P：擬訂計畫 (D) A：尋找協助。 (102專高一)

   解析 A：採取持續改善的方案(act)。
6. 病房護理長作病患服務滿意度調查分析，是屬於PDCA循環(plan-do-check-act)模式中之哪一步驟？(A) plan (B) do (C) check (D) act。 (102專高二)

   解析 C (check)指查核、評值行動的結果，發現問題，故作病患服務滿意度調查分析屬此。
7. 護理部護理品管委員會中制訂護理技術，屬於：(A)護理標準組 (B)護理臨床稽核組 (C)護理品質指標監測組 (D)護理成本控制組。 (102專高二)

解答： 1.D 2.B 3.B 4.C 5.D 6.C 7.A

8. 醫品圈對主題「降低某病房之感染率」經腦力激盪找出問題，以下列何種圖表呈現最佳？(A)甘特圖(Gantt chart) (B)派圖(pie chart) (C)直方圖(histogram) (D)魚骨圖(cause-effect diagram)。

解析 (A)是條狀圖的型式，顯示專案、進度以及其他隨著時間進展的情況；(B)主要在於呈現整體中各部分的組成和比例；(C)將資料以直觀地分布狀態相互比較，可清楚看出數據分布或集中情形；(D)此可分析事件的結果與原因間關係，或期望與策略間的關係。 **(103專高一)**

9. 依據唐納貝登(Donabedian)的結構－過程－結果的醫療品質管理概念，下列何者屬於醫療照護品質過程面的指標？(A)護理人員持護理師證書比率 (B)住院病人泌尿道感染率 (C)病人與家屬對醫療服務照護的滿意度 (D)導尿技術正確性。 **(103專高一)**

解析 (A)護理人員持護理師證書比率：屬結構指標；(B)住院病人泌尿道感染率：屬結果指標；(C)病人與家屬對醫療服務照護的滿意度：屬結果指標。

10. 護理長可以利用下列何種品管工具使護理師找出重要品管問題加以改善？(A)查檢表 (B)柏拉圖 (C)直方圖 (D)推移圖。

(103專高一)

11. 依據唐納貝登(Donabedian)的結構－過程－結果的醫療品質管理概念，下列何者屬於醫療照護品質結果面的指標？(A)給藥異常發生率 (B)院內急救車設備完整 (C)護理人員教育訓練與進修計畫之內容周全 (D)急診護理人員接受高級生命復甦術訓練人數。 **(103專高二)**

解析 (B)院內急救車設備完整：結構；(C)護理人員教育訓練與進修計畫之內容周全：過程；(D)急診護理人員接受高級生命復甦術訓練人數：結構。

解答： 8.D 9.D 10.B 11.A

12. 醫院突然接獲大量氣爆傷患，但由於該院從未遇見過如此嚴重的大災難，醫院風險管理部門於事後期望能建立該事件的危機管理機制，並進行事後分析，以利持續改善。下列何種工具較適用？(A) PDCA循環 (B)根因分析 (C)危害分析 (D)異常事件通報分析。 (104專高一)

解析 戴明(1986)認為推動持續性的品質改善(CQI)的理念，可以依據「FOCUS P-D-C-A」方式執行，此亦可作為品管圈之推行步驟。

13. 有關品質管理工具，下列何者是應用80/20法則找出品質問題的重要導因？(A)柏拉圖 (B)魚骨圖 (C)直方圖 (D)管制圖。

解析 柏拉圖(Pareto chart)：以直方圖加上折線圖可呈現出問題相對頻率及大小，藉以掌握改善重點的品管工具，此乃應用80/20法則，有助於快速找出關鍵性問題。 (104專高二)

14. 下列何者屬於「過程」品質指標？(A)滿意度 (B)護理師人數 (C)手術流程 (D)跌倒率。 (105專高一)

解析 過程(process, P)標準：指醫護人員於提供治療或照護時所執行的活動要合乎標準。

15. 下列何種品質管理工具可以針對異常事件找出重要導因？(A)直方圖 (B)魚骨圖 (C)推移圖 (D)柏拉圖。 (105專高一)

解析 柏拉圖(Pareto chart)：以直方圖加上折線圖可呈現出問題相對頻率及大小，藉以掌握改善重點的品管工具，此乃應用80/20法則，有助於快速找出關鍵性問題。

16. 加護病房護理長發現該單位的血液管路感染率超過院方規定之閾值。「血液管路感染率」是屬於Donabedian的哪一個醫療品質指標的構面？(A)結構面 (B)過程面 (C)結果面 (D)綜合面。

解析 (A)指提供病人醫護服務相關照護時之所有設置要合乎標準，包括了材料和人員的資源及組織架構；(B)醫護人員於提供治療或照護時所執行的活動要合乎標準，例如：導尿技術正確性；(C)指病人在照護處置前後狀態的改變，乃是以護理結果的好壞來評定護理品質的高低。 (106專高一)

解答： 12.A 13.A 14.C 15.D 16.C

17. 柏拉圖(Pareto)原理為品質管理的方法之一，下列敘述何者錯誤？(A)統計發生的次數以找出事件的導因　(B)應用80/20原理找出品質改善策略　(C)以查核表方式刪除極端案例　(D)可用在病人點滴滴速控制失常的改善方法上。　(106專高一)

18. 品管圈小組透過查核、問卷調查找出造成病人血液管路感染率的根本原因後，成員欲使用新七手法找出改善的策略，下列何者不適用？(A)關聯圖　(B)柏拉圖　(C)系統圖　(D)矩陣圖。(106專高二)

19. 有關品管圈的敘述，下列何者錯誤？(A)先從計畫開始著手　(B)擬定對策實施並做檢討　(C)確認效果以利改進　(D)數據是唯一控制的指標。　(107專高一)

20. 某醫院門診檢驗部門近一週常發生許多病患排隊等待抽血，甚至有病患抱怨等候時間太長並直接投訴到院長室。院長立即請品管中心的專員解決這個問題。品管中心專員應最先執行下列那一步驟？(A)要求檢驗部門主管增加抽血單位的人力及服務窗口　(B)召集檢驗部門主管開會討論如何給投訴病患補償　(C)定義問題找出排隊等候抽血情境與預期的有多少差異　(D)透過品管中心成員腦力激盪發展解決方法並執行。　(107專高一)

21. 想找出病人跌倒發生率超過閾值之導因，下列那種品質工具不適用？(A)管制圖　(B)魚骨圖　(C)查檢表　(D)柏拉圖。(107專高一)

22. 根據Donabedian(1966)所提出的醫療服務品質概念，護理部定期至病房觀察護理師發藥是否有遵照三讀五對，這屬下列那一種考核？(A)結構考核　(B)過程考核　(C)成果考核　(D)績效考核。

(107專高一)

解析 (B)指醫護人員於提供治療或照護時所執行的活動要合乎標準。

23. 下列何者屬於「過程品質」指標？(A)跌倒發生率　(B)護理師編制　(C)壓瘡發生率　(D)洗手遵從率。　(108專高一)

解析 (A)結果品質指標；(B)結構品質指標；(C)結果品質指標。

解答：　17.C　18.B　19.D　20.C　21.A　22.B　23.D

24. 分析病人發生跌倒之因素，下列何種品管工具最適宜？(A)甘特圖(Gantt chart) (B)樹狀圖(tree diagrams) (C)矩陣圖(matrix chart) (D)控制圖(control chart)。 （108專高一）

解析 樹狀圖是將問題逐層分析，找出因應之道。

25. 為降低某病房之多重抗藥性微生物(multiple drug resistant organism, MDRO)之發生率，所擬改善對 策之一是每位接觸病人之工作人員均需正確洗手，下列何種品管工具對達到成效最有助益？(A)魚骨圖(fishbone diagram) (B)甘特圖(Gantt chart) (C)直方圖(histogram) (D)稽核表(check sheet)。 （108專高二）

解析 (A)此可分析事件的結果與原因間關係，或期望與策略間的關係；(B)顯示專案、進度以及其他隨著時間進展的情況；(C)可清楚看出數據分布或集中情形；(D)將某一特定事件其過程中必備的要項、關鍵點等依序列出以作為查核的依據，此對達到成效最有助益。

26. 醫院廢棄物分類中，下列何者非生物醫療廢棄物？(A)注射針頭 (B)手術縫合針 (C)乾淨點滴瓶 (D)木質壓舌板。 （109專高一）

27. 依據唐納貝登(Donabedian)的結構－過程－結果的醫療品質管理概念，下列何者不屬於醫療照護品質結構面的範圍？(A)該院2年以上護理人員占60% (B)由副護理長以上護理主管負責輪值護理部大、小夜班 (C)全面檢查病人浴廁急救鈴或呼救系統、扶手及防滑設施功能 (D)全院住院病人壓瘡發生率為5%。（109專高一）

解析 (D)屬於醫療照護品質的結果。

28. 根據Donabedian (1966)醫療服務品質保證的概念架構，下列何者是「結構」層面的考核？(1)護理師的資格與素養 (2)住院病人的泌尿道感染率 (3)護理師的人力配置 (4)護理技術執行的正確性。(A) (1)(2) (B) (2)(3) (C) (1)(3) (D) (3)(4)。 （109專高二）

解析 (2)住院病人的泌尿道感染率：是「結果」層面；(4)護理技術執行的正確性：是「過程」層面。

解答： 24.B 25.D 26.C 27.D 28.C

29. 為監測某病房給藥異常發生率是否發生在控制範圍內，下列何種品管工具最適當？(A)管制圖(control chart) (B)系統圖(systematic diagram) (C)柏拉圖(Pareto diagram) (C)特性要因圖(cause-and-effect diagram)。 (109專高二)

解析 管制圖或稱控制圖，用來判斷流程的穩定性，可區分引起品質波動的原因是偶發或是系統性問題所造成的，以判斷某一段時間生產過程是否處於控制的狀態。

30. 選擇品質改善項目之優先順序，下列何者應為優先項目？(A)最困難改善 (B)最容易改善 (C)最高發生頻率 (D)最低花費的改善活動。 (110專高一)

解析 選擇以最高發生頻率作為品質改善項目之優先順序，方可達到最高效益。

31. 醫院評鑑之具體執行內容，下列何者屬於評鑑醫療服務之結果面指標？(A)加護病房病人中央靜脈導管換藥正確性 (B)加護病房病人血流感染率 (C)首次接受化學治療病人護理指導完整率 (D)手術同意書填寫完整率。 (110專高一)

解析 (A)(C)(D)皆為過程面指標。

32. 醫院湧入大量粉塵爆傷患，經此嚴重的災難後，醫院為推動持續品質改善機制，下列何者較適合作為事後分析工具？(A)危害分析 (B) PDCA循環 (C)失效模式分析 (D) SWOT分析。

(110專高一)

33. 下列何者將「危機管理(Risk Management)」納入品質管理模式？(A)阿丹兒(Adair)的QUACERS (B)戴明(Deming)的PDCA (C)杜納貝迪恩(Donabedian)的SPO (D)美國護理學會(ANA)的品質保證模式。 (111專高一)

解析 阿丹兒的品質管制圈模式認為良好品質圈應包括病人照護品質保證、有效的成本效益、良好的危機管理及滿足工作人員需要。

解答： 29.A 30.C 31.B 32.B 33.A

34. 有關柏拉圖(Pareto)的80/20法則，下列敘述何者正確？(A)把握關鍵多數，就可獲得重要少數　(B)投入的時間越多，獲得的成果越大　(C)日常事務中，緊急且重要只占少數　(D)掌握80%時間，能解決20%的問題。　(111專高一)

解析 (A)只要控制重要的少數，即能控制全部；(B)(D)投入20%的時間即可取得80%成效。

35. 依品質管理概念發展之先後順序，下列何者排列正確？(1)品質控制quality control (QC) (2)全面品質管制total quality control (TQC) (3)全面品質管理total quality management (TQM) (4)品質保證quality assurance (QA)。(A) (1)(2)(3)(4)　(B) (1)(4)(2)(3)　(C) (2)(3)(1)(4)　(D) (4)(1)(3)(2)。　(111專高一)

解析 最開始發展出傳統方法為QC (1)，後演變為QA (4)，1960年代進化為TQC (2)，持續改良至1970年代末成為TQM (3)。

36. 下列哪一種圖最適合用於分析問題發生的原因？(A)趨勢圖　(B)矩陣圖　(C)散布圖　(D)魚骨圖。　(111專高二)

解析 (D)是一種呈現品質執行結果及影響結果的主要因素與次要因素三者間關係的圖形。

37. 有關控制(controlling)的基本概念，下列敘述何者正確？(A)策略控制適用基層主管　(B)預算編列屬於事前控制　(C)病人辨識屬於結構控制　(D)顧客反應屬於過程控制。　(112專高一)

解析 (C)屬於過程控制；(D)屬於結果控制。

38. 林護理師為臨終的吳女士的主護護理師，常覺得無力感、焦慮不安，並向同事表示心情很低落，此時病房安排照護人力時，下列何者最適當？(A)更改其他護理人員擔任主護護理師　(B)建議到寺廟拜拜祈求淨身保平安　(C)基於專業使命感，應勇於承擔照護責任　(D)由資深同仁告知可能不適任護理工作。　(112專高二)

解答：　34.C　35.B　36.D　37.B　38.A

39. 有關醫院評鑑之醫療服務過程面指標，下列敘述何者正確？(A)護理師手部衛生執行正確率　(B)加護病房生理監測儀數量　(C)護理人員數與病床數比率　(D)加護病房住院病人死亡率。

(112專高二)

解析 (B)結構面；(C)(D)結果面。

40. 要解決病房重要儀器設備使用的問題，可以採用下列何種工具來分析問題的因果關係？(A)趨勢圖　(B)流程圖　(C)長條圖　(D)魚骨圖。　(112專高二)

解析 (D)魚骨圖又稱為因果圖，是一種用來呈現結果、主要因素與次要因素三者間關係的圖形。

41. 有關杜納貝迪恩(Donabedian, 1966)的「醫療品質評估模式」，下列敘述何者正確？(A)提供和接受照護時所執行的活動合乎標準，是屬於結構標準　(B)評值護理師執行導尿、給藥技術是否正確，是屬於過程標準　(C)評值機構內的設備設施是否符合病人需求，是屬於結果標準　(D)監測病人尿路感染率、跌倒造成的傷害率，是屬於測量標準。　(112專高三)

解析 (A)屬於過程標準；(C)有關設施設備是結構標準；(D)應為結果標準。

42. 根據 Donabedian (1966)醫療品質評估之概念架構，下列何者是醫院「過程面」的評估指標？(1)護理紀錄完整性 (2)手術前預防性給與抗生素比率 (3)可執行細胞治療之醫師比率 (4)病人死亡率。(A) (1)(2)　(B) (2)(3)　(C) (1)(4)　(D) (3)(4)。　(113專高一)

解析 (3)(4)屬結果面。

解答：　39.A　40.D　41.B　42.A

6-3 臨床路徑

1. 臨床路徑是屬下列何種管理方法？(A)結構管理　(B)過程管理　(C)結果管理　(D)循環管理。　(100專高二)

解答：　1.C

6-4 績效考核

1. 護理長發現某護理師的I.V.技術特別好，但記錄與交班偶有遺漏，年終考績仍給予甲等，此為考核時的何種偏誤？(A)觸角效應 (B)中央趨勢 (C)月暈效應 (D)情緒化效應。 (101專高一)
2. 員工在年終考核前與病患家屬發生爭執，而得到比實際更差的考績評價，此為下列何種效應？(A)光圈效應(halo effect) (B)向日葵效應(sun flower effect) (C)觸角效應(horns effect) (D)霍桑效應(Hawthorne effect)。 (101專高二)

   解析 指對部屬行為表現評值過低的現象。
3. 以醫療機構經營管理者的角度而言，績效的意義是下列何者？(A)就醫的可近性 (B)醫療服務的一貫性 (C)就醫的公平性 (D)醫療資源應用的有效性。 (102專高一)
4. 護理長在評核時給所有護理人員高分，以彰顯自己的領導效能，是屬於：(A)光圈效應 (B)霍桑效應 (C)觸角效應 (D)向日葵效應。 (102專高一)

   解析 向日葵效應指評值者對所有被考核者都給予高分，以表示自己的領導很好。
5. 考核醫院訂定之肌肉注射護理技術指引中，是否包含無菌技術原則是屬於：(A)結果考核 (B)結構考核 (C)過程考核 (D)執行考核。 (102專高二)
6. 護理長為了表現自己領導有方，在績效考核時均給予部屬高分評量，此為下列何種考核偏誤？(A)向日葵效應 (B)光圈效應 (C)觸角效應 (D)霍桑效應。 (103專高一)

   解析 (B)光圈效應：乃是指對部屬行為表現評值過高的現象；(C)觸角效應：乃是指對部屬行為表現評值過低的現象；(D)霍桑效應：知道自己將被評核，而展現出符合期望的行為，盡力表現得更好。

解答： 1.C 2.C 3.D 4.D 5.B 6.A

7. 有關績效考核的原則，下列何者錯誤？(A)績效考核的內容要依據員工工作職責與內容 (B)績效考核是主管的職責，應避免員工參與 (C)績效考核應設定明確的預期成效 (D)績效考核應持正面態度給予建設性建議。 (104專高二)

解析 對於績效考核，每位員工均應清楚認識考核的項目與內容，且與醫院的目標、理念和個人職責相配合，並應了解績效考核的過程。可做為員工表現的回饋。

8. 有關護理長發生月暈效應的考核偏誤時的因應對策，下列何者較適宜？(A)不要在乎其他人的想法，維持原樣 (B)將忿忿不平的員工調職以免影響士氣 (C)為避免員工抱怨，請員工聚餐 (D)開放員工互相評值，並做為考核參考。 (105專高一)

9. 護理長依據護理部制定的標準檢核表考核護理師之表現，依據不同權數或分數予以計分即得到員工的考績，這是運用下列何種績效考評標準？(A)絕對標準 (B)相對標準 (C)客觀標準 (D)建議標準。 (105專高二)

解析 絕對標準：評值者將員工的績效與設定之固定工作標準比較，不與別人做比較。

10. 每種績效考核方式有其優缺點，護理長若選用檢查表法，下列哪個情況不適用？(A)須考核大量受評者 (B)須針對事實加以考核 (C)須分辨每個項目達到的程度 (D)須進行簡易的判斷。 (106專高一)

11. 病人抱怨的次數是屬於平衡計分卡(BSC)中之哪一種構面？(A)財務面 (B)顧客面 (C)內部流程 (D)員工學習與成長。

解析 顧客面的衡量區分為核心成果衡量（如市場占有率、顧客滿意度、顧客抱怨的次數、顧客延續率等）和特性價值主張（如服務屬性、顧客關係、形象與商譽等）。 (106專高一)

12. 考核者為了表示自己的領導很好，對所有被考核者均給予高分，這是屬於下列何種考核偏誤？(A)向日葵效果(sun flower effect) (B)月暈效果(halo effect) (C)集中趨勢(central tendency) (D)盲點效應(blind spot effect)。 (106專高二補)

解答： 7.B 8.D 9.A 10.C 11.B 12.A

13. 有關績效考核的方法，下列何者最適合用來明確記錄員工表現的事實？(A)尺度評分法 (B)重要事件法 (C)目標管理法 (D)同事提名法。 (106專高二補)

14. 有關績效考核的目的，下列何者錯誤？(A)開除不適任之員工 (B)增加主管與員工溝通效能 (C)建立工作績效的標準 (D)用來甄選合適的新進人員。 (106專高二補)

15. 某護理師常常自願幫護理長作臨時交辦的事務，得到護理長的賞識與肯定，高估其績效表現。但該護理師常無法顧及其分內的護理工作，導致需同事協助完成。護理長出現下列何種績效考核的偏誤？(A)近因效應 (B)月暈效應 (C)觸角效應 (D)膨脹壓力效應。 (107專高一)

解析 (B)指對部屬行為表現評值過高的現象。

16. 主管擔心若部屬考評結果偏低，恐會造成負面影響而打擊工作士氣，因此將部屬考核分數普遍評分偏高，這是屬於下列何者？(A)光圈效應 (B)觸角效應 (C)集中趨勢 (D)膨脹壓力。 (107專高二)

17. 護理部門實施護理人員在職教育及護理技術稽核，其目的是為了要滿足下列哪項護理評鑑範疇？(A)適切的護理管理 (B)人力素質及品質促進 (C)舒適的醫療環境及照護 (D)完備的醫療體制及運作。 (108專高一)

18. 依據績效考評方式，何者是屬於由直屬主管、員工、同儕及外部顧客反應的考評方式？(A)考評委員會考評 (B) 360 度考評 (C)年度考評 (D)部屬考評。 (108專高一)

解析 360度績效評估是指由員工自己、上司、部屬、同事及外部顧客等全方位的各個角度來了解個人的績效。

解答： 13.B 14.A 15.B 16.D 17.B 18.B

19. 某醫院評核臨床護理師技術操作標準之考核表是以勾選「達成或未達成」評值該項目，請問這是屬於下列何種考核方法？(A)重要事件記錄法 (B)簡單排列法 (C)自由反應報告法 (D)績效查核法。 (108專高一)

20. 下列何種績效考核工具是在問題清單上僅指出受評者有無此項行為表現，不判定其行為表現之良劣程度？(A)評核尺度法 (B)重要事件法 (C)檢查表法 (D)人員比較法。 (108專高二)

21. 下列何者無法增加考核表的信度？(A)增加考核的項目 (B)語句的敘述清楚 (C)考核的結構簡單 (D)針對職責做測量。

解析 (D)針對職責做測量:此為增加考核表效度的方法。 (108專高二)

22. 年底時，護理師知道護理長正在進行年度考績評核，此時期刻意表現優於平常，這是屬於下列何者？(A)霍桑效應 (B)向日葵效應 (C)中央偏誤 (D)光圈效應。 (109專高一)

23. 下列何者是平衡計分卡的管理構面？(A)財務面、顧客面、內部流程、員工學習與成長 (B)優勢、劣勢、機會、威脅 (C)有形資產、無形資產、顧客滿意度、員工學習與成長 (D)目標設定、行動規劃、自我控制、成果評值。 (109專高二)

24. 某護理師平時表現佳，但在年底進行年度考績評核前，因某事與護理長發生爭執，以致護理長對其年度考核評值分數偏低，這是屬於下列何者？(A)霍桑效應 (B)觸角效應 (C)中央偏誤 (D)光圈效應。 (109專高二)

解析 (A)霍桑效應：知道自己將被評核，而展現出符合期望的行為，盡力表現得更好；(C)中央偏誤：評值者對所有被考核者均給予平均分數；(D)光圈效應：乃是指對部屬行為表現評值過高的現象。

解答： 19.D 20.C 21.D 22.A 23.A 24.B

25. 有關平衡計分卡的敘述，下列何者錯誤？(A)包含品質構面、顧客構面、內部流程、學習與成長等4項構面 (B)績效評核指標之管理工具 (C)以機構願景與策略訂定可衡量指標 (D)可作為與員工間溝通的工具。 (110專高一)

解析 (A)包含「財務」、「顧客」、「企業內部流程」與「員工學習成長」等四個構面。

26. 護理長為表示所管理的單位無弱兵，展現高的領導能力，並給予員工高的評價，此種績效考評效應為：(A)近因效應 (B)霍桑效應 (C)月暈效應 (D)向日葵效應。 (110專高二)

27. 護理長依據同仁的某項特性進行考核，易產生下列何種偏誤？(A)近因效應 (B)霍桑效應 (C)月暈效應 (D)趨勢效應。 (111專高一)

28. 護理長於年度考核時，對於平時表現不佳的護理師，刻意給予較高的成績，避免護理師對護理長有負面評價。屬於下列何種績效考核偏誤？(A)霍桑效應 (B)光圈效應 (C)中央趨勢 (D)膨脹壓力。 (111專高二)

29. 護理師平時表現不錯，於年終考核期間，與護理長在新進人員教學方法上意見相左，產生爭執，因而考核得到乙等。屬於下列何種績效考核偏誤？(A)向日葵效應 (B)月暈效應 (C)觸角效應 (D)霍桑效應。 (111專高二)

30. 護理長依據醫院訂定的標準考核員工的工作表現，屬於下列何種績效考評標準？(A)相對標準 (B)客觀標準 (C)絕對標準 (D)建議標準。 (112專高一)

解析 (A)將員工的績效與其他員工互相比較；(B)將員工的績效與事先設定的標準做比較；(C)將員工的績效與工作標準比較。

解答： 25.A 26.D 27.C 28.D 29.C 30.C

31.某護理師和同儕相處融洽，績效考核時主管可能因此給予其較高的分數，屬於下列何種考核偏差？(A)霍桑效應(Hawthorne effect) (B)向日葵效應(sunflower effect) (C)中央偏誤／集中趨勢(central tendency) (D)光圈效應／月暈效應(halo effect)。 (112專高三)

32. 有關目標管理，下列敘述何者正確？(A)個人目標與組織目標之設定應各自獨立及達成 (B)主管僅做決策，其餘則授權由員工獨立去完成 (C)設定目標時，對達成時間的限制應該保持彈性 (D)主管須定期評值目標進度，並將結果回饋員工。 (113專高一)

解析 (A)目標管理是藉由參與管理的方式，由主管與下屬共同訂定目標；(B)在目標執行過程中，主管需定期審視目標的達成情形，並做適當的調整；(C)目標的設定可以參考SMART原則，其中T即Timing，設有時效性。

33. 績效考評時，將所有人員的考評成績進行分數排列比較，屬於下列何種考核標準？(A)相對標準 (B)客觀標準 (C)絕對標準 (D)主觀標準。 (113專高一)

解析 (B)由完成事先設定的目標來決定考績(C)將員工的績效與固定工作標準比較；(D)以主管主觀感受決定。

解答： 31.D 32.D 33.A

6-5 護理生產力

1. 有關提升護理生產力的策略，下列何者錯誤？(A)運用資訊化系統增加護理作業效率 (B)清楚定義護理人員的工作職責及定位 (C)運用績效考核激勵護理人員 (D)減少照護病情較為嚴重的病患。 (101專高二)

2. 醫療機構常用於衡量生產力的指標，不包括下列何者？(A)顧客滿意度 (B)病人看診量 (C)疾病給付點值 (D)醫材使用量。

解析 生產力＝輸出量／輸入量。 (104專高二)

解答： 1.D 2.A

3. 下列何者可以提升護理工作單位的生產力？(A)實施合理的績效制度 (B)甄選順從性高之護理師 (C)尋找優良學校的畢業生 (D)增加單位多元服務種類。 (106專高一)

4. 效率標準和效能標準評值之比較敘述，以下何者錯誤？(A)評估投入的人力需求量屬於效率標準 (B)評估投入的人力所達成的目標是屬於效率標準 (C)評估投入財力的充足性是屬於效率標準 (D)評估投入財力的執行結果是屬於效能標準。 (107專高一)

解析 效率指投入與產出間的關係，效能指目標達成的程度。

5. 在衡量護理生產力時，下列何項因素較不需列入考量？(A)病人疾病嚴重度 (B)護理時數 (C)病房占床率 (D)疾病診斷。

解析 (D)與醫學上之病人分類系統相關。 (108專高一)

6. 有關提升護理生產力的策略，下列何者錯誤？(A)創造組織學習文化 (B)發展護理資訊系統，改善作業環境 (C)運用績效考核制度，激勵護理人員 (D)減少收治重症病人。 (109專高一)

7. 下列何者不是醫療機構常用於衡量生產力的指標？(A)健保給付點值 (B)門診就診人次 (C)病人服務滿意度 (D)醫材使用量。 (109專高二)

8. 有關精實生產(lean manufacturing)的敘述，下列何者錯誤？(A)是一種精簡流程 (B)促使員工有更多時間專注於工作 (C)精簡人力 (D)以病人需求為核心。 (110專高二)

解析 精實生產的核心概念即「用最少工作，創造價值」，避免不必要的浪費。

9. 有關「精實」應用於醫療專業的敘述，下列何者正確？(A)改造結構創造價值 (B)增加步驟改善流程 (C)精簡人力降低成本 (D)以病人需求為核心。 (111專高二)

解析 精實管理為一種減少浪費，創造更多利潤的管理及改善的方法，以病人需求為核心，精簡流程。

解答： 3.A 4.B 5.D 6.D 7.C 8.C 9.D

10. 有關提升護理生產力的敘述，下列何者正確？(A)提高三班護病比 (B)使用紙本護理紀錄 (C)良好的排班管理 (D)安排每日加班時數。 (112專高二)

解答： 10.C

6-6 護理評鑑

1. 有關醫療疏失意外事件之預防，建置異常事件通報系統，下列方法何者錯誤？(A)介入做事件調查以了解原由 (B)提供人時地資料以掌握情境脈絡 (C)實施無懲罰制度 (D)作為員工考核依據。 (101專高二)
2. 白班護理師發現UD車中，藥局少配了降高血壓的藥物，立即打電話給藥局，此屬於下列何種異常事件管理？(A)意外事件(accident) (B)醫療錯誤(medical error) (C)幾近錯失(near miss) (D)不良事件(adverse event)。 (101專高二)

   解析 指因不經意或是即時的介入行動，而使其原本可能導致意外、傷害或疾病的事件或情況並未真正發生，藥局少配了降高血壓的藥物立即打電話處理屬此。
3. 評核護理人員給藥過程、病患檢體採集與運送的作業流程。以上內容是關心下列那類型護理業務重點？(A)病人安全 (B)員工福利 (C)人員管理 (D)教育訓練。 (104專高二)
4. 在醫院評鑑中，對於要求各病房應有洗手的設備，此屬於下列何種控制？(A)結構 (B)過程 (C)結果 (D)策略。 (104專高二)

   解析 結構標準指提供病人照護時之所有設置要合乎標準，包括材料和人員的資源及組織架構，例如醫療機構的行政體制、政策（如肌肉注射技術指引包含無菌技術原則）、目標、人員資格（如護理人員持護理師證書比率）與素質、人員配置等，和病房單位內的設備、設施、耗材數量等是否符合病人照護之需求。

解答： 1.D 2.C 3.A 4.A

5. 醫院評鑑委員到病房單位進行訪談，想要了解單位有哪些品質監測指標及如何落實監測機制，並觀察各項紀錄內容與病人需求的關聯性，此項訪談是想了解下列哪個重點？(A)護理照護品質 (B)護理經營管理 (C)護理人力資源管理 (D)護生實習成效。

(105專高一)

6. 針對醫院評鑑的敘述，下列何者正確？(A)醫院評鑑分為5類，教學醫院評鑑分為3類 (B)醫學中心全日平均護病比為≤10人 (C)以病人為焦點的查證方式 (D)著重於了解病人量與健保支付點數。

解析 (A)教學醫院評鑑分為2類醫院；(B)≤9人；(C)以經營管理實務中，發展以病人為中心的醫療，確保所提供之醫療服務為社區民眾所需要的。 (105專高二)

7. 有關醫院評鑑實地訪查之敘述，下列何者正確？(1)決定優先查證重點 (2)以病人為焦點的查證方式(patient focus method；PFM)案例追查 (3)交叉查證 (4)審核申報健保給付。(A) (1)(2)(3) (B) (1)(2)(4) (C) (1)(3)(4) (D) (2)(3)(4)。 (109專高二)

解析 評鑑是指由一專門機關或組織，(1)依事先擬訂之基準或標準，對某些特定機構或研究計畫予以審核；(2)評鑑即以病人為焦點的查證方式，確保所提供之醫療服務為社區民眾所需要的；並且(3)做到交叉查證。

8. 醫院評鑑時，一位腦部手術後7天剛從加護病房轉出的病人，目前有尾骶骨壓傷、傷口感染、無人照顧等問題，下列何項為查證重點？(1)加護病房預防壓傷之標準流程及執行狀況 (2)供應中心器械消毒流程 (3)開刀房手術中之病人安全防護措施 (4)病房的儀器保養計畫。(A) (1)(2)(3) (B) (1)(2)(4) (C) (2)(3)(4) (D) (1)(3)(4)。 (111專高二)

解析 目前評鑑強調以病人為焦點的查證模式(PFM)，以病人為重點系統性規劃評鑑查證路線，如觀察環境、人員交接班、接待病人動線、感控動線等。

解答： 5.A 6.C 7.A 8.A

6-7 護理資訊系統

1. 下列何種事件是屬於非強制性通報？(A)中毒事件　(B)輸血錯誤致死　(C)用藥錯誤致死　(D)跡近錯失。（104專高二）

解析 跡近錯失(near miss)是指因不經意或是即時的介入行動，而使其原本可能導致意外、傷害或疾病的事件或情況並未真正發生，此屬於非強制性通報。

2. 護理師使用醫療資訊系統資料時，下列何者不適宜？(A)讀取後要登出　(B)忙碌時請他人讀取後代為記錄　(C)用自己身分進入系統　(D)不隨意列印病人資料。（105專高一）

3. 依據國際醫療資訊協會規定，護理師執行護理資訊系統時，下列敘述何者正確？(1)善盡保管帳號及密碼的責任 (2)考量病人資料安全及隱私 (3)下載病人受傷圖片作為教學內容 (4)離開護理工作車時，隨時關閉電腦畫面 (5)列印病人檢驗值供病人或家屬參考。(A) (1)(2)(3)　(B) (2)(3)(4)　(C) (3)(4)(5)　(D) (1)(2)(4)。

（107專高二）

4. 影響護理資訊系統發展因素中，「資訊系統上線時，教育訓練不足」是下列哪一類因素影響？(A)人的影響因素　(B)事的影響因素　(C)物的影響因素　(D)時間的影響因素。（108專高二）

5. 有關護理資訊系統的敘述，下列何者錯誤？(A)是結合護理科學、電腦科學及資訊科學的一種知識　(B)必須包含資訊結構、資訊過程、資訊技術　(C)建構過程與護理過程一樣　(D)能處理護理照護訊息，不須擔心資料的保密性。（109專高一）

6. 下列何項不是運用資訊科技促進病人安全？(A)將藥物資訊列印於藥袋標籤　(B)張貼標示禁止查詢病人隱私　(C)利用條碼協助藥物辨識　(D)線上查詢藥物交互作用。（110專高一）

解答：　1.D　2.B　3.D　4.B　5.D　6.B

7. 有關透過電腦資訊系統的護理應用可達到之效益，下列敘述何者錯誤？(A)可協助監控病人床位數及病人住院天數　(B)可自動化記錄病患病情變化，無須探視或評估病患　(C)可評估病人所需的護理措施，改善護理資源的應用　(D)可應用電子病歷提升病歷的記錄完整性及持續性。（110專高二）

解答：　7.B

6-8 全民健康保險

1. 在全民健康保險制度下，下列何者支付制度是以病人疾病診斷、年齡及合併症等關係群作為給付標準？(A)論人計酬　(B)論日計酬　(C)論量計酬　(D)論病例計酬。（94師檢）
2. 我國醫療保健環境的特色包含：(1)就醫便利　(2)醫療費用較歐美日相對低廉　(3)醫事人力聘用足夠　(4)全民健保掌握了醫院大部分的經濟來源。(A)(1)(2)(3)　(B)(1)(3)(4)　(C)(1)(2)(D)(2)(3)(4)。（101專高二）
3. 有關實施診斷關聯群(DRGs)給付制度之敘述，下列何者正確？(A)一種預先設定好且固定的健保給付方式　(B)能縮短長期照護機構與居家服務的使用量　(C)不影響病人住院天數　(D)能增加作業服務成本。（107專高一）

解答：　1.D　2.C　3.A

醫院安全環境

出題率：♥♡♡

環境管理作業
- 醫療與病人安全資訊系統
- 醫院環境安全管理系統

病人安全管理
- 病人安全工作目標
- 病人安全目標訂定的原則

職業災害之預防
- 護理人員常見的職業災害
- 常見職業災害之預防

傳染病防治之管理作業常規
- 傳染病的分類
- 感染三要素
- 隔離措施

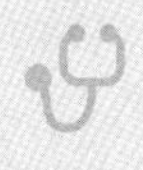

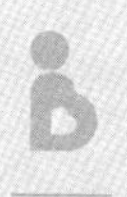
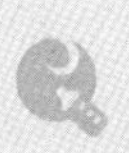

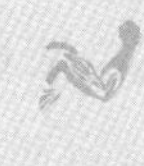
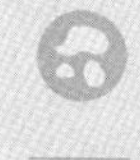
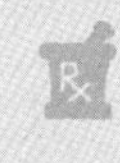
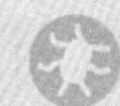

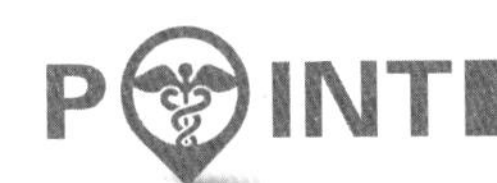

重點彙整

7-1 環境管理作業

一、醫療與病人安全資訊系統

世界衛生組織(WHO)認為病人安全的維護應包括不良事件的預防、偵查與降低損害。美國醫學研究機構(Institute of Medicine, IOM)指出，建立自願性的醫療異常事件通報系統是改變病人安全最基本且重要的措施之一。

(一) 臺灣病人安全通報系統(TPR)

臺灣於 2003 年「全國衛生醫療衛生政策會議」中，提出「病人安全宣言暨時大行動綱領」宣布醫療首要的前提為「病人安全」，強調醫界應透過學習和監測的機制，建構醫療錯誤通報系統來減少錯誤發生，以提供民眾安全的就醫環境，故建置臺灣病人安全通報系統。

臺灣病人安全通報系統乃是一個自願性之通報系統，以匿名、自願、保密、**不究責**和共同學習等五大原則，促使國人以更正面的態度來看待錯誤的發生，經由通報、分析、策略與持續監測，進而達到建立安全醫療環境的目標，以期建立正面且不斷進步的安全文化，提升病人安全與提供安全性的醫療服務品質。

目前的通報方式是開放醫療人員以個人匿名方式或以機構為事件通報單位進行通報，凡是所見所聞、實際發生於醫療機構之各類醫療異常事件，包括不經意或經即時介入後，未真正發生於病人身上的事件（即幾近錯失），及各類醫療異常事件（如跌倒、手術、輸血、醫療照護、公共意外、治安、傷害行為、管路、院內不預期心跳停止、麻醉、檢查／檢驗／病理切片和其他等事件）皆可通報。常用名詞如下：

1. 意外事件(accident)：非因當事人之故意、過失、不當作為或不作為所致之不可預見的事故或不幸。
2. 異常事件(incident)：指因為人為錯誤或設備失靈造成作業系統中某些部分的偶然性失誤，而不論此失誤是否導致整個系統運作中斷。
3. 醫療錯誤(medical error)：包括未正確的執行原定的醫療計畫之行為（即執行的錯誤）和採取不正確的醫療計畫去照護病人（即計畫的錯誤）。
4. **幾近錯失**(near miss)：因不經意或是即時的介入行動，而使其原本可能導致意外、傷害或疾病的事件或情況並未真正發生。
5. 醫療不良事件(medical adverse event)：傷害事件並非導因於原有的疾病本身，而是由於醫療行為造成病人死亡、住院時間延長，或在離院時仍帶有某種程度的失能。
6. **警訊事件**(sentinel event)：病人發生非預期死亡或非自然病程中永久性功能喪失，如嬰兒失竊、自殺、輸血錯誤致溶血反應、病人或手術部位辨識錯誤等。

(二) 病人安全通報系統的優點

病人安全通報系統的優點有：

1. 有效建立機構間資訊交流及經驗分享之平臺：藉由他人的經驗與案例分享，發掘潛在錯誤，分析錯誤的本質與原因及易發生的情境，進而建立預防錯誤發生的機制，**避免同樣的錯誤反覆發生**於不同機構或個人，進而提升病人與家屬的就醫安全和醫事人員的執業安全。
2. 經由鼓勵異常事件的通報，改變醫療人員面對錯誤的態度：以曾經發生的錯誤作為警惕，建立預防錯誤發生的機制。

(三) 醫院常見的病人安全資訊系統

目前醫院常見的病人安全資訊系統有：

1. 用藥管控機制：如藥品交互作用、管制藥品、抗生素使用、重複用藥等警示。
2. 藥品不良反應通報系統：由衛生福利部所設立的全國藥品不良反應通報系統(National Report System of Adverse Drug Reactions, ADR)，設置宗旨為達到合理用藥及提升臺灣民眾藥物使用的安全性。其業務範圍包括：
   (1) 藥品及醫療器材之不良反應的通報作業及宣導。
   (2) 強化醫療人員對使用藥物引起的不良反應的認識。
   (3) 建立本土之藥物用藥安全資料庫。
   (4) 通報資料之評估及資訊回饋制度。
3. 手術排程資訊化：建置手術部位安全確認系統，以避免手術部位錯誤造成病人的傷害。
4. 檢驗數據資訊化：檢驗數據以資訊系統直接傳遞，可達時間效益。
5. 檢驗危險值主動通報系統：檢驗結果達危險值時，可迅速將訊息傳達給負責醫師。
6. 醫療不良事件通報系統：提供醫療院所管理者及時了解各種異常事件的發生狀況，並針對該事件進行原因分析及改善，以避免相同或類似事件重複發生。

二、醫院環境安全管理系統

世界衛生組織(WHO)於 2009 年提出：「**保護人類健康是氣候變遷策略的底線**」。國際標準組織(ISO)為了提升人類生活環境品質，維護地球資源不被破壞及汙染，而訂定了 ISO 14001 環境管理系統(Environmental Management System, EMS)。

為建構合宜的醫院環境安全管理系統，並以病人安全為中心的考量上，故依據 ISO 14001 環境管理系統的規範，可包括下列要項：**(1)醫療廢棄物處理**；(2)醫院環境清潔與檢查；(3)病人安全感染控制；(4)廢水汙染防治；(5)空氣汙染防治；**(6)毒化物管理**。以下就醫療廢棄物處理詳細介紹。

1. **一般性廢棄物**：由廢棄物代處理業者焚化處理。
   (1) 可燃性：如餐盒、廢布、針筒、包裝封套等，**使用透明白色垃圾袋**。
   (2) 不可燃性：陶製品、石膏、**非有害藥用玻璃瓶或藥水容器**。
2. **感染性廢棄物**
   (1) **可燃性**：如**接觸病人體液**或隔離病房之**引流瓶、引流管、血液**、標本等廢棄物。**用紅色垃圾袋盛裝**，由業者熱處理。
   (2) **不可燃性**：如**針頭、空針及曾與病人血液、體液或排泄物接觸之物品**。**黃色容器（袋）盛裝**，由業者滅菌法或熱處理。
3. **有害性廢棄物**
   (1) **毒性化學**：**化學治療藥物**、有機溶劑、**致癌或可能致癌之細胞毒素之相關用品**等，使用**鐵製收集容器**（貼基因毒性標誌），由業者熱處理或化學處理法處理。
   (2) 輻射性：經由核醫做檢查之病人之尿布、衛生紙、棉墊等物，存放醫院廢料所一段時間後，再依一般性廢棄物（熱處理）處理。
4. 回收類：未受血汙染廢棄物，如鐵鋁罐、紙類、玻璃、塑膠、電池、碳粉匣、廚餘等。

7-2 病人安全管理

1. 病人安全(patient safety)的定義為：「對於健康照護過程中引起的不良結果或傷害，所採取的避免、預防與改善措施。這些不良的結果或傷害包含錯誤(error)、偏差(bias)與意外(accident)（衛生福利部，2013）。」

2. 「病人安全」是醫療品質的根本，也是醫療照護提供者和病人之間最基本的共同目標（臺灣病人安全資訊網，2020）。

3. 2001 年美國醫療研究機構強調所有的醫療品質革新，應該「以病人為中心」當作出發點，同時也提出醫療體系改革的指導原則就是要能提供六項照護服務，包括：(1)安全、(2)有效、(3)及時、(4)有效率、(5)以病人為中心、與(6)公平為改革最終目標。

一、病人安全工作目標

表 7-1 病人安全工作目標

目標	執行策略
一、有效溝通	1. 落實轉診病人之訊息雙向傳遞 2. 提供病人及家屬衛教及醫療諮詢 3. 預防醫療場所暴力
二、用藥安全	1. 預防病人重複用藥 2. 落實藥品優良調劑及交付安全 3. 加強使用高警訊藥品病人的照護安全
三、手術安全	1. 落實手術安全流程 2. 提升麻醉照護品質
四、預防跌倒	1. 加強宣導預防跌倒之措施 2. 改善醫療照護環境，以降低跌倒風險及傷害程度

表 7-1 病人安全工作目標（續）

目標	執行策略
五、感染管制	1. 落實手部衛生 2. 落實呼吸道衛生及咳嗽禮節 3. 安全注射與血液採檢
六、維護孕產兒安全	1. 落實產科風險管控 2. 維護孕產婦及新生兒安全 3. 預防產科相關病人安全事件

資料來源：臺灣病人安全資訊網(2024)．*病人安全工作目標*．https://reurl.cc/xay1zV

二、病人安全目標訂定的原則

病人安全目標訂定的原則是以五大面向為考量，其分別是（臺灣病人安全資訊網，2020）：

1. 普遍性：目標及策略的訂定，以多數醫療機構多會面臨的普遍狀況為基礎，而非僅適用於大型醫院。
2. 可行性：其訂定以不增加醫院成本為前提，期望醫院將這些建議的作法落實在每日的工作中。
3. 階段性：年度目標經評估及檢討各項目標改進情形，原則上以每兩年依實際落實情形做目標適當的修訂。
4. 重點性：醫院應視各機構特性挑選推動重點，不強制要求醫療機構要將所有目標都列為該院年度的病人安全目標，應強化需優先改善的項目。
5. 系統性：醫院改善作為不僅侷限於單一科別或部門，而是需採系統性作為方能有效改善。

7-3 職業災害之預防

1. 職工安全衛生法第 2 條第 5 項：職業災害為「因勞動場所之建築物、設備、原料、材料、化學物品、氣體、蒸氣、粉塵等或作業活動及其他職業上原因引起之工作者疾病、傷害、失能或死亡。」
2. 勞工職業災害保險職業傷病審查準則第 4 條：「被保險人上、下班，於適當時間，從日常居住、處所往返勞動場所，或因從事二份以上工作而往返於勞動場所間之應經途中發生事故而致之傷害，視為職業傷害。」
3. 職業災害需具備要件，缺少一項條件則不能稱為職業災害：
   (1) 具有勞工身分：凡受雇主僱用從事工作獲致工資者，就具有勞工身分。
   (2) 就業場所：係指於勞動契約存續中，由雇主所提示，使勞工履行契約提供勞務之場所。
   (3) 生理上的危害：職業疾病、傷害、殘廢、死亡。
4. 品質改善：創造有力的改變，進行突破性改善。

一、護理人員常見的職業災害

護理人員常見的健康危害分為下列五類：生物性／感染性危害、化學性危害、人因性危害、物理性危害、心理社會性危害等。

(一) 生物性／感染性危害 (Biologic and Infectious Hazards)

生物性危害包括各種細菌、病毒、寄生蟲、傳染病、血液、感染性廢棄物等，一般而言，醫院中之生物性危害因可能具有感染性，若處理不慎可能使危害擴大，所以是醫院安全衛生管理最重要的一環。例如：

1. 呼吸道感染：如接觸病人的飛沫而感染 COVID-19、SARS、肺結核或德國麻疹等，加上多重抗藥性細菌不斷增加，因此被傳染之危險性也就相對的提高。

2. 血液傳染病：以執行醫護工作時的**針扎事件**所造成的血液傳染病最常見，如 B 型或 C 型肝炎(hepatitis B or C)、後天免疫缺乏症候群(AIDS)、梅毒(syphilis)等各種血液傳染病。

(二) 化學性危害(Chemical Hazards)

在醫療院所中，經常使用化學物品例如：漂白水、清潔劑、有機溶劑（如酒精、丙酮、甲醛等）、致癌物質（如環氧乙烷）、麻醉氣體、抗癌藥物，造成皮膚過敏的乳膠製品等。

(三) 物理性危害(Physical Hazards)

物理性危害包括機房、消毒鍋蒸氣的鍋爐房、洗衣房、廚房的高溫及噪音、放射線部門的非游離輻輻射及游離輻射等，其中以游離輻射最受重視，因其能量高，可使物質產生游離現象，危害造血系統（骨髓、脾臟等）及生殖系統，長期暴露可能造成細胞基因發生突變或致癌。

(四) 人因性危害(Ergonomics Hazards)

人體工學的職業災害以下肢血管靜脈曲張、背部拉傷及脊椎間盤凸出等最為常見。

(五) 心裡性社會性危害(Psychosocial Hazards)

多數護理人員屬於高工作壓力的族群，護理人員平日工作所接觸的大多是有關病人的病痛、傷心，甚至死亡，因此可能會承受許多方面的責任及壓力，加上工作步調快、工作負荷大及日夜輪班等因素，都有可能是形成其工作壓力的主要來源。另外，關於性騷擾及暴力的問題亦為護理人員較常見的職業傷害。

二、常見職業災害之預防

唯有確保醫療專業人員的健康，才能提供病人更良好的照護品質，因此預防醫療人員的職業災害，亦為醫療機構安全環境不可或缺的一環。

1. 健康檢查：
   (1) 依勞工安全衛生法第 12 條規定：「雇主於僱用勞工時，應實施體格檢查；對在職勞工應施行定期健康檢查；對於從事特別危害健康之作業者，應定期施行特定項目之健康檢查。
   (2) 一般健康檢查：護理人員進入職場前除了接受一般體格檢查外，仍應接受血源性致病菌的篩檢，例如：B 型肝炎表面抗原(HBsAg)、B 型肝炎表面抗體(anti-HBs)、C 型肝炎抗體(anti-HCV)等檢查。若 B 型肝炎抗原及抗體呈陰性反應者，院方應給予 B 型肝炎疫苗注射。
   (3) 依勞工健康保護規則規定，對於**未滿 40 歲的員工**，雇主需安排**每五年檢查一次**；為年滿 40 歲未滿 65 歲，雇主需安排每三年檢查一次；為年滿 65 歲，雇主需安排每年檢查一次。
2. 安全衛生教育訓練：護理人員之教育訓練內容應包括：醫療感染廢棄物處理、針扎預防及處理流程、化學治療藥物之專業防護措施、新興傳染疾病及肺結核防護等相關課程。
3. 使用防護裝備預防職業傷害：配戴適當的個人防護裝備、搬運病人使用滑板、針頭不回套之護理操作等。
4. 工作壓力調適。

7-4 傳染病防治之管理作業常規

一、傳染病的分類

1. 醫療機構應配合中央主管機關之規定執行感染控制工作，並應防範機構內發生感染（表 7-2）。
2. 當發現傳染病或疑似傳染病時，應立即執行必要感染控制措施，提供病人後續相關檢驗及治療，不得拒絕、規避或妨礙。

表 7-2 傳染病的分類

分類	傳染病名稱	通報時限	遺體處置
第一類	天花、鼠疫、嚴重急性呼吸道症候群、狂犬病	24 小時	24 小時內入殮並火化
第二類	M 痘、**登革熱**、屈公病、瘧疾、茲卡病毒感染症、西尼羅熱、流行性斑疹傷寒、腸道出血性大腸桿菌感染症、傷寒、副傷寒、桿菌性痢疾、阿米巴性痢疾、霍亂、急性病毒性 A 型肝炎、小兒麻痺症、炭疽病、多重抗藥性結核病、麻疹、德國麻疹、白喉、流行性腦脊髓膜炎、漢他病毒症候群	24 小時	火化或報請地方主管機關核准後深埋
第三類	急性病毒性肝炎（除 A 型外）、日本腦炎、腸病毒感染併發重症、**結核病**、先天性德國麻疹症候群、流行性腮腺炎、百日咳、侵襲性 b 型嗜血桿菌感染症、退伍軍人病、人類免疫缺乏病毒感染、梅毒、先天性梅毒、淋病、破傷風、新生兒破傷風、漢生病、急性病毒性肝炎未定型	一週內	火化或報請地方主管機關核准後深埋

表 7-2 傳染病的分類（續）

分類	傳染病名稱	通報時限	遺體處置
第四類	嚴重特殊傳染性肺炎、發熱伴血小板減少綜合症、肉毒桿菌中毒、類鼻疽、鉤端螺旋體病、庖疹 B 病毒感染症	24 小時	火化或報請地方主管機關核准後深埋
	李斯特菌症	72 小時	
	水痘併發症、恙蟲病、萊姆病、地方性斑疹傷寒、弓形蟲感染症、布氏桿菌病、流感併發重症、侵襲性肺炎鏈球菌感染症、Q熱、兔熱病	一週內	
	庫賈氏病	一個月	屍體不得深埋，火化溫度須達攝氏1,000度且持續30分鐘以上
第五類	黃熱病、裂谷熱、拉薩熱、馬堡病毒出血熱、伊波拉病毒感染	24 小時	24 小時內入殮並火化
	中東呼吸症候群冠狀病毒感染症		
	新型 A 型流感		火化或報請地方主管機關核准後深埋

資料來源：疾病管制署(2024)・*傳染病分類*。https://bit.ly/3r6yH8B

二、感染三要素

1. 醫院裡引起疾病傳播必須具備有：(1)易感宿主、(2)感染源、(3)傳染途徑等三要素，此稱之為「感染鏈」，若三者缺一則無法造成感染。
2. 欲阻斷感染鏈最直接且有效的方法即是採用隔離措施。

三、隔離措施

隔離的主要目的是在防止傳染性疾病，經由各種不同傳染途徑傳播給其他人。我國疾病管制署參考美國疾病管制中心(Centers for Disease Control and Prevention, CDC)指引，訂有標準防護措施和空氣、接觸、飛沫三種傳染途徑別之防護措施；**不論是執行單獨一項或是一項以上的傳播途徑防護措施時，都應搭配標準防護措施**。

(一) 標準防護措施

1. 洗手：預防傳染最簡單的方法。
   (1) 非必要情況下應避免碰觸病人周圍的環境表面，以預防手被汙染，或將病原菌傳播至病人周圍環境表面。
   (2) 應特別注意**洗手五時機**：(a)**接觸病人之前與後**；(b)**執行無菌技術前**；(c)**接觸病人血液與體液後**；(d)**接觸病人周遭環境之後，皆應確實洗手**。
2. 個人防護裝備：手套、隔離衣、口、鼻及眼睛的防護。
3. 呼吸道衛生／咳嗽禮節：當咳嗽和打噴嚏使用衛生紙遮掩口鼻，用後即丟棄，並於接觸到呼吸道分泌物後即洗手。
4. 病人安置：安置病人時應考量是否可能造成感染源傳播。在可行的情況下，將有引發傳染他人風險的病人，安置於單人病房。
5. 病人照護設備和儀器／設施：妥善處理病人使用過之醫療儀器設備，進行消毒和滅菌，以避免將致病菌傳染給其他人。
6. **照護環境**：清洗及消毒可能被病原體汙染的表面。
7. **被服和送洗**：於處理使用過的被服及布單織品時應避免抖動，以避免汙染空氣、環境表面和傳播病菌。

8. **安全的注射行為**：注射或抽血後之空針，針頭不回套，應立即丟棄於針頭收集盒，以預防發生針扎事件。
9. **病室內常規與終期消毒**：醫院的環境應定期消毒。

(二) 空氣傳染防護措施(Airborne Precautions)

1. 應將病人至於負壓隔離病房，並維持房門關閉；且進出需有兩道門，同一時間僅能開啟一道門。
2. 病房中換氣率應達每小時換氣 6~12 次。
3. 病房內氣體應經高效濾網(HEPA)過濾後才對外排出。
4. N95 或高效能口罩。
5. 病人的轉送原則：如必須轉床、檢查時，應先通知對方單位採取適當防護措施，且必須在管制路線內運送病人，並給予病人配戴外科口罩，並遵守呼吸衛生與咳嗽禮節。

(三) 接觸傳染防護措施(Contact Precautions)

接觸傳染防護措施的目的是預防藉由直接或間接接觸病人或照護環境而傳播感染原。

1. 最好安置於單人病房。如為多人病房，床與床之間需間隔大於 1 公尺。
2. 手套：應在進入病房時穿戴好。
3. 隔離衣：進入病房時應穿上，並於離開病房前脫掉隔離衣及洗手。
4. 病人的轉送原則：應確實包覆病人身體受感染或移動的部位。
5. 應使用可丟棄式或病人專用的器具，如不可避免須與其他病人共同使用時，則應在每位病人使用前後進行清潔和消毒。
6. 病人的房間，最少每日執行一次清潔和消毒。

(四) 飛沫傳染防護措施

飛沫傳染大都因口鼻黏膜或呼吸道接觸到具有傳染力的分泌物所致，通常在距離 1 公尺以上即不具感染。飛沫傳染防護措施包括：

1. 病人應置於單人病房內。
2. 如非單人病房，同一病房內病人間之床距間隔應大於 1 公尺，並拉上床邊圍簾，以減少感染原透過飛沫傳播。
3. 照護人員進入病房前應隨即帶上外科口罩。
4. 病人的轉送原則：如必須轉送病人，應在限制的範圍內和管制的路線下運送病人，並給予病人配戴外科口罩。

QUESTION 題庫練習

7-1 環境管理作業

1. 造成醫院環境危害因素，下列何者錯誤？(A)化學因素 (B)物理因素 (C)金屬因素 (D)生物因素。 (103專高二)
2. 糖尿病病人住院時訂醫院的素食，但送餐有誤，病人請護理人員幫忙。下列何種處理方式較不合適？(A)護理人員應立即向病人承認錯誤並道歉 (B)立即通知營養室更換一份正確的餐點(C) 營養室負責人到病房向病人道歉後更換正確飲食 (D)護理人員立即拿自己的餅乾或食物給病人吃。 (103專高二)
3. 下列何種事件是屬於非強制性通報？(A)中毒事件 (B)輸血錯誤致死 (C)用藥錯誤致死 (D)幾近錯失。 (104專高二)
4. 為讓員工體認緊急災難應變措施，醫院必須針對可能的危害建置緊急災難應變措施計畫及作業程序，下列何者不是醫院風險管理部門規劃時必須採取的事前風險管理？(A)建立異常事件通報系統 (B)進行危害分析 (C)建置個別災難應變指引 (D)每年定期教育訓練及評值成效。 (105專高二)
5. 針對HBsAg及HBeAg均為陽性的病人，其廢棄物處理的方式，下列敘述何者正確？(A)餐具屬於「可燃性非感染性」廢棄物 (B)耳溫套屬於「不可燃性非感染性」廢棄物 (C)紙尿褲屬於「可燃性感染性」廢棄物 (D)鼻胃管引流裝置屬於「不可燃性感染性」廢棄物。 (105專高二)
6. 下列病人使用過的醫療廢棄物之處理方式，何者錯誤？(A)化學治療後之靜脈點滴管，棄置於標有感染性廢棄物之紅色安全容器(B)空針及針頭，棄置於標有感染性廢棄物之黃色安全容器 (C)胸腔引流瓶及引流管，棄置於標有感染性廢棄物之紅色塑膠袋(D)手術刀片及縫針，棄置於標有感染性廢棄物之黃色安全容器。 (105專高二)

解答： 1.C 2.D 3.D 4.A 5.C 6.A

7. 某護理師，白班早上備藥時按照規範進行三讀五對，赫然發現藥局配的藥物出現每日劑量與醫囑不一致，應該是每日一顆0.5 mg／顆，藥局配成每日一顆1.0 mg／顆。此時護理師最應先執行的行為，下列何者正確？(A)先重新核對醫囑確認劑量及每日應有的顆數　(B)先打電話到藥局澄清該藥物是否是新包裝　(C)直接將藥物自行撥一半給病人以免耽誤吃藥時間　(D)直接打電話問醫師確認應該給的劑量。（106專高二）
8. 承上題，經核對醫囑後，護理師將藥物退回藥局請他們重新配置藥物。所幸該錯誤之藥物尚未發給病人使用。上述的情況是屬於下列何種異常事件？(A)意外事件　(B)哨兵事件　(C)幾近錯失　(D)無傷害事。（106專高二）
9. 護理師準備向病人打胰島素，該病人之兒子說：「我媽媽又沒有糖尿病，平常的血糖都很正常，為什麼要打胰島素？」此事件屬於下列何者？(A)給藥錯誤　(B)跡近錯失　(C)不可逆事件　(D)醫療過失。（106專高二）
10. 病人接受子宮全切除手術的前一晚，護理師忘記告訴他要禁食，導致原定手術的進度延期，此屬於下列何種問題？(A)因時間不同而產生的問題　(B)因地點不同而產生的問題　(C)因投入過程不當產生的問題　(D)因權限不同而產生的問題。（106專高二）
11. 有關醫療廢棄物的敘述，下列何者錯誤？(A)分為一般性廢棄物及感染性廢棄物　(B)無汙染性的醫療用品，應盡量使用一次性產品　(C)避免不必要的廢棄物儲存，以降低環境汙染　(D)應遵守與廢棄物包裝、標示及儲存有關之規定。（107專高二）
12. 下列何者是異常事件通報主要目的？(A)避免同樣的事件重複發生　(B)進行懲罰　(C)避免醫療糾紛　(D)釐清責任。（108專高二）

解答：　7.A　8.C　9.B　10.C　11.B　12.A

13. 醫療廢棄物之收集處理方式，下列何者錯誤？(A)非有害藥用的ampule和vial瓶，需以白色透明塑膠袋收集 (B)手術後手套、紗布、排泄用具，需以藍色透明塑膠袋收集 (C)病人使用過後的胸腔引流瓶及引流管，棄置於標有感染性廢棄物之紅色容器 (D)空針及針頭，棄置於標有感染性廢棄物之黃色安全容器。 (109專高二)

14. 沾到病人血液的傷口紗布，應依下列何種廢棄物規定處理？(A)一般性可燃 (B)感染性可燃 (C)一般性不可燃 (D)感染性不可燃。 (109專高二)

15. 醫院廢棄物分類中，下列何者為一般性醫療廢棄物？(A)與針頭相連之注射筒及輸液導管 (B)蓋玻片或破裂之玻璃器皿 (C)致癌或可能致癌之細胞毒素 (D)非有害藥用玻璃瓶或藥水容器。 (109、110專高一)

16. 病人發生非預期死亡或非自然病程中永久性功能喪失，屬於下列何種異常事件？(A)警訊事件(sentinel event) (B)意外事件(accident) (C)跡近錯失(near miss) (D)醫療不良事件(medical adverse event)。 (111專高一)

17. 下列何者不屬於警訊事件(sentinel event)？(A)嬰兒失竊找回來 (B)病人跌倒無受傷 (C)病人自殺未死亡 (D)手術部位有錯誤。 (111專高二)

18. 有關以熱處理之可燃性生物醫療感染性廢棄物的貯存容器，下列何者正確？(A)紅色容器（垃圾袋） (B)黃色容器（垃圾袋） (C)白色容器（垃圾袋） (D)黑色容器（垃圾袋）。 (111專高二)

解析 (B)盛裝不可燃生物醫療感染性廢棄物；(C)盛裝一般可燃性廢棄物。

19. 有關醫療機構之病人安全異常事件通報系統的建置，下列敘述何者最適宜？(A)建立非懲罰性通報制度 (B)作為醫療糾紛的佐證 (C)提供責任釐清的參考 (D)作為部門溝通的依據。 (112專高一)

解析 不究責、非懲罰性的病安系統，才能建立起正面的態度來看錯誤的發生，而不是一味抓戰犯，忽略問題的癥結。

解答： 13.B 14.B 15.D 16.A 17.B 18.A 19.A

20. 建立有效的病人安全通報系統之主要目的為何？(A)資訊公開透明 (B)釐清責任歸屬 (C)預防錯誤再發生 (D)方便介入調查。

(112專高三)

解析 通報機制的建立主要採以匿名、自願、保密、不究責和共同學習等五大原則，以正面態度看待錯誤，並鼓勵醫療人員進行通報。

解答： 20.C

7-2 病人安全管理

1. 醫院所提供之安全措施中，下列何者不適當？(A)走廊及浴室裝置扶手 (B)進病房門口放置小型地毯 (C)照明設備適宜 (D)病床均有床欄設計。 (99專普二)
2. 有關預防跌倒措施的敘述，下列何者正確？(A)有家屬照顧，跌倒就不會發生，所以鼓勵家屬陪伴住院病人 (B)藥物作用可能會造成病人跌倒，只要有服用藥物的病人都應防跌倒 (C)評估病人服藥後的反應比評估何種藥物是否會造成跌倒重要 (D)為防跌倒，所有病人都應使用床欄。 (99專普二)
3. 有關安全防護措施敘述，下列何者錯誤？(A)隨時維持安全通道的通暢 (B)儲備足量的急救用藥品與器材 (C)定期檢測建築物基本結構，龜裂時應重新油漆 (D)化學藥品應分類存放，以防危險。 (100專普二)
4. 有關維持安全醫環境之敘述，下列何者正確？(A)拔除病人注射後的空針都必須回套 (B)使用後的尿袋可丟入廁所內的普通垃圾袋 (C)感染性可燃廢棄物的容器是黃色的 (D)醫療廢棄物專用容器或垃圾桶八分滿即應綑紮或移除。 (103專高一)
5. 有關病人安全工作中「鼓勵異常事件通報」之執行策略，下列何者錯誤？(A)營造異常事件通報文化 (B)對異常事件進行根本原因分析 (C)多為個人疏失，應予懲處 (D)鼓勵參與全國性病人安全通報系統。 (106專高二補)

解答： 1.B 2.C 3.C 4.D 5.C

6. 醫療院所為滿足病人安全的需求，下列措施何者正確？(1)定期舉辦火災防災演練 (2)嚴格限制訪客 (3)公共空間放置乾洗手液 (4)利用條碼技術(barcode)給藥 (5)地板定時清潔打蠟。(A) (1)(2)(3) (B) (1)(3)(4) (C) (2)(3)(4) (D) (2)(4)(5)。 (109專高一)
7. 服用下列藥物容易發生跌倒危險性，何者除外？(A)利尿劑 (B)降血壓劑 (C)瀉劑 (D)退燒劑。 (109專高一)
8. 有關醫院環境安全管理系統的建構要項，下列何者正確？(1)室外空氣品質 (2)廢棄物處理 (3)噪音管理 (4)毒化物管理。(A) (1)(2)(3) (B) (1)(2)(4) (C) (1)(3)(4) (D) (2)(3)(4)。

   解析 (1)為公衛指標，與醫院環境無關。 (112專高二)
9. 有關不可燃生物醫療感染性廢棄物貯存容器之顏色，下列何者正確？(A)紅色 (B)黃色 (C)白色 (D)黑色。 (112專高二)

   解析 (A)可燃生物醫療感染性廢棄物；(C)不可燃一般廢棄物。

解答： 6.B 7.D 8.D 9.B

7-3 職業災害之預防

1. 輻射防護的三原則中，不包括下列何者？(A)減少與輻射源接觸的時間 (B)使用屏障阻擋輻射 (C)操作人員定期健康檢查 (D)增加人體與輻射源的距離。 (100專普一)
2. 針扎屬於下列何種職業危害？(A)物理性危害 (B)生物性危害 (C)化學性危害 (D)心理性危害。 (111專高一)
3. 依勞工健康保護規則規定，對於未滿40歲的員工，雇主多久需安排一次一般健康檢查？(A)每年檢查一次 (B)每兩年檢查一次 (C)每三年檢查一次 (D)每五年檢查一次。 (112專高二)

   解析 (A)為年滿65歲；(C)為年滿40歲未滿65歲。

解答： 1.C 2.B 3.D

7-4 傳染病防治之管理作業常規

1. 有關護理師在照護病患前、後執行洗手的程序，下列敘述何者正確？(A)照護病患前洗手是為了保護自己不受病患傳染 (B)每個部位須搓洗10次，洗手時間約10秒 (C)雙手搓洗範圍從指尖到腕關節上2吋 (D)雙手指尖朝上，以流動的水沖洗至乾淨為止。 （99專高一）
2. 有效性的洗手可以清除手中約多少%暫時性的細菌？(A)60%~69% (B)70%~79% (C)80%~89% (D)90%以上。 （103專高一）
3. 依據我國傳染病防治法第3條規定，傳染病的分類，登革熱屬於第幾類傳染病？(A)第一類傳染病 (B)第二類傳染病 (C)第三類傳染病 (D)第四類傳染病。 （107專高二）
4. 下列哪一項疾病不是藉由媒介物傳染？(A)霍亂 (B)痢疾 (C)水痘 (D)傷寒。 （107專高一）
5. 有關內科無菌洗手原則之敘述，下列何者正確？(A)依序為手指尖→大拇指虎口→掌對掌→掌對背→十指縫→指背對指掌 (B)肥皂清水洗手，每一部位至少搓洗5~10次，過程至少40~60秒 (C)沖水時指尖朝上，使水由指尖、手掌向下流 (D)乾洗手的時間與肥皂清水洗手完全相同 （107專高二）
6. 下列哪一項疾病不是藉由空氣傳染？(A)腦膜炎 (B)肺結核 (C)水痘 (D)流行性感冒。 （110專高二）
   解析 (A)由飛沫傳播或直接接觸感染者呼吸道分泌物而傳播。
7. 有關「嚴重特殊傳染性肺炎」的主要傳染途徑，下列何者正確？(A)空氣或飛沫傳染 (B)病媒傳染 (C)食物或飲水傳染 (D)接觸傳染。 （112專高二）
8. 依據我國傳染病防治法第3條規定之傳染病分類，結核病屬於第幾類傳染病？(A)第一類傳染病 (B)第二類傳染病 (C)第三類傳染病 (D)第四類傳染病。 （113專高一）

解答： 1.C 2.D 3.B 4.C 5.B 6.A 7.A 8.C

題庫練習 113 年 第二次專技高考

1. 有關工作評價的目的，下列敘述何者正確？(A)提高薪資，保障員工福利 (B)作為工作簡化、員工調派依據 (C)解決勞資糾紛及促進勞資合作 (D)協助員工清楚工作內容，發揮潛能

解析 工作評價即是對組織中每一職務的性質、工作情況進行系統性評價，並決定各職務在整體組織中的等級。

2. 護理長依護理師工作表現與發展需求，擬定其生涯發展目標，下列敘述何者正確？(A)能力優良有發展潛力者，給予前程管理 (B)能力普通表現尚可者，安排再教育 (C)表現欠佳無改善空間者，給予適當輔導 (D)能力較差有改進空間者，勸退或資遣

3. 護理長在新進人員報到時，依馬斯洛(Maslow)需求層級理論，最優先應提供之項目為何？(A)邀請加入病房護理人員Line 群組 (B)隔離裝備介紹及正確穿脫演練 (C)單位在職教育及課前準備說明 (D)介紹用餐地點及員工廁所位置

解析 馬斯洛需求層級理論由低到高分別為生理、安全、愛與歸屬、自尊、自我實現，新進人員剛報到，應先滿足其低層需求。

4. 直覺學者蓋瑞・克萊恩(GaryKlein)提到決策的直覺能力要如何培養，下列敘述何者正確？①充實的知識 ②豐富的經驗 ③財富的累積 ④良好溝通能力。(A) ①② (B) ②③ (C) ③④ (D) ①④

解析 直覺模式的決策源自於良好的直覺及正確的判斷，亦是專家直覺判斷的來源。

5. 有關醫院輻射、噪音、高溫、空調溫濕度及採光照明不當，屬於下列何種職業危害？(A)物理性危害 (B)生物性危害 (C)化學性危害 (D)心理性危害

解答： 1.B 2.A 3.D 4.A 5.A

6. 有關應用赫茲伯格(Herzberg)雙因子理論之激勵因素，減少護理人員倦勤與異動所採取的措施，下列何者正確？(A)檢討主管領導方式 (B)檢討人員上班天數 (C)提供明確升遷機會 (D)提供友善工作環境

解析 (A)(B)(D)屬於保健因子，只能使護理人員維持現階段工作效率，一旦不滿足，便造成離職。

7. 有關人才招募的步驟，下列順序何者正確？①擬定招募計畫 ②招募效益評估 ③了解市場人力供需情形④分析各種招募管道的特色及效益 ⑤實際進行招募。(A) ③①④⑤② (B) ③④②①⑤ (C) ④③①⑤② (D) ④③②①⑤

解析 計畫的實施與執行可以PDCA過程作解釋，P：蒐集資料、擬訂計畫，D：執行，C：查核執行效果，A：評估執行成效。

8. A病房50床，平均直接護理時數2.0，平均間接護理時數0.5，平均相關護理時數0.5，休假係數為1.6，請問A病房所需的護理人力為多少？(A) 27人 (B) 28人 (C) 29人 (D)30人

解析 護理人員數＝全病房護理病人總時數／8小時＝50×1.6 (2+0.5+0.5)/8＝240/8＝30

9. 依Sullivan (2008)提出問題解決過程的七步驟中，首要進行下列那一步驟？(A)收集資料 (B)確認問題 (C)分析資料 (D)訂定方案

解析 問題建構是問題解決中重要的核心，正確的建構問題才能避免後續以正確的策略解決錯誤的問題。

10. 有關組織中的授權，下列敘述何者最為適切？(A)授權是組織中最高管理者的特權 (B)授權是主管對自己和對部屬的信賴關係 (C)授權給能力不足但有意願的部屬是一種鼓勵 (D)主管在授權後，就能減輕對工作的責任

解析 (A)授權會發生於組織中任一階層；(C)對能力不足者而言將是負擔；(D)授權能減輕主管工作量，但責任仍在主管身上。

解答： 6.C 7.A 8.D 9.B 10.B

11. 有關資訊安全，下列敘述何者正確？(A)下載資料回家整理個案報告　(B)幫忙班內同事一起打下班卡　(C)借用醫師帳號瀏覽病人病況　(D)確認照護記錄簽章後再下班

12. 有關SWOT的敘述，下列何者正確？(A)優勢(strength)是指對機構有利的外部因素　(B)劣勢(weakness)是指和外界競爭時的有害因素　(C)機會(opportunity)是指外在環境中對組織有利的因素　(D)威脅(threat)包括機構財務、效率、員工素質等問題

解析 (A)(B)是機構的內部因素；(D)是指組織外部的威脅。

13. 因疫情影響導致單位占床率下降，護理長請護理師支援其他病房護理工作，是運用下列何種影響力？(A)強制影響力(coercive power)　(B)資訊影響力(information power)　(C)專家影響力(expert power)　(D)法統影響力(legitimate power)

解析 (A)是於員工不順從時命令其服從；(B)因擁有特殊資訊而構成的影響力；(C)因具特殊知識、技術、能力而受尊敬、信從。

14. 有關品質管理，下列敘述何者正確？(A)醫院品質管理是追求主管滿意的過程　(B)品質保證(quality assurance)是依照標準做評核，並找出不良品　(C)石川馨(Ishikawa)的全面品質管理(total quality management)是以數據目標管理為主　(D)戴明(Deming)提出全員參與之品質保證(company-wide quality assurance)

解析 (A)滿意決策追求的是一種可行、夠好的方案，不適用於醫院管理；(C)石川馨提出魚骨圖；(D)戴明的全面品質管理強調全員參與。

15. 有關醫院護理主管預防護理業務糾紛的發生，下列敘述何者最適宜？(A)建立護理技術及常規的標準作業程序　(B)為避免醫療糾紛，護理師不要相互支援　(C)為避免說錯話，儘量不要回答病人問題　(D)年資增長自然能了解如何預防醫療糾紛

解答：　11.D　12.C　13.D　14.B　15.A

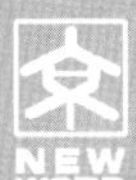
NEW
WCDP

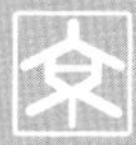

新文京開發出版股份有限公司

新世紀・新視野・新文京－精選教科書・考試用書・專業參考書